动脉硬化诊治与保健

主　编

梁庆伟　石　磊

编著者

梁庆伟　张胜杰　郑喜研

刘杰民　余武英　石　磊

刘　俊　孙三宝　刘国辉

林自勇　和月英

金盾出版社

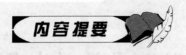

内容提要

　　本书简要介绍了动脉硬化的基础知识和诊断与检查,并详细介绍了其中西医治疗、生活起居、饮食调养和预防及护理等相关方向的内容。其实用性强,通俗易懂,但不失科学性、知识性,适合广大群众,更适合患有动脉硬化的患者阅读参考。

图书在版编目(CIP)数据

　　动脉硬化诊治与保健/梁庆伟,石磊主编 .—北京:金盾出版社,2020.11

　　ISBN 978-7-5186-1651-0

　　Ⅰ.①动…　Ⅱ.①梁…②石…　Ⅲ.①动脉硬化—防治　Ⅳ.①R543.5

　　中国版本图书馆 CIP 数据核字(2019)第 216290 号

金盾出版社出版、总发行

北京太平路 5 号(地铁万寿路站往南)

邮政编码:100036　电话:68214039　83219215

传真:68276683　网址:www.jdcbs.cn

北京天宇星印刷厂印刷、装订

各地新华书店经销

开本:850×1168 1/32　印张:10.125　字数:230 千字

2020 年 11 月第 1 版第 1 次印刷

印数:1~4 000 册　定价:30.00 元

前言

　　我们常常提到的动脉硬化,准确地讲应叫动脉粥样硬化。它是导致许多心脑血管疾病的元凶,是人类健康的大敌。动脉硬化的发生发展过程缓慢,早期不易被发现,就像一个隐性杀手早已悄悄地潜伏在人体内,变得越来越危险。所以,动脉硬化的防治和保健非常重要。

　　动脉硬化指动脉的管壁变厚变硬,从而导致血管变窄,使血流不能顺畅通过。每个人都会有动脉硬化,只是程度不同。从人类的所有疾病看,发病率最高的是动脉硬化,致死率第一位的也是动脉硬化因素所引起的各种疾病。资料表明,50～60岁的人中,有77％的人都患有不同程度的动脉硬化,60～70岁的老年人中比例增至87％,而70岁以上的老年人中,动脉硬化的发病率居然达到100％。

　　动脉硬化比较轻的时候感觉不到,只有到了后期危害才显示出来。动脉硬化的危害可以归纳成两种:一种是引起梗死,一种是动脉瘤。

　　动脉硬化带来的直接后果是梗死。梗死如果发生在心脏会造成心绞痛、心肌梗死、心肌缺血等严重问题;如果发生在脑部,就会造成脑血栓,遗留偏瘫、失语等严重后遗症;如果发生在肾脏，就会发生肾功能不全，甚至肾衰竭。总之，全身上下只要有动脉的地方发生动脉硬化都可能造成动脉梗死，引起严重后果。动脉硬化还有一个更严重的危害就是动脉瘤，动脉瘤一旦破裂，就会瞬间发生猝死。

《动脉硬化诊治与保健》要提醒大家的是，如何从生活起居、饮食、运动、心理等方面了解动脉硬化的医学知识，掌握一些中西医治疗动脉硬化的方法，特别是警示动脉硬化患者应如何做好自我监测和自我护理，切实预防、警惕各种动脉硬化及其并发症的发生，这是本书真正的目的所在。

作　者

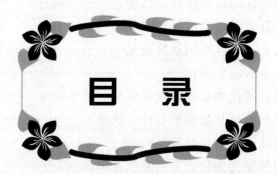

目 录

一、动脉硬化的基础知识

二、动脉硬化的诊断与检查

三、动脉硬化的西医治疗

四、动脉硬化的中医治疗

五、防治动脉硬化的生活起居

六、防治动脉硬化的饮食调养

七、动脉硬化的预防与护理

一、动脉硬化的基础知识

1. 什么是动脉

动脉是由心室发出的血管。动脉在行径中不断分支,越分越细,小动脉最后移行为毛细血管。动脉管壁较厚,平滑肌较发达,弹性纤维较多,管腔断面呈圆形,具有舒缩性和一定的弹性,可随心脏的收缩、血压的高低而明显地搏动。动脉管壁的功能是在心室射血时,管壁扩张;心室舒张时,管壁回缩,促使血液继续向前流动。中、小动脉在神经支配下收缩舒张,以改变管腔的大小,从而影响局部血流量和血液阻力,维持和调节血压。动脉多分布在身体较深处,但在颈部可以摸到颈动脉的搏动,在腕部可以摸到桡动脉的搏动。

2. 动脉分类有哪些

(1)大动脉:包括主动脉、无名动脉、颈总动脉、锁骨下动脉、椎动脉和髂总动脉等。大动脉的管壁中有多层弹性膜和大量弹性纤维,平滑肌则较少,故又称弹性动脉。大动脉管壁结构特点如下:①内膜有较厚的内皮下层,内皮下层之外为多层弹性膜组成的内弹性膜,由于内弹性膜与中膜的弹性膜相连,故内膜与中膜的分界不清楚。②中膜,成人大动脉有 40～70 层弹性膜,各层弹性膜由弹性纤维相连,弹性膜之间有环形平滑肌和少量胶原纤维和弹性纤维。中膜基质的主要成分为硫酸软骨素。③外膜较薄,由结缔组织构成,没有明显的外弹性膜。外膜逐渐移行为周围的疏松结缔组织。

(2)中动脉:除大动脉外,其余凡在解剖学中有名称的动脉大多属中动脉。中动脉管壁的平滑肌相当丰富,故又名肌性动脉。中动脉管壁结构特点如下:①内膜内皮下层较薄,内弹性膜明显。②中膜中动脉的中膜较厚,由 10～40 层环形排列的平滑肌组成,肌间有一些弹性纤维和胶原纤维。③外膜厚度与中膜相等,多数中动脉的中膜和外膜交界处有明显的外弹性膜。

(3)小动脉:管径 1 毫米以下至 0.3 毫米以上的动脉称为小动脉。小动脉包括粗细不等的几级分支,也属肌性动脉。较大的小动脉,其内膜有明显的内弹性膜,中膜有几层平滑肌,外膜厚度与中膜相近,一般没有外弹性膜。

(4)微动脉:管径在 0.3 毫米以下的动脉,称微动脉。内膜无内弹性膜,中膜由 1～2 层平滑肌组成,外膜较薄。

3. 动脉的功能有哪些

心脏规律地舒缩,将血液断续地射入动脉,心脏收缩时大动脉管径扩张,而心脏舒张时大动脉管径回缩,故动脉血流是连续的。中动脉中膜平滑肌发达,平滑肌的收缩和舒张使血管管径缩小或扩大,要调节分配到身体各部和各器官的血流量。小动脉和微动脉的舒缩,能显著地调节器官和组织的血流量,正常血压的维持在相当大程度上取决于外周阻力,而外周阻力的变化主要在于小动脉和微动脉平滑肌收缩的程度。

血管壁内有一些特殊的感受器,如颈动脉体、颈动脉窦和主动脉体。颈动脉体位于颈总动脉分支处管壁的外面,是直径2～3毫米不甚明显的扁平小体,主要由排列不规则的许多上皮细胞团或索组成,细胞团或索之间有丰富的血窦。电镜下上皮细胞分为两型:Ⅰ型细胞聚集成群,胞质内含许多致密核心小泡,许多神经纤维终止于Ⅰ型细胞的表面;Ⅱ型细胞位于Ⅰ型细胞周围,胞质中颗粒少或无。

研究表明,颈动脉体是感受动脉血氧、二氧化碳含量和血液 pH 值变化的化学感受器,可将该信息传入中枢,对心血管系统和呼吸系统进行调节。主动脉体在结构和功能上与颈动脉体相似。颈动脉窦是颈总动脉分支处的一个膨大部,该处中膜薄,外膜中有许多来源于舌咽神经形态特殊的感觉神经末梢,能感受因血压上升致血管扩张的刺激,将冲动传入中枢,参与血压调节。

动脉管壁结构的发育到成年时才趋完善。可能由于心脏和动脉始终不停地进行着舒缩活动,比其他器官易发生损伤和衰老变化,其中尤以主动脉、冠状动脉和基底动脉等的变化较明显。中年时,血管壁中结缔组织成分增多,平滑肌减少,使血管壁硬度加强。老年时,血管管壁增厚,内膜出现钙化和脂类物质等的沉积,血管壁硬度增大。因此,只有在血管壁结构的变化已超越该年龄组血管的变化标准时,方能认为是病理现象。

4. 颈部动脉有哪些

(1)颈内动脉自颈总动脉分出后,上升达颅底,穿过颈动脉管入颅,分支布于脑与视器。

(2)颈外动脉位于颈内动脉前内侧,转向前外侧,上行入腮腺,末端平下颌颈处分为颞浅动脉和上颌动脉两个终支。颈外动脉沿途分支很多,主要分布于颅腔以外的头颈各器官和软组织。

其他的重要分支包括:①甲状腺上动脉。分支布于甲状腺上部和喉。②舌动脉。分支布于舌、舌下腺和腭扁桃体。③面动脉。分支布于面部软组织、下颌下腺和腭扁桃体等,此动脉的终末端改名为内眦动脉。④上颌动脉。在下颌颈深面入颞下窝,向前经翼腭窝达眶下裂,改名为眶下动脉。上颌动脉发出的分支主要有脑膜中动脉,分前、后支分布硬脑膜和颅骨;下牙槽动脉分布于下颌牙齿,其末端出颏孔,分布于颏部;其他分支布于上颌牙齿和牙龈、咀嚼肌、上颌窦等。⑤颞浅动脉。在腮腺内直行上升,经外耳门前方至颞部皮下,分支布于额、颞、顶部软组织及腮腺、眼轮匝肌等。

5. 什么是动脉硬化

动脉硬化是动脉的一种非炎症性病变,是动脉管壁增厚、变硬,失去弹性和管腔狭小的退行性和增生性病变的总称。常见的有动脉硬化、动脉中层钙化和小动脉硬化3种。动脉硬化是动脉硬化中常见的类型，为心肌梗死和脑梗死的主要病因。

动脉硬化的发生是多因素的。高血脂、高血压、高血糖、吸烟等因素是引起动脉硬化的高危因素，防治动脉硬化必须整体考虑，既要重视预防心脑血管病的发生，更要全面改善全身缺血缺氧的情况，并且重在早防早治。人到了中老年，大多很重视监测血压、血脂、血糖等指标是否正常，但对是否存在动脉硬化往往不了解。事实上，大多数老年人都存在不同程度的动脉硬化，其病变过程历经了数年，甚至十多年时间。而正是动脉硬化的长期存在和发展，最终导致心肌梗死、脑卒中等疾病的发生。

6. 动脉硬化有哪些类型

（1）细小动脉硬化：指细小动脉弥漫性增生病变，其发生与高血压病和糖尿病有关。开始为细小动脉痉挛，其后小动脉内膜下玻璃样变，弹性纤维增厚，随着病程进展，中层、外膜也发生玻璃样变，继之中层增厚，血管变硬，管腔狭窄。全身细小动脉硬化使许多脏器血液相应减少，脏器缺血，并发生一系列结构和功能损害，其中对心、肾、脑的影响最为显著。肾细小动脉硬化、狭窄可使一些肾小球发生玻璃样变、纤维化，即肾硬化。病程后期，肾小球可大部消失，而代之以纤维结缔组织，肾体积缩小最终可发生尿毒症。脑的细小动脉硬化常与脑的较大动脉硬化并存，病变轻者表现为头晕、记忆力减退，重者可发生脑血栓、脑出血及脑软化。全身细小动脉硬化可引起外周血管阻力增高,心室射血阻力增加,左心室负荷加重,从而引起心肌肥厚,病变继续进展,可致左心室扩张,最终可发生充血性心力衰竭。在临床上对细小动脉硬化程度的估计,除根据脏器受损的情况推测外,最有价值而简便的是眼底检查,眼底视网膜和视网膜血管的变化可反映其他脏器细小动脉的变化,尤其是颅内病变。如以肾病变为主,必要时可做肾穿刺。细小动脉硬化的防治同高血压病。

(2)动脉中层硬化:又称门克贝格动脉硬化。病变主要累及中、小型动脉,病因至今未明。病变起自中年,随年龄增长病变日益加重。其病理改变为动脉中层肌纤维断裂、玻璃样变及坏死,弹力组织日渐消失而代之以钙化,致使血管变硬,纡曲延长。单纯的动脉中层硬化不引起管腔明显狭窄或破裂,因此不引起症状。体检可见颞动脉和四肢动脉变硬、扭曲,动脉收缩压升高。少数主动脉受累的患者其胸部 X 线检查可见主动脉扭曲延长。临床上本病无重要意义。

(3)动脉硬化是动脉硬化中常见的类型:为心肌梗死和脑梗死的主要病因。动脉硬化是随着年龄增长而出现的血管疾病,其规律通常是在青少年时期发生,至中老年时期加重并发病。近年来本病在我国逐渐增多,男性较女性多,成为老年人死亡的主要原因之一。动脉硬化主要累及大、中型动脉,其病因及发病未完全明了,但已公认高胆固醇、高血压、吸烟等是引起本病的主要危险因素。脂质代谢障碍、血管内皮损伤、血小板黏附的脂质外观呈黄色粥样,故称为动脉硬化。斑块逐渐扩大,可使动脉管腔进行性狭窄、变硬,引起组织器官的结构和功能性改变。

7. 最容易硬化的动脉有哪些

动脉硬化是一种全身性疾病,但全身各处动脉的硬化程度是不一样的,且各个部位动脉硬化对健康的影响也不相同。全身有以下几处最危险的动脉硬化区。

(1)心动脉硬化:心动脉硬化是一种严重的疾病,但是在心动脉硬化早期,心动脉硬化阻塞可能没有任何症状,去医院也检查不出有什么问题。随着病情的发展,患者可出现胸闷、气短、心跳(平时正常人感觉不到自己的心跳)、胸前区发梗、憋气等,这说明心动脉硬化已经较为严重,但到医院检查时,可能心电图没有什么变化,尽管如此也必须抓紧进行治疗。

(2)脑动脉硬化:在我国,脑动脉硬化是最为常见的动脉硬化。脑动脉硬化就是人体的中枢司令部缺血,它可以牵一发而动全身,危害很大。脑动脉硬化的早期可以无任何症状,随着病情的发展,可出现头痛、头晕、昏厥、爱打瞌睡、丢三落四、记忆力下降等。

(3)眼底动脉硬化:老年性眼底动脉硬化是 60 岁以上老年人常见的眼底病变,主要表现为眼底动脉血管变细、透明度降低、颜色变淡等。老年性眼底动脉硬化不会直接导致失明,但会并发眼底静脉出血等。老年性眼底动脉硬化是一种危险因素,高血压、高血脂和糖尿病等疾病可加快老年性眼底动脉硬化的进程,老年性眼底动脉硬化反过来也会加重这些疾病的眼部病变,如糖尿病眼底动脉硬化便可导致双目失明。

（4）颈动脉硬化：许多人对颈动脉硬化的危害性可能还不甚了解，有的人甚至认为颈动脉硬化不是什么大病。其实，颈动脉硬化的危害绝不亚于心、脑动脉硬化。颈动脉一般较为粗大，血液直接供应脑组织和五官等重要器官。当颈动脉硬化时，如同两只手掐住了颈部，造成脑组织缺血、缺氧，患者感到头晕、目眩、思维能力明显下降，时间长了会导致脑萎缩。若颈动脉硬化斑块脱落，会阻塞脑动脉血管，造成失明、偏瘫，甚至危及生命。

（5）肾动脉硬化：肾动脉硬化较为少见，但危害很大。肾动脉硬化之后，则会导致肾供血不足，肾小球滤过功能下降，影响体内废物的排泄，并可导致血压的升高。而肾动脉狭窄引起的顽固性高血压治疗起来很困难。如有肾动脉血栓形成，可引起肾区疼痛、少尿和发热等。长期肾缺血可致肾萎缩并发展为肾衰竭。

（6）肠系膜动脉硬化：肠系膜动脉硬化可引起消化不良、肠道张力减低、便秘和腹痛等症状。血栓形成时，可出现剧烈腹痛、腹胀和发热。如果肠壁因缺血而坏死，可引起便血、麻痹性肠梗阻和休克等症状。肠系膜血栓形成是一个严重的疾病，必须及时到医院检查治疗，以免延误病情。

（7）四肢动脉硬化：以下肢较为多见，尤其是腿部动脉，由于血供障碍而引起下肢发凉、麻木和间歇性跛行，即行走时发生腓肠肌麻木，疼痛甚至痉挛，休息后消失，再走时又出现，严重者可有持续性疼痛，下肢动脉尤其是足背动脉搏动减弱或消失，如动脉管腔完全闭塞则可产生坏疽。

8. 动脉硬化的发病机制有哪些

动脉硬化的发病机制未完全阐明,目前仍然是以多种学说或假说从不同角度来阐述。

(1)脂质浸润学说:认为本病的发生与脂质代谢失常密切相关,其本质是动脉壁对从血浆侵入的脂质的反应。本病的主要病理变化是动脉壁出现楼板样斑块,而胆固醇和胆固醇酯则是构成粥样斑块的主要成分。虽然动脉壁也能合成胆固醇和其他脂质,但近年来对动脉壁和内皮细胞的生理和病理研究,以及对粥样硬化病变的组织化学和免疫化学检查的结果证实,粥样斑块中的脂质主要来自血浆,血浆中的胆固醇、三酰甘油和磷脂等是与载脂蛋白结合成脂蛋白而溶解、运转的,低密度脂蛋白含胆固醇和胆固醇酯最多,极低密度脂蛋白含三酰甘油最多,高密度脂蛋白含蛋白最多,血浆中增高的脂质即以低密度脂蛋白和极低密度脂蛋白或经动脉内膜表面脂蛋白脂酶的作用而分解成残片的形式从下述途径侵入动脉壁:①内皮细胞直接吞噬;②透过内皮细胞间隙;③经由内皮细胞的低密度脂蛋白受体;④通过受损后通透性增加的内皮细胞;⑤通过因内皮细胞缺失而直接暴露在血流的内膜下组织,脂蛋白进到中膜后,堆积在平滑肌细胞间、胶原和弹性纤维上,引起平滑肌细胞增生,平滑肌细胞和来自血液的单核细胞吞噬大量脂质成为泡沫细胞,脂蛋白又降解而释出胆固醇、胆固醇酯、三酰甘油和其他脂质,低密度脂蛋白还与动脉壁的蛋白多糖结合产生不溶性沉淀,都能刺激纤维组织增生,所有这些合在一起就会形成粥样斑块。脂蛋白中的高密度脂蛋白可将胆固醇送到肝脏分解,抑制细胞摄入低密度脂蛋白和抑制平滑肌细胞的增生,因而被认为有抗动脉硬化的作用,脂质经过氧化作用而产生的脂质过氧化物,有细胞毒性,损伤细胞膜,促进动脉硬化的形成。

(2)血栓形成和血小板聚集学说:前者认为本病开始于局部凝血功能亢进,动脉内膜表面血栓形成,以后血栓被增生的内皮细胞所覆盖而并入动脉壁,血栓中的血小板和白细胞崩解而释出脂质和其他活性物质,逐渐形成粥样斑块。后者认为本病开始于动脉内膜损伤,血小板活化因子增多,血小板在该处黏附继而聚集,随后发生纤维蛋白沉积,形成微血栓。血小板聚集后释出一些活性物质,其中血栓烷A₂能对抗血管壁合成的前列环素所具有的使血小板解聚和血管扩张的作用,而促进血小板进一步聚集和血管收缩;血小板源生长因子可刺激平滑肌的细胞增生、收缩并向内膜游移;5-羟色胺和纤维母细胞生长因子可刺激成纤维细胞、平滑肌细胞和内皮细胞增生、肾上腺素和二磷酸腺苷可促使血小板进一步聚集;第Ⅷ因子使血小板进一步黏附;血小板第Ⅳ因子可使血管收缩;纤溶酶原激活剂抑制物使血栓的溶解受到抑制,这些物质使内皮细胞进一步损伤,从而导致低密度脂蛋白、纤维蛋白原进入内膜和内膜下;使单核细胞聚集于内膜,发展成为泡沫细胞;使平滑肌细胞增生,移入内膜,吞噬脂质,并使内皮细胞增殖。这些因素都有利于粥样硬化的形成。

(3)损伤反应学说:认为粥样斑块的形成是动脉对内膜损伤的反应,动脉内膜损伤可表现为内膜功能紊乱,如内膜渗透增加,表面容易形成血栓;也可表现为内膜的完整性受到破坏。长期高脂血症,由于血压增高,动脉分支的特定角度和走向,血管局部狭窄等引起的血流动力学改变所产生的湍流,剪切应力,以及由于糖尿病、吸烟、细菌、病毒、毒素、免疫性因子和血管活性物质(如儿茶酚胺、5-羟色胺、组胺、激肽、内皮素、血管紧张素)等的长期反复作用,都足以损伤内膜或引起功能变化,有利于脂质的沉积和血小板的黏附和聚集,从而形成粥样硬化。

(4)单克隆学说:即单元性繁殖学说,认为动脉硬化的每一个病灶都来源于一个单一平滑肌细胞的增殖,这个细胞是以后增生成许多细胞的始祖,在一些因子(如血小板源生长因子、内皮细胞源生长因子、单核细胞源生长因子、低密度脂蛋白,可能还有病毒)的作用下不断增殖并吞噬脂质,因而类似于良性肿瘤,并形成动脉硬化。虽然通过葡萄糖-6-磷酸脱氢酶同工酶的测定,发现绝大多数病变动脉壁纤维斑块中只含有一种葡萄糖-6-磷酸脱氢酶的同工酶,显示纤维斑块的单克隆特性,但也有认为病变的单酶表现型并不一定意味着此病变的起源是克隆性的,也有可能来源于含有同一同工酶的多个细胞,然而由于不断重复的细胞死亡和生长,使测定结果显示单酶表现型。事实上,将粥样斑块内的平滑肌细胞进行培养,还未显示出这些细胞会像肿瘤一样无限增殖。

(5)其他:与发病有关的其他机制尚有神经,内分泌的变化,动脉壁基质内酸性蛋白多糖质和量的改变,动脉壁酶活性的降低等。这些情况可通过影响血管运动,脂质代谢,血管壁的合成代谢等而有利于粥样硬化病变的形成。

9. 动脉硬化是怎样发生的

人体的动脉分为 3 层,由里到外称为内膜、中膜和外膜。动脉中层、外膜的硬化是由高血压引起的,称为动脉硬化。动脉内膜上的脂质的沉积,看起来就像在动脉内壁上铺了一层煮烂了的粥粒,向管腔内突出,表面粗糙,高低不平,发展到晚期还会出现钙化的斑块,所以医学上称它为动脉粥样硬化。它主要侵犯大、中型的动脉,如主动脉、冠状动脉和脑动脉等。

血液中的脂类包括胆固醇、三酰甘油、磷脂和游离脂肪酸,其中胆固醇和三酰甘油的浓度升高,对动脉硬化的发生、发展影响最大。在正常情况下,大部分血脂可由动脉内膜渗进动脉壁,再由动脉外膜的淋巴管排出去,所以并不沉积在动脉壁内。当人患高脂血症时,人体对血脂的调节发生了障碍,血脂成分中胆固醇和三酰甘油的浓度增高;同时由于各种原因,如高血压、病毒感染、过度吸烟、情绪波动及精神紧张等,可引起动脉内膜损伤,一些不能渗进动脉的血脂渗透进去了,并且沉积在动脉内膜损伤处。又由于动脉内膜损伤,与凝血有关的血小板聚集在损伤处,可使动脉内膜和中层的细胞大量繁殖,还不断地吸收渗进来的血脂。这样,中层和内膜都逐渐地向管腔内突出,再加上动脉壁的病理变化,就形成了粥样斑块。粥样斑块范围越大,血管腔就变得越狭窄,血液通过就越缓慢,血流量也就越小。

若动脉硬化发生在主动脉的主干上,问题还不大,这是因为主动脉内径很大,部分狭窄对血流影响较小;若动脉硬化发生在冠状动脉和脑动脉，尤其是发生在它们的开口或分叉处，就会因血液的严重供给不足，引起心绞痛、心肌梗死或是脑血栓。

老年人的动脉硬化往往与工作过度紧张、高血压、情绪波动、肥胖、血液中胆固醇含量较高及吸烟等因素有关。另外，老年人如果患有糖尿病、肾病及慢性肝病等，则容易引起继发性高脂血症，也容易发生动脉硬化。

经医学研究证明，青少年或童年时期就患有动脉硬化的患者，主要与遗传因素有关。患者往往有家族史，他们的发病原因与机制和老年人有所不同，值得进一步深入研究。

10. 动脉硬化的早期病变有哪些

视受累的动脉和侧支循环建立情况的不同，本病可引起整个循环系统或个别器官的功能紊乱。

(1)主动脉因粥样硬化而致管壁弹性降低，当心脏收缩时，它暂时膨胀而保留部分心脏所排出血液的作用即减弱，收缩压将升高而脉压增宽，主动脉形成粥样硬化性动脉瘤时，管壁为纤维组织所取代，不但失去紧张性而且向外膨隆，这些都足以影响全身血流的调节，也加重心脏的负担。

(2)内脏或四肢动脉管腔狭窄或闭塞，在侧支循环不能代偿的情况下，使器官和组织的血液供应发生障碍，产生缺血，纤维化或坏死。例如，冠状动脉硬化可引起心绞痛、心肌梗死或心肌纤维化；脑动脉硬化引起脑萎缩；肾动脉硬化引起高血压或肾萎缩；下肢动脉硬化引起间歇性跛行或下肢坏疽等。

(3)动脉壁的弹力层和肌层被破坏,使管壁脆弱,在血压波动的情况下易于破裂出血,以脑动脉破裂引起脑血管意外和动脉瘤破裂死亡为多见。

本病病理变化进展缓慢,明显的病变多见于壮年以后,但明显的症状多在老年期才出现。据病理解剖资料,我国人同等程度的主动脉硬化病理变化较欧美人平均晚发生10～15年,同等程度的冠状动脉硬化病理变化则晚发生15～20年。

现已有不少资料证明,实验动物的动脉硬化病变,不论在早期或晚期,在用药物治疗和停止致动脉硬化饲料的一段时间内病变可以消退。

11. 动脉硬化的易患因素有哪些

(1)年龄:本病多见于40岁以上的中老年人,49岁以后进展较快,但在一些青壮年人的尸检中,也曾发现其动脉有早期的粥样硬化病变,提示病变早已开始。

(2)性别:本病男性多见,男女比例约为2∶1,女性患病常在绝经期之后,此时雌激素减少,血高密度脂蛋白也减少。

(3)血脂:血液脂质含量异常,低密度脂蛋白增高,高密度脂蛋白减低均易患动脉硬化。

(4)血压:收缩压和舒张压增高都与本病关系密切。冠状动脉硬化患者60%～70%,有高血压,高血压患者患本病者较血压正常者高4倍。

(5)吸烟:吸烟者与不吸烟者比较,本病的发病率和病死率增高2～6倍,且与每日吸烟的支数成正比。

（6）糖尿病：糖尿病患者中本病发病率较无糖尿病者的高 2 倍。动脉硬化患者糖耐量常减退。

（7）体重：超标准体重的肥胖者（超重 10％为轻度，20％为中度，30％为重度肥胖）易患本病。

（8）职业：体力活动少、脑力劳动紧张及经常有紧迫感的人易患此病。

（9）饮食：西方的饮食方式常进食较高热能的饮食，含较多的动物性脂肪、胆固醇、糖和盐，因而易致血脂异常、肥胖、高血压和糖尿病，这些都是易致本病的因素。

（10）遗传：家族中有在较年轻时患本病者，其近亲患病的概率可 5 倍于无这种情况的家族。常染色体显性遗传所致的家族性高脂血症常是这些家庭成员易患本病的因素。

（11）其他因素：微量元素铬、锰、锌、钒、硒的摄入量减少，铅、镉、钴的摄入量增加；性情急躁、进取心和竞争性强、工作专心而不注意休息，强制自己为成就而奋斗的 A 型性格者；存在缺氧、抗原-抗体复合物、维生素 C 缺乏及动脉壁内酶的活性降低等，都是能增加血管通透性的因素，从而易致本病的发生。

12. 动脉硬化与高血压有什么关系

动脉硬化与高血压是有密切关系的两种疾病，它们往往相伴而生，相互影响。

高血压可以促进动脉硬化的发生和发展。据临床统计，约 93％的高血压患者可以并发动脉硬化，而且有动脉硬化的高血压患者合并冠状动脉硬化性心脏病的概率远远大于正常人和低血压者。动物实验也证明,在喂饲胆固醇的同时,若注射去甲肾上腺素使其血压升高,则该动物发生动脉硬化的速度要比单纯喂饲胆固醇的动物来得快,病变范围也更广泛。那么,高血压到底是怎样引起动脉硬化的呢?

　　大家都知道,所有动脉的血管壁都可分为外、中、内 3层,外层和内层是两层薄膜,中层是由环形的平滑肌和弹性纤维构成的。大动脉的中层弹性纤维特别丰富,而小动脉壁中层的环行平滑肌十分发达。血压的升高,主要是由于全身的小动脉平滑肌收缩的缘故。长期的高血压,意味着持续的小动脉收缩。在这种情况下,血管壁本身的营养发生障碍,肌细胞萎缩、变质,较厚的纤维性组织增生,内膜也增厚,发生了小动脉硬化。在主动脉、脑动脉和冠状动脉内层,由于持续的高动脉压,可促使大动脉内膜对血浆脂蛋白的通透性增加,加上脂质代谢紊乱,使胆固醇在动脉内膜下沉积,形成很多高低不平的斑块,称为动脉硬化。正是这些变化,引起了动脉管壁增厚、变硬,管腔狭窄甚至闭塞。

　　同样,动脉硬化的出现也可加速高血压的进程。如单纯动脉硬化,特别是主动脉硬化后,因血管壁弹性降低,阻力加大,只有增加心脏的收缩力才能推动血液循环,于是收缩压和舒张压也随之升高了。当肾动脉发生硬化而影响肾血流量时,可致肾素分泌增加,并产生或加重高血压。当用外科手术纠正或切除病变的肾脏时,往往可使血压下降达到或接近正常。

13. 为什么糖尿病患者易患动脉硬化

糖尿病患者容易并发遍布全身的动脉硬化,包括脑部、心、肾、末梢血管,其发生的主要原因在于脂肪代谢的障碍,其次为高血压。

在糖尿病患者中,发生脂肪代谢异常,以体内胰岛素分泌极为低下和体型肥胖的患者居多。在胰岛素分泌极端欠缺的情形下,分解脂肪酵素的活性会增高,以致大量脂肪酸游离出来。因此,在这种情形下,血液中的游离脂肪酸约有1/3涌进肝脏里,合成为三酰甘油,进而合成极低密度脂蛋白。但体型肥胖的患者,虽有较高浓度的胰岛素,但体内组织对胰岛素的作用有相当的抗拒性,在胰岛素作用无法充分发挥的情况下,游离脂肪酸也会升高,是与胰岛素分泌低下的情况殊途同归。三酰甘油及极低密度脂蛋白的合成也会增高,这是一般糖尿病患者脂肪代谢异常的特征。

有少部分的患者也可能合并胆固醇上升。一方面有害于人体的脂肪上升,另一方面对人体有益的高密度脂蛋白的浓度反而下降。这种高密度脂蛋白在体内可将分布在血管平滑肌表面的游离胆固醇吸引到脂蛋白分子里,反复吸引后,携带游离胆固醇到肝脏,透过胆汁酸的异化作用,将这些胆固醇排出体外。因此高密度脂蛋白在人体血管内,担任如同清道夫的工作,以防止粥状硬化的进展。

糖尿病患者得高血压的比率比一般人要高,这也是容易促成动脉硬化的原因。高血压及动脉硬化两者间相互影响,高血压容易促成动脉硬化,而动脉硬化也容易使血压升高,糖尿病患者较容易出现高血压,不论是出自血管硬化或单一发生的状况,都容易加速血管硬化的进行。

14. 动脉硬化的发展过程分几期

动脉硬化的发展过程分4期。

(1)无症状期或称隐匿期:其过程长短不一,包括从较早的病理变化开始,直到动脉硬化已经形成,但尚无器官或组织受累的临床表现。

(2)缺血期:由于血管狭窄、器官缺血而产生症状。

(3)坏死期:由于血管内血栓形成或管腔闭塞而产生器官组织坏死的症状。

(4)纤维化期:长期缺血,器官组织纤维化和萎缩而引起症状。不少患者不经过坏死期而进入纤维化期,而在纤维化期的患者也可重新发生缺血期的表现。按受累动脉部位的不同,本病有主动脉及其主要分支、冠状动脉、脑动脉、肾动脉、肠系膜动脉和四肢动脉硬化等类别。

15. 慢性肾衰竭与动脉硬化有关吗

慢性肾衰竭是慢性肾功能不全的严重阶段,为各种肾脏疾病持续发展的共同转归。主要表现为代谢产物潴留,水、电解质及酸碱平衡失调和全身各系统症状,又称为尿毒症。

慢性肾功能的病变复杂,可累及人体各脏器、系统。其心血管系统症状有高血压、心力衰竭、尿毒症性心包炎及动脉硬化。慢性肾衰竭患者动脉硬化进展迅速,是死亡主要原因之一。其血脂异常主要表现为高三酰甘油血症及胆固醇轻度升高。血液中三酰甘油水平和冠心病的发病率呈正相关。三酰甘油增多的原因不明,可能由于三酰甘油清除减少而非生成增加。脑动脉和全身周围动脉也同样会发生动脉硬化。

16. 什么是闭塞性周围动脉硬化

闭塞性周围动脉硬化是指周围的大、中动脉由于阻塞性粥样硬化病变而致肢体血供受阻,表现为肢体缺血症状。动脉硬化是闭塞性周围动脉疾病中最常见的病因。

动脉硬化是一种全身性疾病,其病因和发病机制尚未完全阐明。周围动脉闭塞性粥样硬化好发于 50～70 岁的男性,主要累及下肢的大、中动脉,上肢较少见,常与其他动脉的粥样硬化同时存在。最初出现的典型症状是间歇性跛行。表现为典型的"行走—疼痛—休息—缓解"的规律。每次能行走的距离也大致相等。休息时疼痛常提示严重的动脉阻塞,常是肢体行动丧失的先兆。对于 50 岁以上男性,有间歇性跛行伴下肢动脉搏动减弱或消失,多普勒超声速度计测定踝/肱动脉收缩压指数＜1 者,即可诊断为本病。本病的预后不仅与其周围动脉本身的病变有关,而且与其并存的冠心病和脑动脉硬化有关。治疗可用中医中药活血化瘀及手术治疗。有糖尿病并发症患者的截肢率比无糖尿病者要高 4 倍。

17. 什么是脑动脉硬化

脑动脉硬化是全身动脉硬化的一部分,同时也是脑缺血发作的主要发病基础,是各种因素导致的脑动脉管壁变性和硬化的总称。包括医学上常常提到的脑动脉硬化(大、中动脉),小动脉硬化,微小动脉的玻璃样变,都称为脑动脉硬化。

脑动脉硬化的形成过程是相当缓慢的,脑动脉硬化并不是到老年才开始发展起来的,而是随着年龄的增长发生进行性的扩散及加重。多数患者不一定有临床症状,因此也往往容易被人们忽视。但随着脑动脉硬化的逐渐进展,脑组织会因缺血而软化、坏死,脑细胞变性死亡,最后产生脑萎缩和脑动脉硬化性痴呆。严重的患者可出现脑出血和脑梗死而危及生命,即使能活下来,也会遗留严重的后遗症。因此,及早认识和预防脑动脉硬化是十分重要的。脑动脉硬化形成的原因很多,根据流行病学的调查研究发现:脂肪与胆固醇代谢失常、高血压、糖尿病、肥胖、吸烟及性别、年龄等,均可成为导致脑动脉硬化的因素。

脑动脉硬化的症状表现如下。

(1)头晕:头晕为高血压最多见的症状。有些是一过性的,常在突然下蹲或起立时出现,有些是持续性的。头晕是患者的主要痛苦所在,其头部有持续性的沉闷不适感,严重的妨碍思考、影响工作,对周围事物失去兴趣,当出现高血压危象或椎-基底动脉供血不足时,可出现与内耳眩晕症相类似的症状。

（2）头痛：头痛也是高血压常见症状，多为持续性钝痛或搏动性胀痛，甚至有炸裂样剧痛。常在早晨睡醒时发生、起床活动及饭后逐渐减轻。疼痛部位多在额部两旁的太阳穴和后脑勺。

（3）烦躁、心悸、失眠：高血压病患者性情多较急躁、遇事敏感，易激动。心悸、失眠较常见，失眠多为入睡困难或早醒、睡眠不实、噩梦纷纭、易惊醒。这与大脑皮质功能紊乱及自主神经功能失调有关。

（4）注意力不集中，记忆力减退：早期多不明显，但随着病情发展而逐渐加重。因颇令人苦恼，故常成为促使患者就诊的原因之一，表现为注意力容易分散，近期记忆减退，常很难记住近期的事情，而对过去的事如童年时代的事情却记忆犹新。

（5）肢体麻木：常见手指、足趾麻木或皮肤如蚁行感或项背肌肉紧张、酸痛。部分患者常感手指不灵活。一般经过适当治疗后可以好转，但若肢体麻木较顽固，持续时间长，而且固定出现于某一肢体，并伴有肢体乏力、抽筋、跳痛时，应及时到医院就诊，预防卒中发生。

（6）出血：较少见。由于高血压可致脑动脉硬化，使血管弹性减退，脆性增加，故容易破裂出血。其中以鼻出血多见，其次是结膜出血、眼底出血、脑出血等，据统计，在大量鼻出血的患者中，约80%患有高血压病。

脑动脉硬化患者可因脑部组织受累部位不同，病变程度不同，使病情表现多样。如颈内动脉硬化可出现肢体麻木无力、行动迟缓、走路不稳呈小碎步、一侧视力减退或失明。双侧脑干束硬化可有言语不清、不自主地强笑强哭、饮水反呛,甚至吞咽困难,有的有吸吮表现。锥体外系硬化受损时,可致面部无表情,呈痴呆样。

18. 脑动脉硬化和脑动脉硬化症是一回事吗

脑动脉硬化和脑动脉硬化症是两个不同的概念。脑动脉硬化是病理诊断。年龄超过 45 岁的人,脑动脉或多或少会有些硬化,但没有临床表现。而脑动脉硬化症则不仅仅是脑动脉发生了生理和病理改变,而且还在临床上出现了各种各样的神经-精神症状和体征。这两者的含义是不同的。

脑动脉硬化有两种类型:一是大口径的脑动脉,由胆固醇等物质沉着在动脉内壁所引起,称为动脉硬化;另一种是中口径的脑动脉,由于长期高血压引起动脉中层的变性,称为动脉硬化,即脑动脉硬化。

脑动脉硬化的结果是动脉管腔狭窄,血液循环不畅,造成局部血液供应不足。严重时管腔闭塞,血液无法供应局部脑组织,形成脑梗死或脑血栓。

19. 脑动脉硬化与脑萎缩有什么联系

健康人的大脑随着衰老会发生一系列退化性的改变,其中脑细胞数量减少是最鲜明的表现,在形态上就是大脑出现萎缩。这种脑萎缩是弥漫性的,尤以大脑皮质明显。

人类的大脑皮质特别发达,虽然脑体积比不上很多动物,但基于脑表面发达的沟回(凹进去的叫沟,凸起的叫回),无形中扩大了表面积,而且神经细胞的密集程度也是其他动物所无法比及的。可是一旦退化,随着神经细胞数量减少,就会出现脑回缩小及脑沟加深、加宽的改变。

大脑皮质主要由神经细胞构成,解剖断面上颜色发灰,故又称灰质皮质。大脑深部的实质主要由致密的神经纤维构成,解剖断面上除少数神经细胞聚集的灰质核团外,大部分区域颜色发白,称为白质。脑萎缩发生时不仅皮质萎缩,脑室也会扩大,即由于大脑白质也发生萎缩的缘故。所以,脑室扩大本身也是脑萎缩的一种表现。

患有脑动脉硬化症的患者,由于弥漫性的慢性脑缺血状态,使得正常衰老过程中的脑细胞数量减少加速,于是皮质萎缩出现得更早、更快。另一方面,脑动脉硬化者的大脑深部常会有腔隙性脑梗死的发生,这些陆续出现的多发性缺血性病灶无疑会加速脑室扩大的过程。

应当指出,脑动脉硬化症引起的脑萎缩是弥漫性的,即广泛、对称的皮质萎缩和脑室扩大。如果合并缺血性或出血性中风的发生,以后会发现病灶相邻部位脑萎缩明显,也就是脑梗死或脑出血之后所见到的局限性脑萎缩。

20. 脑动脉硬化后容易痴呆吗

老年性痴呆主要有两大类,一类至今病因不明,因为最早为阿尔茨海默报道,所以又名"阿尔茨海默病"。另一类与脑动脉硬化引起脑供血不足有关,又名"血管性痴呆"。很多人听说过老年性痴呆,但对血管性痴呆了解不多。血管性痴呆的实质其实就是脑动脉硬化,是由于血管管腔狭窄、血管弹性减低,而使脑组织供血不足,脑细胞因缺血缺氧发生坏死造成的。

脑动脉硬化发展到使脑组织的血液灌流量降低到一定程度,而影响广泛的脑功能,或发生多处脑的微梗死,此时患者就可出现痴呆。医学上把这种痴呆称为动脉硬化性痴呆,也称为血管性痴呆。

血管性痴呆多见于反复"小脑卒中"的患者,随着一次次"小脑卒中"发作,病情逐渐加重。这种病的早期有类似神经衰弱的表现,如头痛、头晕、失眠、耳鸣、易疲劳、易激动等。接着,可出现一些比较明显的精神障碍。其一是记忆力减退,尤其是对新近发生的事情更难回忆。患者想不起来上顿饭吃的什么,而对二三十年前的事却能较好地回忆;其二是情绪极不稳定,容易激动和伤感,往往为一些微不足道的小事而痛哭流涕、大发脾气或欣喜忘形。随着病情的发展,患者记忆力也越来越差,到后期,则智力全面减退,生活不能自理;或终日僵卧不起,不食不言;或外出乱跑,不识归途。

血管性痴呆与"阿尔茨海默病"不一样,它引起的智力减退不是进行性加重,而是呈阶梯式发展,在"小脑卒中"康复后,智力有一定程度的恢复,病情稳定;但是,再次"小脑卒中"后,发作又加重,呈间歇性发展,最后出现痴呆。

根据对血管性痴呆症患者的生活调查发现,许多血管性痴呆患者有不良的生活习惯:如50%以上患者有吸烟、喝酒的习惯,烟龄多超过10年;调查还显示,痴呆与人的精神状况关系密切,抑郁、思虑、易怒、悲伤等不良精神刺激容易导致痴呆的发生。此外,对痴呆既往病史的研究表明,脑血管疾病是几乎所有血管性痴呆患者的基础疾病;其次是高血压,在血管性痴呆患者中患病率达54%。此外,糖尿病和高脂血症者患血管性痴呆的概率也较高。多数患者往往在轻度痴呆时并未意识到,待发现时已是重度痴呆,贻误了最佳治疗时机。

21. 脑动脉硬化为什么会引发精神障碍

动脉硬化性精神障碍是指由于脑动脉广泛硬化,脑组织的血液灌流量减少,脑功能全面紊乱而造成的各种精神症状。它的病因是脑动脉硬化,引起脑血流量不同程度的减少。动脉硬化性精神障碍主要表现为性格改变,如由整洁变得邋遢,合群变得孤僻,热情变得冷漠,慷慨变得吝啬;分析、判断能力下降,盲目乐观,缺乏自知力,思维单调,沉默寡言,记忆力极差。重者可有错构、虚构、错觉、幻觉、猜疑和各种妄想。这种因某一病因所引起的精神症状,也称为器质性精神病或精神症状,这与精神分裂症表现的精神障碍是不同的。

脑动脉硬化在老年人中是相当多见的一种疾病,时常伴有高血压。脑动脉硬化的程度因人而异。轻度脑动脉硬化通常对人的心理活动不产生重大影响。然而,严重的脑动脉硬化却往往对人的心理状态产生巨大影响。当脑动脉硬化程度很轻时,脑的动脉管壁开始增厚,管腔逐渐狭窄,脑的血液循环减慢,脑血流量略减少。随着动脉硬化过程的进展,脑的动脉管腔越来越窄小,脑血液循环显著减慢、脑血流量明显减少,结果造成整个脑的慢性缺血和缺氧。

由于动脉硬化的加重,在脑动脉的管腔内壁(内膜)上,往往形成大大小小的粥样硬化斑,并已形成附壁血栓。无论斑块或血栓,当其脱落时都可能成为栓子,堵塞脑的大小动脉,形成脑梗死。

脑梗死范围的大小决定于栓子的大小,栓子越大,梗死也越大。大的梗死常常取决于栓子的大小,栓子越大,梗死也越大。大的梗死常常产生局限性的神经精神症状,例如偏瘫、单瘫、失语、失用、失读、失写、偏盲、半身感觉缺失,癫痫发作等。精神症状比较少见且不持久,如幻视、幻嗅、幻听、一过性妄想等。

多数或重复发生的多发的脑梗死,虽然是一个个小的梗死灶,却往往损害人的整个精神活动,使人的知觉、思维、记忆、智力、情感和意志行为都发生程度不等的障碍,导致患者陷入痴呆状态,即多发性梗死性痴呆(脑动脉硬化性精神病或脑动脉硬化性痴呆)。这种痴呆多从 50～60 岁开始发病,随着脑动脉硬化的进展,痴呆也日趋严重。这种患者还常常发生脑卒中,每次脑卒中发作都会加速痴呆的进程。

22. 什么是动脉硬化性脑梗死

动脉硬化性脑梗死,又称动脉硬化血栓形成性脑梗死。是脑部动脉硬化和血栓形成,使脑血管管腔狭窄或闭塞,导致急性脑供血不足,引起局部脑组织缺血性坏死。患者可出现偏瘫、失语等脑局灶性损害症状,属缺血性脑血管病。以老年人多见。高脂饮食,糖尿病,吸烟等患者中发病率较高。

引起脑血管阻塞的原因主要有两种：一是脑血栓形成，它是由于脑血管本身的病变，常因脑动脉硬化使管腔内膜粗糙，管腔狭窄，在某些条件下，如血压降低，血流缓慢，血液黏稠度增高，血小板等凝血因子在血管内凝聚成块，形成脑血栓。另一种是脑栓塞，这是身体其他部位的血栓脱落，随血液流到脑堵塞血管，引起脑栓塞。这种栓子可来自风湿性心脏病的赘生物，也可能是骨折时的脂肪栓子，或空气进入血液引起气栓，或肿瘤细胞脱落形成肿瘤栓塞等。

脑血栓形成所致的脑梗死，起病缓慢，常常在睡眠中或安静休息时发生，这可能与休息时血压较低，血流缓慢有关。从发病到病情发展至顶峰，常需数十分钟甚至数天时间。而脑栓塞引起的脑梗死，起病多较急骤，常在数秒钟或数分钟达高峰。

动脉硬化是引起脑梗死的病因之一，而脑梗死是动脉硬化性脑梗死的病理结果。我国 1995 年脑血管疾病分类中均采用"脑梗死"一词，这是临床诊断应用的依据。

23. 什么是腔隙性脑梗死

腔隙性脑梗死是常见的脑血管疾病之一，是持续性高血压、小动脉硬化引起的一种特殊类型的脑血管病，是以病理诊断而命名的，系新鲜或陈旧性脑深部小梗死的总称。腔隙直径多为 2～15 毫米，一般认为 15～20 毫米是腔隙的最大限度。

腔隙灶好发部位依其发生频率排序为壳核、尾状核、丘脑、脑桥、内囊、大脑白质。按供血动脉而言,发生于脑深部(如壳核、尾状核、丘脑和内囊)的小腔隙灶,符合豆-纹动脉和丘脑深穿动脉之供血区;而发生于脑桥者为基底动脉之旁正中支供血区。供给上述区域受累动脉的特点如下:①管径细微,多在 0.04~0.05 毫米,很少直径大于 0.2 毫米。②多由较大的动脉血管(颈内、大脑中、基底动脉)发出。③走向脑深部的穿行支、旁正中支均系终末分支,缺乏侧支循环。小腔隙灶的数目 1~3 个,也可 5~7 个或更多。在两侧大脑半球的分布多不对称,数目也不等。

微小的腔隙性梗死系由于上述动脉壁发生脂质透明变性所致。较大的腔隙多为大一点的动脉硬化或血栓形成所致。也可由脱落、破碎的动脉硬化斑块所形成的微小栓子栓塞或由变性的动脉(包括粟粒状动脉瘤)破裂出血所致。或由于小灶出血在红细胞被破坏,小血肿被吸收,受损组织渐被清除,由胶质细胞、胶质纤维或胶原纤维代替,形成瘢痕。小出血灶可完全填充修复,稍大一点的出血灶常遗留囊腔。小灶的出血与梗死遗留的囊腔,虽然在显微镜下或肉眼观察脑标本时可见不同,但在脑 CT 或脑磁共振成像检查时却难以区分。

病灶未累及重要神经通路,无临床症状。无意中检查其他问题时发现腔隙性脑梗死,回忆过去曾有一过性轻微症状,未予以重视,也有的现在有些症状。是否有症状,不全在于腔隙病灶的数目与大小,取决于部位,是否累及重要的脑结构和神经通路。

腔隙灶主要见于纤细的终末动脉微小分支的闭塞或出血,即使发生缺血也没有侧支循环可到达。从理论上讲,任何药物都难以到达病灶区,起不到作用,因此预防再发的某些措施是有积极意义的。例如,控制高血压、防治动脉硬化的各种疗法,必要时服用小剂量阿司匹林、藻酸双酯钠可能有一定作用。

由于腔隙性脑梗死是深穿支小动脉闭塞所致的缺血性脑血管疾病,这些血管大多属终末支,一旦梗死形成,侧支循环极难建立,所以在临床上虽患者症状较轻,但不易恢复,应重在预防。积极地治疗高血压病、高脂血症、糖尿病、颈椎病,预防动脉硬化非常重要。在治疗上述疾病的同时,节制烟酒不良嗜好亦不容忽视。

24. 什么是眼底动脉硬化

对于什么是眼底动脉硬化很多人都不了解,其实,眼底动脉硬化是一种老年病,多发于老年人身上。病症的发生大多数是在中老年人同时患有糖尿病和高血压病等疾病的情况下。眼底动脉硬化主要表现为以下两种情况。

第一种情况是在全身性疾病的基础上出现眼底动脉硬化。眼底血管异常反映了全身血管系统的异常变化,如高血压病、糖尿病、动脉硬化等患者,全身症状发生变化后,往往合并眼底视网膜动脉变直、变细等现象,犹如银丝或铜丝样改变,需要及时有效地采取相应的治疗措施。由于全身性疾病引起的眼底病变发展到一定程度,就会对视功能造成损害。

第二种情况是既没有糖尿病、高血压病等全身疾病,也没有眼部其他异常情况,仅在眼底检查时发现视网膜动脉普遍稍变细,称为单纯的老年性生理性动脉硬化,由于年龄的增长,逐渐失去弹性的动脉管壁弹力层和肌层会导致全身动脉系统发生退行性硬化。50岁以上的中老年人都存在不同程度的老年性动脉硬化,这种情况无须治疗,不必担忧。只要平时控制饮食,少食高热能、高脂肪食物,坚持适度的体育锻炼,每年定期检查眼底及全身情况即可。

25. 颈动脉硬化的危害有哪些

全身各处动脉的硬化程度是不一样的,各个部位动脉硬化对健康的影响也不相同。全身有三处最危险的动脉硬化区。一是心脏动脉硬化;二是脑组织动脉硬化;三是颈动脉硬化。心脏动脉硬化可导致心肌梗死,脑动脉硬化可导致脑出血,颈动脉硬化的危害不亚于心、脑部的动脉硬化。

颈动脉是较粗大的血管,血液直接供应脑组织和五官等重要器官。其颈内动脉直接向脑组织供应血和氧,其颈外动脉则向眼、耳、鼻、口腔等五官供给血和氧。如果颈动脉硬化了,如同两只手掐住了颈部,从而使血液在流通时不顺畅。不顺畅就往往造成脑组织缺血、缺氧,患者常感头晕、目眩、记忆力差、思维能力明显下降,久而久之,将造成大脑萎缩。如果硬化了的颈动脉有粥样斑块脱落,并随血流而阻塞动脉血管,就会造成脑梗死,出现失明、语言不清、瘫痪等脑卒中表现,甚至威胁生命。由此可知,颈动脉硬化会严重降低人的生存质量,确属最危险的动脉硬化之一。

颈动脉内膜血栓样或粥样硬化斑块是一种大中动脉退行性、增生性、全身性疾病,动脉硬化是动脉弹性减低的原因。颈动脉硬化严重并有硬化斑块脱落,阻塞了大脑血管,是老年人的常见疾病。一般来说,轻度的动脉硬化不会影响大脑的血液供应,所以颈部活动后不会出现什么症状。而重度的动脉硬化会使大脑血液供应减少,出现头晕、头痛和记忆力减退等症状,如果这时活动颈部,很可能加重脑缺血,从而使脑部缺血症状更加严重,甚至发生"缺血性脑卒中",也是造成脑出血、脑血栓、心肌梗死、心绞痛、心力衰竭、期前收缩等症的主要原因。

颈动脉斑块是由于多重危险因素导致的颈动脉血管壁损伤、血流中的有形成分聚集所形成的团块状结构。这有点类似厨房下水道中积存的油污,时间久了会导致下水道堵塞。颈动脉斑块的危险性不仅仅在于长大后堵塞局部的颈动脉,这毕竟是一个较为漫长的过程。而其危险性主要在于不稳定斑块,也就是在血管壁上不牢固容易脱落的斑块。当斑块整块或者部分脱落后就成了血流中的栓子,随血流到达大脑堵塞远端脑动脉,导致栓塞事件。根据堵塞血管的大小及堵塞的时间会导致不同的结果。小血管堵塞症状较轻或者无症状,大血管堵塞会导致突发的偏瘫、失语等症状。堵塞时间短的,会出现一过性的言语不清、头晕、肢体麻木或者无力。既然颈动脉斑块这么危险,要预防脑梗死,就必须重视颈动脉斑块的预防,要根据颈动脉斑块的具体情况决定治疗的强度和疗程,已经患有脑梗死的人更应当定期复查颈部血管超声,追踪斑块的大小及稳定情况;健康体检时最好筛查颈部动脉超声,以尽早发现颈动脉斑块;怀疑脑血管病的人一定要做筛查颈部动脉斑块的超声检查。

确诊动脉硬化的患者,最好去查颈总动脉内膜——中层厚度,这是一项无创伤的检查。通过该项检查,能够预测动脉硬化的患者发生心肌梗死和脑卒中的危险性有多大。

26. 什么是冠状动脉硬化

心脏是一个 24 小时不停工作的脏器,必须保证其充足的血液供应,必须有一套独特的血供系统(即冠状动脉)来保证心肌的供血,任何一支冠状动脉发生狭窄和阻塞都会造成它所供应的局部心肌的缺血或坏死,最常见的就是粥样硬化斑块的形成造成管腔狭窄,下部是由于血管的内皮损伤,在内皮损伤的基础上,患者本身的脂肪代谢、胆固醇代谢异常,造成一些粥样硬化的斑块形成,这些斑块附着在损伤的内皮上,管腔就逐渐变窄了,在一些情况下发生的冠状动脉痉挛或者在这个基础上形成了血栓,就会造成局部心肌缺血或心肌坏死,这就是冠状动脉硬化性心脏病(简称冠心病)。

临床上常将冠心病分为隐匿型冠心病、心绞痛型冠心病、心肌梗死型冠心病、心肌硬化型冠心病、猝死型冠心病等 5 型,以上 5 种类型的冠心病有时可合并出现。因原发性心脏骤停而死亡,多为心脏局部发生电生理紊乱引起严重心律失常所致。冠心病的不同表现与冠状动脉病变不同造成局部心肌血流量减少的形式有关:如因动脉结构改变造成血管腔狭窄限制血流量的增加,就可产生心绞痛;如果血管腔闭塞使心肌无血液供应,就发生心肌梗死。而猝死则可能是由于斑块的表面有血小板聚集,当微小的血小板栓子脱落，产生小范围心肌严重缺血，导致心肌电不稳定发生心室颤动，从而发生悲剧。

　　冠心病典型胸痛可因体力活动、情绪激动等诱发，突感心前区疼痛，多为发作性绞痛或压榨痛，也可为憋闷感。疼痛从胸骨后或心前区开始，向上放射至左肩、臂，甚至小指和环指，休息或含服硝酸甘油可缓解。胸痛放散的部位也可涉及颈部、下颌、牙齿、腹部等。胸痛也可出现在安静状态下或夜间，由冠脉痉挛所致，也称变异型心绞痛。如胸痛性质发生变化，如新近出现的进行性胸痛，痛阈逐步下降，以致稍事体力活动或情绪激动甚至休息或熟睡时也可发作。疼痛逐渐加剧、变频，持续时间延长，祛除诱因或含服硝酸甘油不能缓解，此时往往怀疑不稳定性心绞痛。发生心肌梗死时胸痛剧烈，持续时间常常超过半小时，硝酸甘油不能缓解，并可有恶心、呕吐、出汗、发热，甚至发绀、血压下降、休克、心力衰竭。需要注意一部分患者的症状并不典型，仅仅表现为心前区不适、心悸、乏力或以胃肠道症状为主。某些患者可能没有疼痛，如老年人和糖尿病患者。约有1/3的患者首次发作冠心病表现为猝死。可伴有全身症状，如发热、出汗、惊恐、恶心、呕吐等。

　　冠心病的危险因素包括可改变的危险因素和不可改变的危险因素。了解并干预危险因素有助于冠心病的防治。①可改变的危险因素有：高血压、血脂异常、超重或肥胖、高血糖或糖尿病，不良生活方式包括吸烟、不合理膳食、缺少体力活动、过量饮酒，以及社会心理因素。②不可改变的危险因素有：性别、年龄、家族史。此外，与感染如巨细胞病毒、肺炎衣原体、幽门螺杆菌等有关。

冠心病的发作常常与季节变化、情绪激动、体力活动增加、饱食、大量吸烟和饮酒等有关。

27. 什么是肾动脉硬化症

人们知道，心脏动脉硬化可导致心肌梗死。肾脏是我们身体很重要的器官，如果肾生病了，人体的毒素就不能及时排除。肾动脉硬化症在中老年人中的发病率很高。

肾动脉硬化症是指由于肾动脉及分支和小动脉的硬化而影响肾血管功能的一类疾病。根据病情进展的快慢分为良性小动脉性肾硬化与恶性小动脉性肾硬化

良性小动脉性肾硬化多见于 50 岁以上患者，与高血压关系密切，多由于长期高血压或由于年老，导致血管老化缓慢发展而来的。肾小动脉硬化的结果可导致肾缺血性改变，使肾小球和肾小管功能受损。肾小血管壁常增厚，且肾血管改变的程度和高血压的严重性一致，但部分高血压病患者却没有肾的改变。

有学者通过大量临床分析发现，在早期高血压病患者中，10％～40％已有肾血管的改变，而正常血压者则无一有此改变。因此，肾血管病变是高血压的原因还尚有争论。但大多数学者认为，高血压是决定肾血管改变的重要因素，而肾血管的改变在高血压的发生和发展上也起重要作用。

恶性小动脉性肾硬化与良性小动脉性肾硬化不同之处在于，恶性小动脉性肾硬化的病变发展快速，肾功能急剧恶化。在肾动脉硬化症中恶性小动脉性肾硬化的发病率为1％～8％。本病属中医"头痛""眩晕""水肿"等范畴。

28. 动脉硬化的并发症有哪些

动脉硬化易引起心肌梗死和脑卒中，人们对此已有认识。然而，对其并发症——动脉扩张和动脉闭塞，却易被人们所忽视。

动脉硬化易引起动脉壁内膜粥样变异，使中层弹性纤维退化，长期血液冲击，致使动脉扩张，继而形成"动脉瘤"。老年人如在腹部肚脐偏左上方摸到肿块，并有跳动感，应到医院接受 B 超检查，即可初步确诊。腹主动脉瘤一旦破裂，可造成大出血。患腹主动脉瘤的患者，如不及时做手术治疗，将会有 80％以上在 5 年内因动脉瘤破裂而死亡；如果发现过晚，则会因心、肺、肝及肾等重要脏器的功能差而失去手术治疗的机会。

另外，有些人走路感觉下肢疲乏无力，甚至疼痛；还有些人感到下肢阴凉、麻木。老年人若出现上述症状，很可能患了动脉硬化的并发症——下肢动脉硬化性闭塞症。这种并发症如不及早治疗，病变会进一步发展，出现足趾变黑，甚至坏死。而下肢动脉供血不足的最典型表现为间歇性跛行。

29. 肥胖对动脉硬化的影响有哪些

肥胖对动脉硬化有促进作用，动脉硬化的患者，通常体重过高。体重过高可造成血压上升，高脂血症及糖尿病，同时能促进动脉硬化的发生。临床大量资料显示：动脉硬化和冠心病与体重呈明显相关,特别是短期内明显发胖者更易发生高血脂动脉硬化。国内统计冠心病、动脉硬化患者中,肥胖者为瘦小者的 5 倍。随着肥胖程度的减轻,血糖、血脂、血压常可相应下降,动脉硬化亦可减轻。

肥胖者多为单纯性肥胖,预防单纯性肥胖以饮食疗法、运动疗法、中医药疗法为主,务必配合心理诱导,改正生活中不良习惯等措施。

属于其他疾病所引起的继发性肥胖,应积极治疗原发病。因使用药物引起的肥胖,应根据具体情况采用停药或减量等措施;因中枢系统障碍引起的肥胖,采用减食、降低食欲等办法,可以起一定的治疗作用。

30. 高血压对动脉硬化的影响有哪些

高血压是促进动脉硬化的重要因素。高血压患者年龄愈轻,发生动脉硬化的概率愈大;血压升高幅度越大,动脉硬化发病率愈高,病变发展愈快。

高血压促进动脉硬化可能有两种原因:其一是高级神经活动功能障碍。它既是高血压病的发病因素,也是动脉硬化的发病因素。其二是高血压病在血流动力学方面对动脉壁起着有害的作用。动脉硬化的最早表现是管壁内膜的内皮细胞损伤。动脉管内压力增高,高压血流长期冲击动脉壁,导致动脉内膜的机械损伤,特别是分叉或转弯处所受机械性冲击最大,故最易受损。

31. 糖尿病与动脉硬化有哪些关系

糖尿病是糖与脂肪代谢紊乱、糖耐量降低,空腹血糖不正常,或出现尿糖。它是促进动脉硬化发生的危险因素之一。在糖尿病患者中,冠心病发病率较正常人高2倍,发病提早,病变较重。反之,动脉硬化症病变也加速糖尿病的发展,冠状动脉硬化是糖尿病患者的常见死亡原因。

糖尿病和肥胖患者,对糖类的耐受性降低,对胰岛素耐性增高,空腹血游离脂肪酸浓度升高,从而促进动脉硬化病变的形成和发展。血糖升高对女性的作用大于男性,以致女性糖尿病患者较男性糖尿病患者更易发生肥胖、动脉硬化及心肌梗死等。

糖尿病的病因是复杂的,有许多因素可引起糖尿病或增加患病的可能性。其中最主要的因素是遗传和肥胖。在老年糖尿病患者中,肥胖者占多数。肥胖会引起内分泌系统紊乱,也会使胰岛素分泌相对不足。所以,减肥是防治糖尿病的重要措施。对于糖尿病患者来说,饮食控制是十分重要的。一般都要求控制糖类和热能,还要保证足够的蛋白质、维生素和无机盐,同时要参照动脉硬化的饮食原则,严格控制高脂肪、高胆固醇食物,而且必须长期坚持下去,这样才能更有效地防止糖尿病及动脉硬化。

32. 高脂血症与动脉硬化有密切联系吗

高脂血症与动脉硬化有着密切的联系,是产生动脉硬

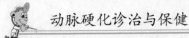

化的最重要原因。当血液中有一种单核白细胞进入血管壁并变异为黏附着脂肪物质的细胞时,动脉硬化即开始形成。随着时间的推移,这种附着油脂的细胞大量堆积,造成血管壁内皮组织异常增厚,而每处增厚部位充满着如乳酪般成分的油脂性物质,其主要构成为胆固醇,血管平滑肌细胞及结缔组织细胞。这种粥样硬化斑块可分布于大、中、小动脉血管壁上,但最常发生在动脉的分叉部位,这是受血流不断冲击所致。

血脂是血浆或血清中脂类的总称,主要有胆固醇、三酰甘油、磷脂、游离脂肪酸等。血中的脂类含量超过正常浓度称为血脂异常。动脉把血液和氧气输送到身体的各个重要器官,在这个过程中,如果体内的"坏胆固醇"增加,再加上高血压、糖尿病、吸烟等其他危险因素,会使有害的脂质沉积在动脉壁上,形成动脉硬化斑块。这种斑块就像潜伏在动脉壁里的"肿瘤",它的外面是一层包膜,内部就是许多聚集在一起的"坏胆固醇"。血液里的"坏胆固醇"越多,聚集在动脉壁里的就越多,斑块就不断增大,使动脉管腔逐渐变窄甚至发生阻塞,影响血液和氧的输送,从而引起心绞痛、心肌缺血、脑梗死、肢体感觉或运动障碍等病症。

这些斑块像"定时炸弹"一样,会在没有任何先兆时"爆炸"。由于胆固醇是一种脂质,就像饺子馅里有很多油汤,容易破裂。"坏胆固醇"还会引起血管内皮的炎症,使斑块的外膜变薄并且变脆弱,就像一个皮薄多油的饺子,更容易破裂。

研究发现,在家族性血脂异常中,动脉硬化过程加速,肥胖患者动脉硬化发病率高,导致脂质代谢紊乱的原因主要是膳食因素,胆固醇在肠道中吸收量与食物中胆固醇含量成正比。

33. 年龄与动脉硬化有哪些关系

动脉硬化可发生于年轻人。尸检证明动脉硬化在 20 岁以下即可检出。但此病多发生于中年以上,动脉硬化相关疾病的发病率、死亡率随年龄增长而增加。在美国的一些数量较大的病理解剖学资料及大量的流行病学调查均证实,动脉硬化的发病率随年龄增长而增加。近年来,国内有关冠心病普查也支持这种见解。

年龄因素的影响是一个复杂问题。随年龄增长,致动脉硬化的有害因素作用的概率增大,作用时间延长,因而病变发生的概率也增大。例如,在一定的年龄范围内,血脂含量与年龄成正相关,众所周知,血脂增高是促进动脉硬化发生的重要因素。随着年龄的增长,动脉壁的结构和化学组成可发生有利于动脉硬化发病的变化,如内膜增厚,动脉壁内脂质数量,特别是胆固醇的含量随年龄增长而增加。这些因素均在一定程度上影响本病的发生与发展。因此,年龄因素往往与其他致病因素综合发生作用,不能孤立地评论年龄因素的单一作用。

既然动脉硬化是一种多因素的长期积累所致的疾病,那么防止此病就须从早期做起,从青年甚至少年时期就应注意各种致病危险因素的预防,要充分认识到一级预防,即发病前的预防,是防治疾病最简单,也是最有效的方法,从青少年起注意各方面的自我调养,才能享受老年的健康幸福。

二、动脉硬化的诊断与检查

34. 动脉硬化的医学检查方法有哪些

(1)实验室检查:动脉硬化尚缺乏敏感而又特异性的早期实验室诊断方法。患者多有脂代谢失常,主要表现为血总胆固醇增高、低密度脂蛋白胆固醇增高、高密度脂蛋白胆固醇降低、血三酰甘油增高、血 B 脂蛋白增高、载脂蛋白 B 增高、载脂蛋白 A 降低、脂蛋白 α 增高、脂蛋白电泳图形异常,90% 以上的患者表现为 Ⅱ 或 Ⅳ 型高脂蛋白血症。

(2)血液流变学检查:往往示血黏滞度增高。血小板活性可增高。

(3)X 线检查:除前述主动脉硬化的表现外,选择性或电子计算机数字减影动脉造影可显示冠状动脉、脑动脉、肾动脉、肠系膜动脉和四肢动脉硬化所造成的管腔狭窄或动脉瘤病变,以及病变的所在部位、范围和程度,有助于确定外科治疗的适应证和选择施行手术的方式。

(4)多普勒超声检查:有助于判断四肢动脉和肾动脉的血流情况。

(5)血管内超声和血管镜检查:直接从动脉腔内观察硬化病变。

(6)放射性核素检查:有助于了解脑、心、肾组织的血供情况。

(7)超声心动图检查、心电图检查及其负荷试验:这些检查所示的特征性变化有助于诊断冠状动脉硬化。

(8)其他:肢体电阻抗图、脑电阻抗图,以及脑电图、脑X线、电脑化X线或磁共振断层显像,有助于判断四肢和脑动脉的功能情况及脑组织的病变情况。

35. 评估动脉僵硬度的指标有哪些

动脉僵硬度是预测心血管事件及死亡率的重要指标,也是评价动脉硬化程度的一项重要指标。对于高血压患者来说,其动脉僵硬度越高,则其预后越差。

目前,评估动脉僵硬度的指标,主要有以下3种。

(1)评估动脉僵硬度的金指标——脉搏波流速(PwV):PwV是近年来国际上非常流行的用于评估动脉僵硬度的无创测量指标,并且PwV被认为是一种评价大动脉僵硬度的金指标而受到广泛应用。

PwV是测量大动脉僵硬度的直接、强有力指标,众多研究已经证实它是预测心血管死亡率的独立影响因子。近年来,有一项研究发现,在中老年男性中,与增强指数(AI)相比较,PwV是一个更好的预测心血管危险的指标。

(2)增强指数(AI):AI以其无创、操作简便而受到越来越多的关注和广泛的应用。研究显示,AI与评估动脉僵硬度的金指标脉搏波流速有很好的相关性。因此,该指标已经用于很多比较大型的临床研究,如namingham研究。

对 AI 的早期研究发现,它与 PwV 有较高的相关性,是一个可靠的指标。但是,近年来也逐渐有研究提示,AI 不够敏感。据报道,中国学者研究认为,增强指数(AI)在评估动脉僵硬度方面没有脉搏波流速(PwV)敏感,临床上使用增强指数评估动脉僵硬度时需要谨慎。

(3)踝臂指数(ABI):是评估外周动脉疾病的无创检测指标,被认为是诊断外周动脉疾病的最佳无创指标。使用 ABI≤0.9 为截断值,研究发现 ABI≤0.9 对诊断外周动脉疾病的敏感性和特异性分别为 95% 和 99%。近年来研究还显示,ABI 不仅仅是一个评估外周动脉疾病的指标,而且也与动脉僵硬度有关。近年来研究还发现,ABI 异常在心血管事件的高危患者中出现率很高,也是心脑血管事件的独立危险因素,还是总死亡率和心血管死亡率的强预测因子。国内有研究发现,低 ABI 增加缺血性脑卒中的风险,ABI 可用于评估缺血性脑卒中的患病危险。

但有研究指出,在动脉僵硬度已经确定的情况下,增强指数(A1)不能敏感地反映这一状态。AI 并不是一个敏感的大动脉僵硬度指标,临床上使用 AI 评估动脉僵硬度时需要谨慎。

36. 诊断动脉硬化应与哪些疾病相鉴别

主动脉硬化引起的主动脉变化和主动脉瘤,需要与梅毒性主动脉炎和主动脉瘤,以及纵隔肿瘤相鉴别;冠状动脉硬化引起的心绞痛和心肌梗死,需与其他冠状动脉病变所引起者相鉴别;心肌纤维化需与其他心脏病特别是心肌病相鉴别;脑动脉硬化所引起的脑血管意外,需与其他原因引起的脑血管意外相鉴别;肾动脉硬化所引起的高血压,需与其他原因引起的高血压相鉴别;肾动脉血栓形成需与肾结石相鉴别;四肢动脉硬化所产生的症状需与其他病因的动脉病变所引起症状相鉴别。

37. 动脉硬化的诊断依据有哪些

动脉硬化发展到相当程度,尤其是有器官明显病变时,诊断并不困难,但早期诊断很不容易。年长患者如检查发现血脂增高,动脉造影发现血管狭窄性病变,应首先考虑诊断本病。近年来一些新的方法,包括无创性和有创性的,例如动脉造影、CT、磁共振成像、超声检查及血管纤维内镜等,可用于更早期和准确地诊断动脉硬化。

38. 如何监测血管是否还年轻

(1)最近情绪压抑。

(2)过于较真。

(3)爱吃方便食品及饼干、点心。

(4)偏食肉类。

(5)缺少体育锻炼。

(6)每天吸烟支数乘以年龄超过400。

(7)爬楼梯时胸痛。

(8)手足发凉、麻痹。

(9)经常丢三落四。

（10）血压高。

（11）胆固醇或血糖值高。

（12）亲属中有人死于脑卒中、心脏病。

以上符合项越多血管年龄越高：符合项在 0～4 项者血管年龄尚属正常，符合 5～7 项者比生理年龄大 10，达到 8～12 项者比生理年龄大 20。

39. 动脉硬化早期信号有哪些

（1）老年性眼底动脉硬化：老年性眼底动脉硬化是全身动脉硬化的一个典型"信号"，患有老年性眼底动脉硬化的人，全身动脉血管多有硬化。但是，反过来不成立，即身体部分大动脉血管硬化的患者，不一定有老年性眼底动脉硬化。因此，前者需要进一步检查，以查明全身其他部位的动脉硬化情况。

（2）角膜老年环：有一部分老年人的眼角周围会出现一灰白色的环，称为角膜老年环。老年环的形成，是由于血液中胆固醇、磷脂、三酰甘油等脂质过多地沉积在角膜边缘的结果。

（3）眼睑黄色瘤：有的人眼睑内侧的皮肤上出现一侧或对称的黄色斑块，医学上叫作眼睑黄色瘤。其发生原因主要与血脂增高有关。一般多见于家族性血胆固醇过高症患者，且中年肥胖妇女的发生率最高。

（4）耳鸣、耳聋或眩晕：当动脉硬化缺血时，会很快引起内耳反应，出现耳鸣、耳聋或眩晕等。这是因为内耳与脑组织一样不能耐受缺氧，而且比心肌对缺氧更为敏感。

（5）耳垂皱褶：当动脉出现硬化时，耳同其他组织一样，得到的血液供应也较少，而耳垂是外耳上对缺血尤为敏感的部位，耳垂是外耳上唯一多肉的部位，此时耳垂会出现褶皱。美国医学家在尸体解剖中发现凡死于冠心病者，耳垂皮肤几乎都有一条皱纹。他们得到启示，给耳垂有皱纹者做冠状动脉造影，结果发现其中有 90％患有冠心病。耳垂为身体终端部位，由结缔组织构成，对缺血相当敏感。当机体动脉硬化时，耳垂会因微循环障碍而出现皱纹。

（6）外耳道长毛：英国医学家发现，男性冠心病患者约有 3/4 外耳道长毛（女性无此特征），国外的统计资料表明，明显外耳道长毛对预测男性冠心病有 90％的准确率。

要注意动脉硬化病的早期危险信号，做到早发现、早预防、早治疗。

40. 动脉硬化自测方法有哪些

动脉是否硬化，可用下述方法自我判断。

（1）记忆力减退，人名、数字、日期常记不住，要做的事转身就忘掉。

（2）拿筷子、拿笔时手指明显地不断哆嗦。

（3）行动缓慢、反应迟钝。

（4）有时会觉得局部皮肤有蚂蚁在爬的感觉。

（5）头晕头痛经常发作，时轻时重。

（6）情绪不稳定、遇事易冲动，说话语无伦次。

41. 下肢动脉硬化性闭塞症鉴别方法有哪些

（1）下肢动脉硬化性闭塞症好发于 45 岁以上的中老年人，而血栓闭塞性脉管炎好发于 45 岁以下的中青年人。

（2）下肢动脉硬化性闭塞症男女均可发病，男女之比为（6～8）：1，而血栓闭塞性脉管炎几乎全部是男性。

（3）下肢动脉硬化性闭塞症是血管慢性"老化"病变，而血栓闭塞性脉管炎是炎症损伤。

（4）下肢动脉硬化性闭塞症与代谢综合征、胰岛素抵抗、高血脂、肥胖、嗜酒、吸烟、高龄等有关，现在认为是一种损伤修复性炎症损害，常伴发冠心病、脑血管病、糖尿病、高血压等疾病，而血栓闭塞性脉管炎与长期大量吸烟直接相关，与免疫功能紊乱有关。

（5）下肢动脉硬化性闭塞症发病率远高于血栓闭塞性脉管炎，是人类与冠心病、脑梗死同源的严重疾病，预后远比血栓闭塞性脉管炎差。

（6）下肢动脉硬化性闭塞症多发于大中型血管，而血栓闭塞性脉管炎好发于中小型血管。

42. 脑动脉硬化如何自我监测

（1）睡眠障碍：最为常见的有入睡困难，易惊醒，醒后不易再睡，多梦且梦境清晰。有时则多眠、嗜睡、精神疲乏，或与失眠交替出现，毫无规律。

（2）记忆力减退：以近事遗忘最为显著，尤其对抽象的数字记忆困难。平时注意力涣散，动作变得迟钝，反应不灵敏，故与他人交往减少，喜独处，性情较孤僻，难亲近。

（3）性情异常：最为典型的表现是情绪不稳、易兴奋、激动、好发脾气，或感情脆弱、多愁善感、无故焦虑。常因微不足道的小事或喜或悲，喜怒无常，情感变换较快。对自身健康状况或忧心忡忡，或麻木不仁，患者往往有抑郁心理，但不严重也不持久。早期脑动脉硬化精神症状时轻时重，各人表现不一，交替出现，常易被误诊为"神经衰弱""神经官能症""更年期综合征"。

（4）判断能力低下：常表现为不能持久地集中注意力，想象力降低，处理问题不果断，往往要靠别人协助处理，对突然出现的生活琐事表现惊慌和忧虑。

（5）自主神经功能障碍：表现为皮肤划红症（皮肤被抓划后可发红并隆起），手足发冷，全身及局部发汗，头发早白、早秃。

（6）行动异常：脑动脉硬化中后期可出现走路及转身不稳，表现为步态僵硬、缓慢或步态不稳。

（7）头晕头痛：多数患者诉头晕头痛多在额部、枕部钝痛，在体位变动时出现或原有症状加重。有的感觉走路不稳。如基底部动脉硬化时可有眩晕、眼球震颤、恶心、面部肌肉麻痹感，有的并有吞咽困难。

（8）癫痫痉挛发作：局限性癫痫是脑动脉硬化后期的常见症状，主要表现为身体某部位发生阵发性、痉挛性抽搐。有的患者可出现不自主的运动。严重者可因脑动脉硬化出血、血栓形成而出现昏迷、瘫痪等。

43. 为什么说斑块是导致动脉硬化的主要因素

动脉硬化主要表现就是血管管壁增厚、变硬、变脆,管腔变狭窄。

很久以前,医生们就在尸检中发现,大部分冠心病、脑梗死患者的动脉血管内壁上分布着一片片白色、淡黄色的隆起物,仿佛一层干结的粥附着在上面一样,这种病变因此被叫作动脉粥样硬化,淡黄色的隆起物则被称作动脉硬化斑块。这种斑块可以逐渐生长增大,破坏血管壁的肌纤维和弹性纤维,降低血管弹性,使血管壁变得越来越硬、越来越脆,而且随着斑块的逐渐增大,血管腔也变得越来越狭窄,从而引发动脉硬化。可见,动脉硬化斑块就是导致动脉硬化的主要凶手。

20 世纪初期,"蛋白质毒性"学说风行一时,认为如果从食物中摄取的蛋白质含量过高,就会损害人体健康,加快衰老。1909 年,更有科学家通过实验证明,给家兔喂养大量富含蛋白质的肉、鸡蛋和牛奶后,其动脉内壁出现了类似动脉硬化斑块的病变,这让人们更对"蛋白质导致斑块形成"的说法深信不疑。但德国科学家温道斯发现,粥样斑块内沉积着大量的胆固醇,是正常血管壁胆固醇含量的 20~26 倍。温道斯预测,血液中胆固醇水平的异常升高可能是促使动脉硬化斑块形成的一个潜在原因。此后,俄国病理学者阿尼茨科夫效仿过去用蛋白质喂养家兔的实验方法,改用从蛋黄中提炼的纯胆固醇来喂养家兔,70 天后解剖发现,纯胆固醇喂养家兔的主动脉血管内壁布满了脂质条纹,这正是粥样斑块的早期形态,无论是外观还是显微镜形态,都和人动脉硬化的病理形态高度一致。这一实验有力地证明了温道斯"胆固醇导致斑块形成"的观点,人们对斑块的认识由此得到了矫正。

动脉硬化斑块形成是一个复杂的过程,与血压、生活方式、情绪、年龄等因素都有一定关系,但起到决定性作用的就是血液中的脂质含量,如三酰甘油、胆固醇等。血脂含量过高的时候,就会在血管壁上沉积,一开始只是动脉内膜上的一个小黄点,后来慢慢变成黄色条纹,人们把它叫作脂质条纹,随着脂质的不断沉积,脂质条纹进一步发展形成斑块,脂质沉积得越来越多,斑块的体积也变得越来越大。因此,人们形象地把粥样斑块称为"脂质核水饺",饺子皮是斑块表面覆盖的一层纤维帽,饺子馅就是以三酰甘油、胆固醇为主要成分的脂质核。

动脉硬化斑块最喜欢在血管分支的地方生长,因为那里血管内皮承受血流的冲击力比较大,容易受损而导致血脂沉积,非常适合斑块的形成和生长。从整个心血管循环系统来看,最容易出现斑块的血管就是冠状动脉和脑动脉,其次就是四肢、肾、肠道的动脉血管。冠状动脉是心脏血液供应的主要通道,脑动脉是脑部血液供应的主要通道,这两个地方一旦出现斑块,势必会影响血液正常流动,对心脑健康造成严重威胁。

动脉硬化斑块可以导致 3 种病变影响血液流动,第一种就是血管弹性下降、破裂,血液溢出血管。很多脑出血患者之所以脑血管破裂,就是因为动脉硬化斑块降低血管弹性,使血管变脆,承受不住血流的冲击而破裂。斑块造成的第二种病变最为常见,就是血管的管腔变窄,阻碍血液通行。要知道,正常的血管内皮就像马路一样光滑平整,可以把血液流动时受到的阻力降到最低,但其表面一旦形成突起的斑块,就会变得和丘陵地带一样凹凸不平,使血液流动的阻力变大。血流速度变缓,不能及时供给器官组织足够的血液,从而引发心肌缺血、脑缺血等慢性缺血性疾病。第三种病变就是斑块破裂形成血栓,完全堵塞血管。这是因为随着血脂的不断沉积,斑块的"饺子馅"逐渐变大,"饺子皮"纤维帽变得相对越来越薄,最终破裂。破裂后留下的脂质、纤维帽碎块及血液中的血小板等聚集在一起,形成血栓,完全堵塞住血管的管腔,彻底切断器官组织的血液供应,导致心肌梗死、脑梗死等急性心脑事件发生。

44. 动脉硬化的危险因素有哪些

(1)年龄:多见于 40 岁以上的中、老年人。

(2)性别:多见于男性。但女性绝经期以后雌激素减少,患病率逐渐向男性靠拢。

(3)高血压:高压血流长期冲击动脉壁引起动脉内膜机械性损伤,造成血脂易在动脉壁沉积,形成脂肪斑块并造成动脉硬化、狭窄。血压不控制,心肌梗死发病率提高 2～3 倍,脑卒中发病率则提高约 4 倍。

(4)高血脂:血液中总胆固醇、三酰甘油、低密度脂蛋白增多,高密度脂蛋白减少是起病的危险因素。血中脂肪量过高,较易沉积在血管内壁形成斑块,造成动脉硬化、狭窄。

（5）吸烟：香烟中的尼古丁、一氧化碳等会损伤动脉内壁，受伤的动脉内壁会卡住胆固醇，引起血小板堆积形成脂肪斑块。同时，吸烟也会引起冠状动脉收缩痉挛，减少血流量。吸烟与动脉硬化有很密切的关系。

（6）糖尿病：糖尿病患者的脂肪代谢会出现问题，血液中运送脂肪的蛋白质（脂蛋白）会产生变性，在运送过程中脂肪容易沉积在血管内壁形成脂肪斑块。糖尿病患者中动脉硬化的发病率较正常人高2倍。

（7）社会心理因素：精神紧张、焦虑不安、容易激动及神经反应强烈的人，患冠心病的危险增加。以易激动等为主要特征的A型性格的男性，动脉硬化的危险性比对照组高6倍，女性为5倍。

（8）缺少运动：运动可以增加高密度脂蛋白，减少低密度脂蛋白，帮助身体把多余胆固醇从胆管与肠道排出体外，避免过剩胆固醇沉积在血管内壁。此外，运动可以促进血液循环，增加血管弹性，降低血压，消耗过剩热能，使身体脂肪比重减少，肌肉比重增加而减轻体重。因此，缺乏运动的人很容易患动脉硬化。

（9）肥胖：肥胖或体重过重的人，心脏负荷加重，血脂不正常的概率也较高，因而增加动脉硬化的风险。肥胖易促发高血压、糖尿病、高脂血症及胰岛素抵抗综合征。

（10）压力过大：人会因为压力而增加肾上腺素的分泌，于是引起血压升高、心跳加快，伤害动脉血管内壁。

（11）家族史：指的是基因上的因素，使某些人早期就发生动脉硬化疾病的遗传，其原因仍未明，有的是严重高胆固醇血症，胆固醇叠积在血液中，进而促发动脉硬化发生；有的患者表现为早发性高血压或是容易发生血栓等。

45. 脑动脉硬化有哪些征兆

有高血压、高血脂家族史的中老年人如果出现以下征兆，一定要特别注意脑动脉硬化。

（1）头不舒服：经常觉得头发沉、发闷（头部有紧箍和压迫感）、头晕、头痛，时常伴有耳鸣，看东西不清楚。

（2）睡眠不好：入睡困难、易醒、多梦等。有些人需服用安眠药才能入睡，有些人表现为贪睡，总觉得睡眠不够。

（3）近期记忆减退：对人名、数字和最近发生的事情容易忘记，对童年或往事却记得很清楚。

（4）情感异常：常常因为生活中的小事而激动、发脾气、忧伤。原来节俭者变得吝啬、自私；过去稳重的人变得固执；本来情感比较脆弱者变得更加多疑伤感。

（5）短暂的肢体麻木：一侧肢体或肢体的一部分麻木、无力、感觉异常。

（6）步态变化：步态慌张，走路及转身缓慢、僵硬或不稳。

（7）老人环：现代医学研究表明，有"老人环"的老年人几乎都有不同程度的脑动脉硬化。

没有动脉硬化症状的老年人和部分成年人，以及出现头发沉、行动异常等症状者，都应及时去医院检查眼底，如发现眼底视网膜动脉硬化，应尽早进行治疗。

46. 血管硬化会引起"眼中风"吗

"眼中风"与"脑中风"一样,多发于中老年人群,高血压病、糖尿病、高脂血症、动脉硬化等疾病是重要的基础病变,病因是血管硬化、血管内皮损害形成血栓,或血管壁上的粥样硬化斑块脱落栓塞血管。过大的温差变化容易使血管收缩异常,导致眼底中央动脉供血不足或是血栓形成,就会导致"眼中风"。

"眼中风"的发病率虽然不高,但来势凶猛,致盲率高。"眼中风"的典型症状为突发性、无痛性的单侧视力急剧丧失。若视网膜中央动脉完全阻塞,90分钟即可造成视网膜永久性损伤。据统计,约90%的"眼中风"患者会失明,仅10%的患者因有不止一条血管供应视网膜而有可能使视力恢复到0.4或更好。

"眼中风"其实是全身血管硬化的一个信号,有糖尿病、高血压病、心内膜炎、心瓣膜病、心房颤动和甲状腺功能减退症等患者,应积极控制全身疾病,定期进行眼底检查,以防止视网膜动脉阻塞或栓塞。

47. 眼皮病变说明什么问题

不少中老年人,眼皮上有时会长出1~2个米粒大小圆形或椭圆形、扁平隆起、质软的淡黄色疣状物,这在医学上称为黄色瘤。这往往是由于血液中胆固醇长期蓄积,使过剩的胆固醇在眼皮上发生沉积的结果。因此,眼皮上出现黄色瘤是血中胆固醇过多的一种信号。血中胆固醇过多不但会沉积在皮肤上,更重要的是沉积到机体内的动脉血管内膜上,造成动脉硬化。

48. 眼前发黑为什么要警惕颈动脉硬化

颈动脉硬化的主要症状为一过性头晕、眼前发黑、一侧肢体短暂性无力,如果继续恶化甚至出现永久性偏瘫的严重后果。这是由于颈动脉狭窄性病变后,造成的脑血流减少,此时颈动脉粥样斑块脱落或斑块破裂形成的微血栓脱落可能造成脑梗死,继而引发缺血性脑卒中。

颈动脉硬化常是全身动脉硬化的一部分表现。多见于40岁以上男性及绝经期女性。它可能与年龄增长、高血压、高脂血、糖尿病、吸烟、肥胖等因素有关。由于颈动脉和脑血管的距离很近,因此一旦斑块破裂、形成血栓,脑卒中的表现可能更快。

已确诊为动脉硬化的患者,应当在医生的指导下有规律地服用扩张血管、调节血脂、抗血小板、溶解血栓和抗凝等各种药物,做到药物治疗方案个体化。

49. 血管病为什么会腹痛

动脉硬化、高血压、高血脂的老年人,如反复出现不明原因腹痛,应考虑到腹部血管病变的可能,须及时到医院检查治疗。对于腹痛急性发作者,确诊后有的甚至需要尽快手术治疗,以免加重病情,危及生命。

一般人认为腹痛大多数是"老胃病",吃点药,休息休息就好了,很难把腹痛和血管疾病联系起来,更不知道"肚子痛"也会致人死亡。

腹部血管病变如腹主动脉瘤、肠系膜血管栓塞、血栓形成等开始症状并不典型,常表现为腹痛、腹胀,甚至消化不良,容易被认为是胃病,等到腹主动脉瘤破裂或肠系膜血管发生急性闭塞、肠道缺血坏死时,患者往往迅即陷入休克昏迷,甚至死亡。

由于腹痛容易造成错误判断而耽误治疗时机,因此早期诊断就显得特别重要。特别是有动脉硬化、高血压、高血脂的老年人,如反复出现不明原因的腹痛,应考虑到腹部血管病变的可能,须及时到医院检查治疗。

即使患有腹部血管病变也不必惊慌,现在已有多种治疗方法,医生只要在患者腿部切开一个小口,通过导管疏通堵塞的血管或者输送覆膜支架到达腹主动脉瘤病变部位隔绝瘤体,就可将它控制住。

50. 动脉硬化可引发"不安腿综合征"吗

"不安腿综合征"是老年人的常见病,多数患者发生在休息时,有时会感觉双侧小腿(膝踝之间)出现难以忍受的非疼痛性不适,如酸胀、麻刺、瘙痒及虫爬样感觉,两条腿如何放也不舒服,因此在床上辗转反侧、坐卧不安,如果拍打、按摩小腿或起床活动后,症状可暂时缓解,以后还可发生。少数患者也可发生在走路时,步行一段路后,便出现小腿无力、酸胀、抬不起脚、疼痛等症状,发病严重时痛如刀割,不得不停止走路,蹲下或站立休息一会儿,才又可走路。

老年人为什么易发生"不安腿"呢? 在正常情况下,肌肉组织内的血液循环能保证肌肉活动时养料和氧的充分供应,同时带走各种代谢废物,使肌肉活动自如。但当供应肌肉血液的血管发生硬化,出现血管内腔狭窄,导致供血量减少和代谢废物堆积时,肌肉的正常活动就会受到影响,从而引发该病。老年人多有动脉硬化,故易发本病。

此病之所以多发生在休息时,是因为此时人体处于安静状态,心率变慢,血流迟缓,小腿又远离心脏,供血不好,从而影响肌肉的活动。部分患者发生在走路时(特别是快走),是因走路时小腿的肌肉能量需求增多,耗氧量增大,代谢废物也增多,此时狭窄血管内的血液已不能承担全部运输任务,于是便会出现跛行现象。

三、动脉硬化的西医治疗

51. 治疗动脉硬化的方法有哪些

(1)进行相关知识的健康教育,养成良好的生活方式,了解各项防治措施。

(2)合理的膳食,限制热能摄入,维持正常的体重,饮食宜限盐低脂、低热能、低胆固醇,尽量增加维生素和纤维素的摄入。

(3)避免或减少动物性脂肪和高胆固醇食物的摄入,如肥肉、动物内脏、蛋黄、奶油、鱿鱼、蟹黄、鱼子及其制品等,应以植物油为食用油。

(4)坚持适当的体力活动和体育锻炼,紧张有度的工作和生活,戒烟酒。

(5)治疗肥胖症、痛风、肝病及相关疾病。

(6)降血压:一些降压药物,如血管紧张素转化酶抑制药,不但具有降低心力衰竭、心肌梗死与高血压病的患病率和病死率的作用,而且能改善血管内皮功能,减少斑块破裂和血栓形成,能够防止颈动脉内膜中层增厚,有效预防和延缓动脉硬化的进展。

(7)降血糖:对于合并糖耐量低减或糖尿病的患者而

言,有效的降血糖治疗对于减少心血管"交通事故"必不可少。二甲双胍是唯一有证据表明可以降低大血管并发症的降血糖药物,它在控制血糖的同时可以控制体重。

(8)调血脂:调血脂治疗同样是预防心血管疾病的重要组成,目前常用的他汀类药物可明显降低低密度脂蛋白,有效改变血管斑块的构成,延缓动脉硬化斑块的发展。

(9)手术治疗:对狭窄或闭塞的血管,如冠状动脉、主动脉、肾动脉和四肢动脉,可施行再通、再建或旁路移植等外科手术,以恢复动脉血供。介入治疗方法,可用带球囊或旋转刀片的导管进行血管整形术,可将突入动脉管腔的粥样物质压向动脉壁或将之切下吸出而使血管再通;经血管腔引入高能激光束或超声束射向阻塞血管腔的粥样物质,使之汽化或震碎而再通。

52. 调控血脂药物治疗动脉硬化的机制是什么

脂质代谢紊乱或脂蛋白的组成异常是动脉硬化发病的重要因素之一。大量研究资料表明,血浆中过高水平的胆固醇、三酰甘油及低密度脂蛋白、极低密度脂蛋白能促进动脉硬化发生,过低的高密度脂蛋白也容易促进动脉硬化发生。由此可见,降低血浆胆固醇、三酰甘油、低密度脂蛋白及极低密度脂蛋白,有可能防治动脉硬化,升高血浆高密度脂蛋白也有可能防治动脉硬化。国外有报道,对 162 例年龄为 40～59 岁的冠状动脉旁路移植术后的患者,进行了二级预防试验观察,用药组为烟酸和降脂 2 号树脂合用,经两年观察证明,用药组血浆总胆固醇减少 26%,低密度脂蛋白胆固醇减少 43%,高密度脂蛋白胆固醇升高 37%,冠状动脉病变恶化者较安慰剂组的明显减少,而呈病变消退者,用药组和安慰剂组分别为 16.2% 和 2.4%。由此认为,治疗脂质代谢紊乱有可能使动脉硬化病变消退。

53. 如何用药物调脂治疗动脉硬化

降血脂药需要长时间服用,应掌握药物选择的适应证、药物剂量和不良反应,并注意治疗中血脂的检测。

(1)3-羟基-3-甲基戊二酰辅酶 A(HMG-CoA)还原酶抑制药:即他汀类药物,它的作用机制是抑制胆固醇合成的限速酶 HMG-CoA 还原酶的作用,使胆固醇合成受到抑制,血胆固醇水平降低,并可降低血清低密度脂蛋白胆固醇含量,升高高密度脂蛋白胆固醇,同时还具有降脂作用,抗炎作用,稳定斑块作用,抑制血管平滑肌细胞增生,保护血管作用。常用制剂有:普伐他汀(10～40 毫克)、辛伐他汀(20～80 毫克)、洛伐他汀(20～80 毫克)、氟伐他汀(20～80 毫克)和阿托伐他汀(10～80 毫克)。每晚 1 次,口服。各个药的剂量不完全一致。

(2)贝丁酸类:降低三酰甘油的作用强于降低胆固醇,并可使高密度脂蛋白胆固醇升高,还可降低血小板黏性。常用制剂包括吉非罗齐:0.3 克,每日 3 次或者 0.6 克,每日 2 次,口服。非诺贝特:0.1 克,每日 3 次或者 0.3 克,每日 2 次,口服。苯扎贝特:200 毫克,每日 3 次。氯贝丁酯:100 毫克,每日 2 次。

（3）烟酸类：烟酸每次 100 毫克，每日 3 次。并逐渐增至每日 1～3 克，口服。

（4）胆酸螯合剂：它可以吸附肠内胆酸，阻断胆酸的肠肝循环，加速肝中胆固醇分解为胆酸，并排出体外而使血总胆固醇下降。考来烯胺（消胆胺）4～24 克，每晚 1 次。或者使用考来替泊（降胆宁），每次 5～20 克，每日 2 次，口服。

（5）普罗布考：可降低血胆固醇和低密度脂蛋白胆固醇，但同时降低高密度脂蛋白胆固醇。每次 500 毫克，每日 2 次，口服。

（6）天然植物提取的降脂药：这类药物有血脂康胶囊、益脂宁胶囊、脂必妥胶囊等，具有活血化瘀、健脾消食、促进睡眠、促进新陈代谢的功效。能降低胆固醇和三酰甘油，还可以升高高密度脂蛋白，具有综合调节血脂的功效，且不良反应较小。同时，这类药物还可有效缓解由高脂血症引起的胸闷、气短、头晕、头痛、四肢无力和肢体麻木等。

（7）其他：一些中药制剂的降脂药，也有降低血脂的作用，可酌情使用。

54. 如何使用抗血小板药物治疗动脉硬化

抑制血小板聚集和黏附的药物，可防止血栓形成，有助于防治血管阻塞性病变发展。

（1）阿司匹林，50～300 毫克，每日 1 次。可抑制前列腺素合成酶，使血小板不能产生血栓烷 A2，但宜小剂量应用。抗血小板药物应首选阿司匹林和双嘧达莫，两药合用，对抑制血小板聚集起协同作用,疗效更好。双嘧达莫每次 50 毫克,口服,每日 3 次。

(2)氯吡格雷,75 毫克,每日 1 次。氯吡格雷是新的抗血小板聚集药物,用于心脏支架术后,有急性冠状动脉综合征(包括急性心肌梗死和不稳定心型绞痛)的患者,防止血栓形成。其中心脏支架术后的患者通常要使用 9～12 个月,甚至更长时间。其优点是胃肠道刺激小,不容易出现胃肠道不良反应,但缺点是价格偏贵,缺乏长年使用的经验。多用于不能耐受阿司匹林,以及对阿司匹林耐药的患者。而对于易形成血栓的高危患者,可以合用阿司匹林和氯吡格雷两种药物,但不提倡长期使用。

(3)噻氯匹定:有抑制血小板聚集作用,较阿司匹林为强。每次 250 毫克,口服,每日 2 次,连服 21 天,适用于动脉硬化造成的动脉循环障碍。宜短期服用,有出血倾向者不用。

(4)血小板糖蛋白 Ⅱb/Ⅲa 受体拮抗药:塞米非班(xemiloftban),每次 5～10 毫克,每日 2 次。

55. 如何使用溶血栓药物治疗动脉硬化

对动脉内形成血栓导致管腔狭窄或阻塞者,可使用溶血栓药物,如尿激酶、爱通立、链激酶、重组织型纤维溶酶原液激活药(It-PA)等。

早期的第一代溶血栓药物为链激酶、尿激酶、蚓激酶、尿激酶原、葡激酶、甲氧苯甲酰纤溶酶原链激酶激活药、蛇毒抗栓酶。

第二代溶血栓药物阿替普酶(It-PA)是一种重组组织型纤溶酶原激活药,这是世界上第一个基因重组溶栓药,由于该药需要在真核细胞中表达,工艺要求较高,而且临床使用剂量大,所以在生产上存在一些问题。

目前溶血栓药物已经发展到第三代,瑞替普酶是其中的代表药物之一。瑞替普酶是一种蛋白质修饰药物,为重组组织型纤维蛋白溶解酶原激活剂缺失变异体,具有半衰期长、溶栓作用强、不良反应小等优点。正在研究开发的第三代溶栓药均为阿替普酶的变异体,其共同特点是能快速溶栓、开通堵塞的冠状动脉、恢复血液循环,治愈率达到73%～83%。而且还有不需因体重而调整剂量、半衰期长等优点。

56. 脑动脉硬化如何治疗

(1)注意加强体力和体育锻炼:坚持力所能及的家务劳动和体育锻炼。对有智力障碍、精神障碍和肢体活动不便者,要加强护理,以防止意外事故的发生。

(2)注意控制饮食:主要是应限制高胆固醇、高脂肪饮食的摄入量,以减少脂类物质在血管内沉积。如限制肥肉、猪油、蛋黄、鱼子及动物内脏等食物摄入,同时还要注意避免高糖饮食,因高糖饮食同样会引起脂肪代谢紊乱。应多吃豆制品、蔬菜、水果及含纤维素较多的食物。食用油以植物油为主。饮食宜清淡,不可吃得太饱,最好戒烟忌酒。

(3)药物治疗:目的是降低血液的脂质浓度,扩张血管,改善血液循环,活化脑细胞等。①改善血循环药物。烟酸肌醇酯,可扩张血管,降低三酰甘油及低密度脂蛋白,长期服用还可降低胆固醇。每次口服 0.2～0.4 克,每日 3 次,连服 3 周至 3 个月。盐酸氟桂利嗪,为钙离子阻滞药,防止各种原因刺激下的钙离子过量跨膜进入细胞而造成细胞损害,具有扩张血管作用。对中枢缺血性眩晕疗效较好,65 岁以上每晚 1 粒(5 毫克),65 岁以下每晚 2 粒。如果有明显脑器质性损害者,可用低分子右旋糖酐静脉滴注,每日 1 次,连续 2 周为 1 个疗程。都可喜,能有效地改善因脑动脉硬化所致的大脑神经细胞的缺氧状态。用于治疗记忆力减退、头痛、耳鸣、听力及视力下降等各种症状。每次 1 片,每日 2 次。此外,能够改善脑血管循环的药物还有地巴唑、桂利嗪、吡拉西坦等。②活化神经细胞的药物。这类药可供给能量,促进神经组织代谢。如三磷腺苷、辅酶 A、细胞色素 C、胞二磷胆碱、脑活素等药物。③对症治疗药物。当有精神症状者,可用地西泮、氯普噻吨、奋乃静等;情绪激动者可用丙米嗪 25 毫克,每日 3 次;或口服硫利达嗪缓释片 30～60 毫克,每日 1 次;帕金森病状态,可用苯海索、左旋多巴类药物;合并高血压者,应注意血压不宜降得过快、过低,以免引起脑供血更加不足。

57. 如何防治动脉硬化性脑梗死

动脉硬化性脑梗死的根本病因是动脉硬化,所以预防动脉硬化成为预防本病的重要环节。平时应多吃蔬菜;忌食含胆固醇丰富的食品(如动物内脏、动物脂肪、蛋黄等);积极治疗糖尿病、高血压病和适当选用降压药物,但要防止血压突然下降或低血压过久。对已有小中风发作的患者更应积极治疗。

对于已发生脑血栓形成的患者,一是采用低分子右旋糖酐和丹参注射液,以降低血黏度,改善血循环。二是采用抗凝、溶栓药物。如阿司匹林、双嘧达莫等,有防止血栓形成作用,尿激酶可溶解新近形成的血栓。三是减轻脑水肿,根据病情,可选用20%甘露醇,10%甘油或地塞米松等。四是注意保持血压稳定,避免血压过高或过低。适当给予神经营养药物,如 ATP、辅酶 A、B 族维生素、乙酰谷氨酰胺等。加强护理,防治并发症(如肺炎、压疮等)。病情稳定后,可加用针灸治疗。

对于脑血栓后遗症长期卧床的患者,家庭护理应注意以下几个方面:①注意保暖,冷热要适宜,因为脑中风患者的抵抗力一般都很弱,极易感染病邪引起并发症。②宜侧卧位,以利痰液、唾液流出,保持呼吸道通畅。③勤翻身,促进血液流通,防止压疮发生。④多活动,恢复期患者要加强患侧肢体的按摩和功能锻炼。脑血栓患者的抢救治疗是否成功,家庭护理是极为重要的一环,决不可掉以轻心。

58. 眼底动脉硬化治疗时应注意哪些事项

眼底动脉硬化的发生分两种不同的情况,一种是单纯的老年性生理性动脉硬化,既无高血压病、糖尿病等全身疾患,也无眼部其他异常情况,仅在眼底检查时发现视网膜动脉普遍稍变细。这是因为随着年龄的增长,动脉管壁的弹力层和肌层会逐渐失去弹性,导致全身动脉系统发生退行性硬化。一般地说,50岁以上的中老年人都存在不同程度的老年性动脉硬化,属于这种情况者不必紧张担忧,也无须任何治疗。只要平时少食高热能、高脂肪食物,坚持适度的锻炼,每年定期检查眼底及全身情况,一般不会对视力产生损害。单纯的老年性生理性动脉硬化患者,应保持良好的心态,愉快的心情,不要过分紧张,一般不用服用任何药物,也不用辅以其他治疗手段。

另一种情况则是在全身性疾病的基础上出现眼底动脉硬化。由于眼底血管异常还反映了全身血管系统的异常变化,例如动脉硬化、高血压病、糖尿病等患者,除有相应的全身症状外,往往合并眼底视网膜动脉变细、变直,呈铜丝或银丝样改变,与静脉交叉处可见硬化的动脉压迫静脉,称交叉压迫;重者则发生视网膜血管的痉挛、狭窄,甚至阻塞、出血,并可出现视网膜的渗出、水肿等改变。眼底病变程度的轻重及发展的急缓,与全身病变的程度和进展有关。这些全身性疾病引起的眼底病变发展到一定程度,就会对视功能造成损害,需要及时采取积极的治疗措施。如果合并有高血脂、糖尿病和高血压等病的患者,可加快老年性眼底动脉硬化的进程。所以,患有高血脂、糖尿病和高血压病的患者要积极治疗,采取相应的预防措施,以免引起严重的眼部病变,而导致失明。服药方面要根据内科医生的决定是否需要。应定期检查眼底,因为视网膜血管是医生唯一可以直接观察到的机体内的血管,并能分辨动脉的血管,它的改变有时能反映出全身血管的状况,因此对眼底视网膜血管变化的检查,是医生确定和排除某些全身性疾病的重要手段。

59. 发生颈动脉斑块如何处理

如果体检报告显示颈动脉内膜增厚或颈动脉斑块形成,则提示全身动脉硬化形成。颈动脉斑块的出现明显增加心肌梗死、脑卒中及周围血管疾病(如下肢动脉硬化症)的危险性。研究表明,颈动脉内膜中层厚度每增加 0.1 毫米,心肌梗死发生的危险性增加 10%~15%,脑卒中危险性增加 13%~18%。尤其是超声显示低回声的软斑块即不稳定斑块,更容易脱落导致脑卒中。导致动脉硬化的危险因素均可导致颈动脉斑块形成,如年龄、性别、家族中有心脑血管疾病患者、高总胆固醇、高低密度脂蛋白、高三酰甘油血症、肥胖、高血压病、糖尿病、吸烟等。如果存在以上多项危险因素,出现颈动脉斑块的概率会明显增加。

(1)积极控制危险因素:如高血压病患者应将血压控制在 140/90 毫米汞柱以下,建议使用长效降压药物,最好是每天口服 1 次的降压药物,尤其不主张使用短效的硝苯地平长期降压;糖尿病患者应控制血糖在正常范围;根据个体的情况使用降脂药物,将血脂降到理想水平等。

(2)改变不健康生活方式:饮食上每天保证 400 克的蔬菜和水果,多吃谷物和豆类食品,尽可能减少含脂肪多的食品如鸡蛋、肥肉等的摄入,每天食盐量应小于 5 克,尤其对高血压患者目前主张每天食盐量应小于 2.3 克;戒烟、控制饮酒,男性平均每天饮酒量不应超过 20~30 克酒精含量,女性不应超过 10~15 克酒精含量;通过减少饮食的热能和增加体育运动减轻或控制体重。坚持每天至少 3 分钟的体育锻炼，如散步、慢跑、太极拳、上楼梯、骑自行车等。此外，保持良好的心态也十分重要，要保持积极乐观、豁达和轻松的心情，正确对待自己和他人，知足常乐。

（3）内科治疗：①控制一般动脉硬化的危险因素，包括戒烟、治疗高血压病、调节血脂等方法。②抗血小板聚集药物，可以使用阿司匹林，效果不佳时可使用噻氯匹定，但后者有明显的不良反应。③抗凝药，有证据证实，使用华法林可以降低颈动脉硬化患者脑卒中的发生率。

（4）颈动脉内膜剥脱术：一般来说，有颈动脉硬化致血管狭窄的患者都是手术的适应证，但对哪一类患者的效果更好，目前尚无结论。尽管对其疗效还有一些争议，但可以肯定，如果病例选择合理，这一方法肯定可以降低缺血性脑血管病的患病率。

（5）定期体检：定时查体可观察斑块的大小和性质，并及时咨询神经内科医师，调整药物，以控制病情发展。

60. 肾动脉硬化患者如何选用降压药

肾动脉硬化继发于高血压病，临床可分良性与恶性肾小动脉性肾硬化，前者病程较长，一般病程 20 年，但在患病过程中仍有 1％～8％的人转为恶性期，若不及时治疗，常于 1～2 年病死，后者病变发展迅速，肾功能急剧恶化，短期内进入肾衰竭尿毒症，常伴有心、脑等多器官功能衰退，若未能及时治疗，3 个月内病死率达 50％以上，1 年内为 90％。只要及早耐心治疗，关键是使血压长期持续地控制在正常范围内,大多数患者良性肾小动脉性硬化的预后是乐观的。

良性肾动脉硬化后,由于部分肾单位被毁损,残余肾单位为代偿排泄代谢废物,肾小球会出现高压、高灌注和高过滤的"三高现象"。"三高现象"的持续存在会加速肾功能的恶化。因此,早期积极有效的抗高血压治疗,可减缓或减轻高血压引起的肾损害,有助于降低蛋白尿,保护。肾功能,减少肾功能不全的发生。通常首选血管紧张素转化酶抑制药和钙拮抗药。由于血管紧张素转化酶抑制药不但能抑制血管紧张素Ⅱ的生成,降低血压,而且通过减轻血管紧张素Ⅱ对入球小动脉和出球小动脉的收缩作用,降低肾小球毛细血管内压,而不会引起肾小球的高灌注、高滤过状态,有助于纠正高血压时肾小球内血流动力学的改变,从而减轻高血压对肾小球的损害,保护肾功能。对于较重的高血压病,可合用其他降压药。对已有肾功能减退的患者,在降压治疗的同时,还应注意控制水、盐、蛋白质的摄入。此外,高血压患者常并发糖尿病、血脂异常及高尿酸血症等病,在选用降压药时还应注意药物对这些代谢的影响,如长期服用利尿药及β受体阻滞药,能升高血糖及血脂,而血管紧张素转化酶抑制药及α受体阻滞药却有助于降低血糖及血脂,利尿药增高血尿酸,而血管紧张素Ⅱ受体拮抗药中氯沙坦却降低血尿酸等。

对于恶性高血压病,须紧急降压治疗。先用静脉注射降压药物,使血压降至安全水平,然后换以口服降压药物维持,使血压缓慢降至接近正常水平。常用的静脉注射降压药以硝普钠和酚妥拉明为佳,剂量从小量开始,根据血压反应,逐渐增加剂量,使血压降至预期水平。

61. 常用治疗动脉硬化的药物有哪些

常用的治疗动脉硬化的药物有 4 大类。

（1）扩张血管药物：这类药物可解除血管运动障碍，扩张狭窄的动脉血管。常用的药物有双嘧达莫及硝酸甘油等。

（2）调整血脂药物：血脂异常的患者，经饮食调节和加强体力活动后，仍未正常者，可按血脂的具体情况选用下列调整血脂药物：①主要降低血三酰甘油，也降低血胆固醇的药物主要有氯贝丁酯类和烟酸类。具体用法为：氯贝丁酯口服，每次 0.5 克，3～4 次/日，以后酌情减量维持。烟酸口服，3 次/日，每次剂量由 0.1 克逐渐增大到最大 1.0 克。长期应用要注意检查肝功能。②主要降低血胆固醇，也降低血三酰甘油的药物主要有普伐他汀，10～20 毫克，1 次/日。③仅降低血三酰甘油或总胆固醇的药物主要有考来烯胺每次可 4～5 克，3 次/日；普罗布 500 毫克，2 次/日。不良反应有胃肠道反应、头痛及眩晕等。

（3）抗血小板药物：抗血小板聚集和黏附的药物，可防止血栓形成，有助于防止血管阻塞性病变病情发展。常用的有：①阿司匹林 0.05～0.3 克，1 次/日。②双嘧达莫每次 50 毫克，3 次/日。这些药物通过影响血栓素 A 的生成而发挥作用。

（4）溶血栓药物：对动脉内形成血栓导致管腔狭窄或阻塞者，可用溶解血栓制剂，如链激酶、尿激酶等。

62. 什么是动脉硬化的基因治疗

动脉硬化已被确认为是一种多因素疾病,除饮食、运动和生活方式等因素外,多种脂蛋白及其受体、多种脂代谢酶、生长因子和细胞因子等,均与动脉硬化的发生及发展密切相关。目前编码这些物质的基因大多已被克隆,其结构和功能也已基本阐明。因而在基因水平对动脉硬化进行防治不仅已成为可能,而且具有诱人的前景。美国已有人完成了首例家族性高胆固醇血症的基因治疗,成为动脉硬化基因治疗的"样板"。

63. 维生素 E 能治疗动脉硬化吗

维生素 E 是一种脂溶性维生素,也是一种高效抗氧化剂。它能阻止氧化的低密度脂蛋白的形成,具有抗动脉硬化形成的作用。维生素 E 抗动脉硬化的机制主要是它具有抗氧化作用,能防止低密度脂蛋白的氧化,对脂质过氧化产物丙二醛修饰成丙二醛低密度脂蛋白可能也有抑制作用,从而阻止动脉硬化病变的形成和发展。不仅如此,维生素 E 的抗氧化作用,还可以抑制不饱和脂肪酸的过氧化,抑制磷脂酶 A2 及脂氧酶的活性,减少自由基的形成,对多种生物膜有保护效应。另外,维生素 E 还具有抗血小板活性,使血小板聚集减弱,血栓素 A1 的形成减少,这些作用都有益于防止动脉硬化。

因此,维生素 E 可用于治疗动脉硬化,但作用缓和,可与其他抗动脉硬化药物配伍使用。剂量:维生素 E 每次 0.1 克,每日 3 次,口服。

64. 曲克芦丁能防治动脉硬化吗

动脉硬化是一个极其复杂的病理过程。最新的研究表明,氧化修饰的低密度脂蛋白损伤血管内皮细胞是导致动脉硬化的始动机制。从抗脂质氧化的途径治疗动脉硬化成为一个研究热点。曲克芦丁具有抗氧化作用,可抑制动脉硬化的形成。

另外,研究还发现,高同型半胱氨酸血症也是导致动脉硬化的一个危险因素。曲克芦丁参与同型半胱氨酸的代谢,减少血液中的同型半胱氨酸的浓度。在同型半胱氨酸硫内酯转变为同型半胱氨酸的代谢中,同型半胱氨酸硫基氧化伴抗坏血酸盐脱氢,而曲克芦丁可以抑制抗坏血酸盐转变为脱氢抗坏血酸盐,从而降低血浆中同型半胱氨酸的浓度。

中国北京协和医院研究人员通过喂饲高胆固醇饮食兔探讨曲克芦丁防治动脉硬化的作用。实验将 18 只日本大耳白兔分成 3 组:第一组正常饮食对照组 6 只兔;第二组高胆固醇饮食组 6 只兔;第三组高胆固醇饮食加服曲克芦丁组 6 只兔。喂养 12 周后处死。此实验观察到服曲克芦丁后使白兔主动脉的动脉硬化脂质斑块减少,斑块内泡沫细胞减少,平滑肌细胞增加减轻。本研究结果证实,曲克芦丁确实减轻了高胆固醇饮食造成的兔主动脉硬化病变的严重程度,可有效地防治动脉硬化斑块的形成,且曲克芦丁价格低廉,易于被患者接受。临床上常用 5％葡萄糖液加曲克芦丁 0.5 克静脉滴注,每日 1 次,对治疗脑动脉硬化有较好疗效。

65. 为什么说血管紧张素转化酶抑制药有抗动脉硬化作用

血管紧张素转化酶抑制药(ACEI)有抗动脉硬化作用。

例如,喹那普利有降脂作用。动物实验证明,每日用喹那普利 50 毫克/千克体重口服给药或腹腔注射后,能使高胆固醇喂饲的动物血浆总胆固醇降低 34％,三酰甘油降低 41％,对普通饲料喂饲动物,喹那普利使总胆固醇降低 25％,三酰甘油降低 34％。

卡托普利有抗氧自由基损伤作用,还具有抗动脉硬化作用。卡托普利具有自由基捕捉功能,可阻止体外铜离子诱发的低密度脂蛋白的氧化修饰过程。卡托普利抑制脂质过氧化的作用可能是抗动脉硬化的主要机制之一。动物实验证明,早期使用卡托普利能抑制动脉硬化的形成和发展,长期使用有使病变减轻趋势。

66. 为什么说钙拮抗药能治疗动脉硬化

钙拮抗药是 20 世纪 60 年代发展起来的一类新药,已广泛应用于治疗高血压、冠心病、心律失常和脑缺血等,具有很高的疗效。近年来,人们开始注意到钙拮抗药对动脉硬化的防治作用。动物实验表明,许多钙拮抗药能抑制动脉硬化病变的发展和减少病变中胆固醇的含量。几乎所有的钙拮抗药都有不同程度的抗动脉硬化效应,尤其是硝苯地平的抗动脉硬化作用更为突出。在恒河猴及中国小型猪的实验病理模型中,也呈现了明显的抗动脉硬化效应。

从初步临床应用的资料来看,一部分报道证明,钙拮抗药对动脉硬化性疾病有防治效应。Loaldi 等给经血管造影确定的冠心病患者随机分别用硝苯地平、普萘洛尔和硝酸异山梨醇治疗,两年后复查造影证明,冠心病的进展分别为31%、53%、47%,新病变的发生率分别为 10%、34%、29%,表明硝苯地平能减轻动脉硬化的发生和发展。Gottlieb 等研究硝苯地平对冠脉旁路手术后的再梗死发生率,结果用药组为 33%,对照组为 48%,表明硝苯地平能抑制手术后动脉硬化的再形成。国际硝苯地平抗动脉硬化治疗试验的结果也表明,经冠脉造影证实,硝苯地平可使冠心病患者的冠脉粥样硬化病变有所消退。尽管还有部分不同意见的资料,但面对大量客观有效资料的事实,1990 年美国心脏病学杂志举办的钙拮抗药抗动脉硬化研讨会上,专家们仍充分肯定了钙拮抗药的防治动脉硬化的作用。

67. 钙拮抗药抗动脉硬化作用的机制有哪些

钙拮抗药抗动脉硬化作用的机制尚不十分清楚。有几种可能,包括调节脂蛋白受体的合成及脂蛋白摄取或降解等。新近的研究提示,钙离子介入一些导致动脉硬化发生或发展的代谢过程。随着年龄增长,可发生动脉钙持续增加并易产生粥样硬化,过度的钙积聚引起中层平滑肌细胞减少并随之失去弹性,可导致结构破坏。进行性钙超负荷,实际上可预示粥样硬化的发展。综合各方面的研究资料,钙拮抗药抗动脉硬化的作用机制可能有以下几个方面。

(1)首先是抑制各有关细胞的钙离子通道,减少钙离子内流,避免细胞内钙离子超负荷所引起的功能紊乱和动脉壁损伤。

(2)抑制血小板,减少其黏附、聚集和释放功能,特别是防止血栓素 A2、血小板源性生长因子等物质的释放。

(3)调节血管内皮、平滑肌及巨噬细胞对脂蛋白的摄取和代谢。钙拮抗药能增加细胞内的环腺苷酸,提高溶酶体酶和水解酶的活性,促进动脉壁中的脂蛋白代谢,降低细胞内的胆固醇和胆固醇酯。

(4)抑制平滑肌细胞增生。血管平滑肌细胞由血管壁中层迁移增殖至血管内膜,是动脉硬化形成的重要过程。此过程与细胞内钙离子含量密切相关,钙拮抗药抑制钙通道,使细胞内钙离子浓度降低,从而抑制此过程的发展。

(5)增加动脉内皮及平滑肌细胞的低密度脂蛋白受体,有效地促进受体介导的低密度脂蛋白代谢,在不降低血脂水平的情况下,阻止动脉硬化的形成和发展。

68. 氨氯地平抗动脉硬化的作用有哪些

现代医学证明,氨氯地平抗动脉硬化的作用机制有以下几条:①抗炎作用;②改善血管内皮功能;③抑制血管平滑肌细胞增殖与迁移;④抗氧化-氧化应激和抑制氧自由基的形成;⑤保存斑块的稳定性;⑥对脂蛋白的作用。氨氯地平能够抑制血液和组织的脂质过氧化损伤,降低血浆低密度脂蛋白胆固醇水平,这些因素可能与氨氯地平的抗动脉硬化作用相关。

69. 为什么说雌激素有抗动脉硬化作用

已有研究证明,内皮损伤与血小板激活是动脉硬化斑块形成的重要机制。另有研究发现,女性雌激素雌二醇既减少了血小板的激活,也减少了血管内皮细胞的损伤。还有学者通过雌二醇对兔血管平滑肌细胞诱导型一氧化氮合成酶的影响的研究,认为雌激素抗动脉硬化可能部分是通过一氧化氮(NO)增加而介导的。进一步研究表明,雌激素在 P 选择素,以及动脉硬化间的关系及其相互作用机制,对于防治动脉硬化具有重要意义。

70. 为什么说西洛他唑有抗动脉硬化作用

动脉硬化(AS)是一多因素参与的慢性进展性疾病。现有研究表明,核因子 KB、单核细胞趋化蛋白-1 和基质金属蛋白酶-9 的表达增强与 AS 的发生发展密切相关。西洛他唑是一种选择性磷酸二酯酶 3 抑制药,可以抑制血小板及平滑肌内磷酸二酯酶的水解。增加细胞内 cAMP 水平,具有抗血小板聚集及血管扩张作用。

近年来研究发现,西洛他唑有抗炎作用及抗平滑肌细胞增殖作用,支架置入术后应用西洛他唑可以减少血管内膜增生和重构,有抗晚期再狭窄作用。有学者研究证明,西洛他唑有抗动脉硬化作用,其作用机制可能与下调核因子KB、单核细胞趋化蛋白-1 及基质金属蛋白酶-9 的表达有关。

71. 为什么说肝素有抗动脉硬化作用

肝素具有保护血管内皮、调血脂、抗炎及影响免疫功能等多方面的药理作用。

肝素的抗血栓形成作用不仅与抗凝血作用有关,还与血管内皮有密切的联系。肝素与血管内皮有很强的亲和力,大量分布于血管内皮,保护血管内皮。它能使内皮的负电荷增强,缓解许多血管活性物质对内皮的损伤,并使其通透性降低,减轻脂质沉着。它能对抗血小板源性生长因子的促平滑肌细胞增殖,并促进内皮细胞的生长,维持内皮细胞的完整性;它还能将内皮细胞表面的硫酸乙酰肝素置换,既能增强血管内皮的抗凝作用,又能释放脂蛋白脂酶发挥清脂作用,减轻脂蛋白对内皮的损伤。这些作用的结果,直接或间接地保护了血管内皮,使其局部的血栓不容易形成,也就起到了抗动脉硬化病变的作用。

临床上常用低分子量肝素及口服抗凝血药华法林等来治疗冠心病及心肌梗死。

72. 为什么说溶栓药能治疗动脉硬化

溶栓药是将已经形成的血栓溶解消散的药物。它们能以不同的方式和作用于不同的环节,激活体内已经存在的纤溶酶原,使其转化为有活性的纤溶酶而发挥溶解纤维蛋白及纤维蛋白原的作用。临床试验证明,这类药物对冠心病心肌梗死及肺栓塞确有疗效,能降低病死率。常用的药物有:①链激酶;②尿激酶;③组织型纤溶酶原激活药;④蛇毒溶栓药,如去纤酶。

73. 为什么说抗血小板聚集药物能防治动脉硬化

血小板在动脉硬化的发生和发展中起重要作用。当血管内皮损伤后,屏障作用被破坏,血小板易于在该部位黏附和聚集,并释放出各种活性因子,如二磷酸腺苷、5-羟色胺、血小板第Ⅳ因子、血栓素 A2 和血小板源性生长因子等,进一步损害血管内皮,同时刺激血管壁平滑肌细胞向内膜迁移和增殖,并合成及分泌胶原及弹性纤维等各种大分子物质,使内膜增厚、血栓形成及脂质浸润等,最终使斑块逐渐加重。大量的临床及实验资料证明,血小板活性的提高与动脉硬化病变的形成有密切的关系,应用抗血小板聚集药物确有防治动脉硬化和心脑血管病的作用。

(1)乙酰水杨酸:乙酰水杨酸(即阿司匹林)抗血小板聚集的机制是使环氧酶不可逆地乙酰化,血栓素 A2 不能形成,消除血小板的第二相聚集。由于血小板的环氧酶无再生能力,靠血小板的更新恢复功能,所以其效应可维持 7～10 日。为了维持药效,仍需持续用药。

应用乙酰水杨酸防止动脉硬化性心血管病和脑血管

病,推荐使用小剂量。目前临床上大都采用每日 75~150 毫克,对心肌梗死和脑梗死的第一期或第二期,以及经皮冠状动脉腔内成形术后再梗死的预防和保持冠状动脉成形术后的通畅,都有明显的效果。

(2)噻氯匹定:噻氯匹定是 1974 年合成的纤维蛋白原受体抑制药。经实验证明,有强而持久的广谱抗血小板聚集作用,重复用药 3~5 日达最大效应,停药 10 日后仍有作用。此外,还能抑制血小板在动脉硬化斑块的沉积,降低纤维蛋白原水平和血液黏度,改善血小板的黏附及红细胞的可塑性。口服本药后有 80%~90% 被吸收,1~3 小时达到最高血药浓度,半衰期约 30 小时。

临床用于暂时性脑缺血、脑卒中及缺血性心脏病。大量临床观察证明,它能使脑卒中、心肌梗死或血管病发病率降低 30.2%,减少死亡明显,优于乙酰水杨酸。

(3)西洛他唑:为 1988 年日本开发上市的抗血小板药,能抑制Ⅲ型磷酸二酯酶,使环腺苷酸的浓度升高,发挥抗血小板及扩张血管的作用。临床可用于治疗闭塞性动脉硬化、冠心病心绞痛及防止经皮冠状动脉腔内成形术后再狭窄。可用其片剂口服,每次 100 毫克,每日 2 次。

74. 为什么说保护血管内皮细胞药有抗动脉硬化作用

血管内皮细胞在动脉硬化发病过程中起着非常重要的作用,许多因素造成动脉内皮细胞形态或功能的损伤,都有可能导致动脉硬化病变。所以,罗氏(Ross)于 1974 年就提出了"损伤反应学说",并于 1986 年进一步补充完善。近年来对动脉内皮细胞的形态及功能进行了深入研究,更加证明了内皮细胞在动脉硬化形成过程中的重要性。如何保护动脉内皮细胞免受损伤,也成为防治动脉硬化的重要途径。因此,寻找保护血管内皮细胞的抗动脉硬化药物有着广阔的前景。

临床上常用的保护血管内皮细胞抗动脉硬化药物如下。

(1)藻酸双酯钠:又叫多糖硫酸酯,是从海藻中提取的多糖经化学修饰而成,具有类似肝素的特性。动物实验证明,口服给药对动脉内皮细胞有保护作用,能阻滞动脉硬化病变的形成和发展,同时可降低血清总胆固醇、三酰甘油、低密度脂蛋白胆固醇和极低密度脂蛋白胆固醇;高密度脂蛋白胆固醇升高,动脉壁的胆固醇和胆固醇酯也减少;抗凝血作用较弱,但能改善血流动力学及微循环。临床用于缺血性脑病有较好的疗效;但有出血病史、严重肝肾功能不全和脑出血等患者忌用。

(2)糖酐酯:又名右旋糖酐硫酸酯钠,具有肝素样的药理作用,能调节血脂,改善血管壁的通透性,增加动脉壁前列环素的生成及防治动脉硬化病变的形成,临床用于Ⅱa和Ⅱb型高脂蛋白血症及其他动脉硬化性病症。

(3)硫酸软骨素 A:又名康得灵,是由动物结缔组织提取的一种酸性黏多糖,也具有类似肝素的作用,但是抗凝血作用较弱,可口服,主要用于防治动脉硬化和冠心病。

75. 为什么说维生素C能治疗动脉硬化

维生素C是一种己糖衍生物，是水溶性维生素之一，富含于水果及蔬菜中，具有抗动脉硬化、调节血脂、抗氧化和保护动脉内皮细胞作用。维生素C不仅能抑制低密度脂蛋白的氧化修饰，而且还对低密度脂蛋白内的维生素E和胡萝卜素有保护作用。维生素C还有降低血浆总胆固醇和升高高密度脂蛋白的作用。

维生素C应用于防治冠心病及脑血管病等动脉硬化性心、脑血管病等疗效肯定。国外报道，冠心病的病死率与血浆维生素C的浓度呈负相关。血浆高密度脂蛋白胆固醇水平与维生素C的血浓度呈正相关。一般用量下维生素C无明显不良反应，但是若每日服1～4克，可致腹泻、胃酸增多和皮疹等。

76. 为什么说普罗布考能治疗动脉硬化

近年来，氧化修饰低密度脂蛋白致动脉硬化学说已获得大量证实。因此，抗氧化药已成为防治动脉硬化的新药。近年来发现，普罗布考能阻止动脉硬化病变的发展，应用于抗动脉硬化，开创了抗氧化性抗动脉硬化药的先例。动物实验表明，在普罗布考使血浆总胆固醇稍有降低的情况下，其胸主动脉及腹主动脉硬化损害即明显减轻。研究认为，普罗布考抗动脉硬化的作用机制是能抑制低密度脂蛋白的氧化,使氧化的低密度脂蛋白生成减少,从而减少单核细胞进入动脉壁,已进入动脉壁的巨噬细胞可回到血液,抑制氧化低密度脂蛋白被巨噬细胞吞噬而形成泡沫细胞,也抑制氧化低密度脂蛋白损伤动脉内皮细胞。

临床治疗观察证明,普罗布考不仅有调控血脂效应,而且能阻止动脉硬化病变的发展,并使已形成的黄色瘤及动脉硬化病变有所消退。普罗布考的不良反应较少而且轻微,约10%的患者用后有肠胀气、恶心、腹泻和腹痛,偶有感觉异常和血管神经性水肿,一般不必停药;较重者停药后不良反应即可逐渐消失。

77. 抗动脉硬化的抗氧化药有哪些

目前发现的抗氧自由基的物质还有很多,如酶类的超氧化物歧化酶、过氧化氢酶和谷胱甘肽过氧化物酶等;维生素类如胡萝卜素和维生素 B_2 等;含巯基化合物,如谷胱甘肽和卡托普利等;黄嘌呤氧化酶抑制药,如别嘌醇;钙拮抗药如尼可地平、硝苯地平、地尔硫䓬和维拉帕米等。微量元素硒及近年来发掘的大量抗自由基中药(如人参、三七、黄芪、五味子、枸杞子、丹参、何首乌、绞股蓝及灵芝等)防治动脉硬化的效应正在进一步研究中。

78. 卡托普利抗动脉硬化的作用机制是什么

研究证明,卡托普利有抗动脉硬化作用。卡托普利早期使用能抑制动脉硬化形成和发展,长期使用病变有减轻趋势。它可减少脂类和载脂蛋白渗入血管内皮下,从而预防和改善动脉硬化,还可以直接抑制血管平滑肌细胞的 ET-1 基因表达。有研究证明:①卡托普利具有抗氧化作用,可以降低冠心病患者血浆氧化修饰的低密度脂蛋白水平;②应用卡托普利每次 12.5 毫克,2 次/日,1 个月即可达到满意的抗氧化效果。坚持用药,可将氧化修饰的低密度脂蛋白控制在正常水平。卡托普利有可能通过此途径,打断动脉硬化发生及发展环节,防止病程进展。卡托普利的抗氧化作用,一方面可能与其分子结构中的巯基捕捉自由基的作用有关,另一方面可能由于它降低血管紧张素 II 水平及延缓缓激肽降解而产生抗氧化作用。

氧化修饰的低密度脂蛋白是致动脉硬化的主要因素之一。该氧化修饰过程是源于体内氧化与抗氧化作用失衡所致的自由基损伤。卡托普利具有自由基捕捉功能,可阻止体外铜离子诱发的低密度脂蛋白的氧化修饰过程。卡托普利抑制脂质过氧化的作用可能是其抗动脉硬化的另一主要机制。

79. 普伐他汀治疗动脉硬化的机制是什么

普伐他汀属于 β-羟-β-甲戊二酰辅酶 A 还原酶抑制药。β-羟-β-甲戊二酰辅酶 A 还原酶是机体肝脏合成胆固醇过程中的限速酶,能催化 β-羟-β-甲戊二酰辅酶 A 还原成甲羟戊酸,这是合成胆固醇的关键一步,若此酶被抑制,则内源性胆固醇的合成减少。

临床观察证明,普伐他汀可降低胆固醇和低密度脂蛋白胆固醇,升高高密度脂蛋白胆固醇。不良反应少而轻微,患者易于耐受。此类药物还有司伐他汀和洛伐他汀。

80. 维生素 B_3 抗动脉硬化作用的机制是什么

大剂量维生素 B_3 能降低血浆极低密度脂蛋白和三酰甘油,用药 1～4 日显出效果,血浆三酰甘油的降低程度与原血浆极低密度脂蛋白的浓度有关,可降低 20％～80％,降低血浆低密度脂蛋白胆固醇的作用较慢而且弱,用药 5～7 日显出效果,降低程度与剂量有关,一般用药 3～5 周达最大效应,可降低 10％～15％。维生素 B_3 还能升高血浆高密度脂蛋白胆固醇、载脂蛋白 A 及高密度脂蛋白 2/高密度脂蛋白 3 的比值。最近确认,维生素 B_3 是为数有限的能降低血浆 α-脂蛋白浓度的药物之一。

维生素 B_3 主要是降低三酰甘油及极低密度脂蛋白并升高高密度脂蛋白,同时对总胆固醇和低密度脂蛋白也有一定的降低效应。所以,对Ⅱb 和Ⅳ型高脂蛋白血症疗效最好,并适用于高 α-脂蛋白血症。据国外研究报道,维生素 B_3 确能减少冠心病患者的病死率。维生素 B_3 主要是改变低密度脂蛋白属 B 型者,使其向 A 型转化,而呈现抗动脉硬化效应。

维生素 B_3 的不良反应有可刺激消化道,引起胃肠功能紊乱,甚至引起或加重消化性溃疡。所以,对溃疡病、糖尿病和肝功能不良者应慎用或禁用。

81. 氯贝丁酯抗动脉硬化作用的机制是什么

　　氯贝丁酯主要是降低血浆极低密度脂蛋白,从而降低血浆三酰甘油,降低血浆总胆固醇和低密度脂蛋白的作用较弱;还有一定的抗血小板聚集、抗凝血、降低血浆纤维蛋白原浓度和血浆黏度的作用,并可增加纤溶酶的活性。

　　氯贝丁酯调血脂的作用机制,目前认为主要是增加脂蛋白脂酶的活性。促使极低密度脂蛋白分解代谢,同时还减少肝脏对极低密度脂蛋白的合成和分泌。其升高高密度脂蛋白胆固醇的作用可能是减少极低密度脂蛋白和三酰甘油的间接结果。

　　临床上主要是将氯贝丁酯用于治疗Ⅱa、Ⅱb、Ⅲ及Ⅳ型高脂蛋白血症。特别是家族性Ⅲ型高脂蛋白血症,除有明显的调控血脂作用外,还可使致死性和非致死性心肌梗死减少 34%。

　　该药主要不良反应有腹痛、腹泻及恶心等胃肠道反应。个别患者可出现白细胞减少、贫血及脱发等。

82. ω-3 型多烯脂肪酸抗动脉硬化的药理作用是什么

　　20 世纪 70 年代初期,流行病学调查发现,格陵兰因纽特人很少发生心血管病,后经证实与他们长期食用海生动物及鱼有关,其中富含 ω-3 型多烯脂肪酸。爱斯基摩人体内有较多的 ω-3 型多烯脂肪酸,发挥着调血脂及抗动脉硬化的效应。

ω-3 型多烯脂肪酸有以下药理作用。

(1)调血脂:ω-3 型多烯脂肪酸有调血脂作用,主要是降低血浆极低密度脂蛋白及三酰甘油,总胆固醇也有所降低,高密度脂蛋白及其亚组分比值(HDL2/HDL3)有所提高。

(2)抗血小板聚集和扩张血管:ω-3 型多烯脂肪酸有抗血小板聚集而达抗血栓形成的效力,也有扩张血管而改善外周循环和降低血压的效力。

(3)改善血液流变性:进入体内的 ω-3 型多烯脂肪酸能进入细胞膜的磷脂,改变白细胞膜的特性,使红细胞的可塑性增强,血小板膜的流动性提高,血液黏度降低。

(4)抗炎作用:ω-3 型多烯脂肪酸有一定的抗炎作用。这些都可能与 ω-3 型多烯脂肪酸的抗动脉硬化效应有一定的关系。

ω-3 型多烯脂肪酸及鱼油制剂适用于Ⅱb、Ⅳ及Ⅴ型高脂蛋白血症的治疗,对动脉硬化性心血管病有防治效应。国外报道,心肌梗死患者用鱼油治疗,可使其病死率减少约30%,对经皮冠状动脉腔内成形术后的再狭窄也有一定的防治效果。

ω-3 型多烯脂肪酸是机体所需的营养成分,一般无不良反应。可能会使出血时间延长,但并不严重。

83. 为什么说 ω-6 型多烯脂肪酸能治疗动脉硬化

ω-6 型多烯脂肪酸主要有亚油酸、α-亚麻酸、γ-亚麻酸和花生四烯酸,广泛存在于玉米油、葵花籽油、红花油、菜籽油、棉籽油、豆油、亚麻籽油和月见草油等植物油中。ω-6 型多烯脂肪酸类有一定的调血脂作用,可使血清总胆固醇、低密度脂蛋白胆固醇、三酰甘油及载脂蛋白 B 100 减少。可用来调血脂、防治冠心病等,是新近几年开发应用的调血脂药及抗动脉硬化药。

84. 为什么说鲨鱼能治疗动脉硬化

海洋中的鲨鱼是一种凶猛的动物,它身体较大,体重有的达十几吨。它是软骨鱼类,有极高的药用价值。最早从鲨鱼软骨中提取的药用成分叫硫酸软骨素 D,是一种酸性黏多糖。主要用来治疗心血管疾病,它能抗动脉硬化和抗凝血,并且有降血脂作用,对心肌缺血也有治疗作用。

85. 为什么说免疫吸附疗法能治疗动脉硬化

我们知道,随着人们物质生活水平的不断提高,高脂血症的发病率不断上升,与此相关的疾病,如动脉硬化、高血压、冠心病、心肌梗死及脑梗死等已经成为严重威胁人民健康的主要疾病。近年来出现的先进的血液净化技术——免疫吸附就解决了这个问题。

免疫吸附是利用抗原与抗体特异性结合的原理,使用特殊制备的抗原(或抗体)吸附柱,在体外将患者血液中的致病物质吸附并清除出去,从而达到预防某些疾病的发生和治疗疾病的目的。我们知道,高脂血症引起疾病的主要成分是低密度脂蛋白,把人的低密度脂蛋白注入羊体内,使羊产生抗人低密度脂蛋白抗体,经过单克隆、纯化等过程制成低密度脂蛋白吸附柱。通过吸附患者体内的低密度脂蛋白,可以迅速降低血浆低密度脂蛋白、胆固醇和三酰甘油的浓度,降低血液黏滞度,改善血液流变学和微循环。因此,对于高胆固醇血症、高脂血症,以及与此相关的动脉硬化、冠心病及高血压,均有良好的治疗和预防效果。

86. 为什么说氟伐他汀能减慢动脉硬化的进展

氟伐他汀(来适可)与饮食和运动相结合用于胆固醇升高的高脂血症患者的治疗,可减慢冠心病患者动脉硬化的进展,能显著改善混合型脂质代谢异常患者的三酰甘油、低密度脂蛋白胆固醇、高密度脂蛋白胆固醇及载脂蛋白 B 水平。混合型脂质代谢异常是一种低密度脂蛋白胆固醇、三酰甘油高的脂质代谢失调,这种失调能明显地增加冠状动脉疾病的危险性,在心肌梗死患者的年轻幸存者中是最常见的疾病。

氟伐他汀与血管造影再狭窄试验表明,在成功地行冠状动脉腔内成形术后,氟伐他汀治疗可显著降低死亡和心肌梗死的发生率(63%)。此外,脂蛋白和冠状动脉硬化研究证实,氟伐他汀治疗可以减慢动脉硬化的进展。最近在动脉硬化杂志上发表的用氟伐他汀治疗重度动脉硬化患者的研究结果表明,处于高危心脏事件的高胆固醇血症患者经氟伐他汀治疗1年后,主要心脏事件(心源性死亡、非致命性心肌梗死和不稳定型心绞痛)的危险性下降了71%。

87. 为什么说依那普利能治疗动脉硬化

动脉硬化是一个复杂的病理过程。自20世纪80年代以来,血管紧张素转化酶抑制药已成为治疗高血压的重要药物。有人采用高胆固醇喂养的兔子作为动脉硬化模型,分别喂以血管紧张素转化酶抑制药依那普利和降血脂药洛伐他汀,观察抗动脉硬化作用。结果发现,依那普利不影响血脂水平,但可减少主动脉中胆固醇含量及斑块面积比。结论是依那普利可延缓动脉硬化的形成,预防动脉硬化的发生。

依那普利是血管紧张素转化酶抑制药类药物,不影响血胆固醇、三酰甘油水平及低密度脂蛋白与高密度脂蛋白的比值,但可减少主动脉中胆固醇含量及粥样斑块的形成,这说明依那普利抗动脉硬化的机制不是通过降低血脂水平来达到的。那么,依那普利是通过什么机制来抗动脉硬化形成呢?

(1)血管紧张素转化酶抑制药类药物可使血液循环中血管紧张素Ⅱ水平下降,阻断了粥样斑块的形成过程,使动脉内膜层厚度变薄和泡沫细胞数目下降。

（2）这类药物还可抑制激肽酶Ⅱ，使细胞内缓激肽水平上升，促进一氧化氮和前列腺素的产生。稳定的一氧化氮和前列腺素可抑制高胆固醇饮食动物血管内膜脂肪条纹的形成，延缓或阻止动脉硬化的发生。

（3）各种自由基对血管的内皮细胞有毒性作用，使细胞发生破坏、溶解，促发脂质斑块的形成。血管紧张素转化酶抑制药如依那普利是多种自由基的清除剂，可增强内皮细胞抵抗细胞损伤时产生的自由基对血管内皮细胞的毒性作用。

总之，血管紧张素转化酶抑制药依那普利可通过多种机制延缓动脉硬化的发展，但不降低血脂。因此，在用依那普利防治动脉硬化时，应该加用降血脂药物，这样既可降低血脂，又能协同抗动脉硬化，提高疗效。

88. 血管紧张素转化酶抑制药能治疗脑血管疾病吗

研究表明，肾素-血管紧张素系统是体内主要体液和血压调节系统，心、脑、肾和血管是其作用的主要靶器官。该系统与急性脑血管疾病（包括脑出血、脑血栓形成）关系密切。血管紧张素转化酶抑制药除能降低血压外，还能降低血管内膜对脂蛋白的通透性，抑制血小板的凝聚性，抑制成纤维细胞、上皮细胞和转化生长因子的生成，清除低密度脂蛋白。另外，高血压和脑卒中患者常存在胰岛素抵抗，胰岛素抑制使糖代谢障碍引起血脂和血脂蛋白异常，加速和加重病程。血管紧张素转化酶抑制药能提高机体对胰岛素的敏感性,可影响动脉硬化的发生和发展,对急性脑血管疾病的防治也具有重要意义。

89. 为什么说牛磺酸有防治动脉硬化的作用

牛磺酸是一种由含硫氨基酸转化而来的β-氨基酸,以游离的形式普遍存在于人体各种组织内,但不参与蛋白质的合成。牛磺酸绝大部分存在于细胞内,并主要由肾脏排泄。近年来研究证明,牛磺酸具有广泛的生物学作用,血液、免疫、生殖系统、视觉功能和视网膜结构都需要牛磺酸。近年研究发现,牛磺酸具有调节细胞钙稳定、清除氧自由基、抑制膜脂质过氧化、维持细胞渗透压及稳定细胞膜等多种作用。在心血管系统有抗心律失常、心肌保护和降低血压等作用。

近年来的研究表明,体内牛磺酸缺乏是诱发和加重高脂血症的重要因素之一。动物实验发现,用β-丙氨酸造成的牛磺酸缺乏动物,给予高脂饮食可复制出高脂血症的动物模型。对高脂血症模型的动物补充牛磺酸后,升高的胆固醇、三酰甘油及低密度脂蛋白胆固醇显著下降,高密度脂蛋白胆固醇显著上升。对β-丙氨酸造成的牛磺酸缺乏动物,在给予高脂饮食的同时补充牛磺酸,可以预防高脂血症的发生。总之,内源性牛磺酸不足可以导致血脂升高和动脉硬化病变。

另外,脂质过氧化也可促进和加重动脉硬化的发生和发展。钙超载可抑制线粒体氧化磷酸化过程,激活细胞内依赖的酶活性,导致膜稳定性的丧失,促进膜脂质过氧化。牛磺酸不仅对细胞膜具有保护作用,而且还具有抗氧化作用。动物实验结果表明,补充牛磺酸的小鼠肝脑匀浆超氧化物歧化酶在幼龄期即显著高于对照组,至中龄期更为显著。并且补充牛磺酸的实验组,各年龄段的去氧核糖核酸修复能力均显著高于对照组,说明牛磺酸具有明显的抗氧化和延缓衰老的功能,并可能作用于去氧核糖核酸分子水平。综上所述,牛磺酸可通过上述机制防治动脉硬化的发生和发展。

90. 为什么说臭氧疗法可用来治疗动脉硬化

臭氧疗法是一种新的非药物疗法。其治疗方法为:静脉滴注经过消毒处理的臭氧生理溶液和小量自身血液并直肠灌入臭氧-氧混合物,每日 1 次,疗程 3～4 周。据报道,国外有人用臭氧疗法治疗下肢闭塞性动脉硬化 26 例,缺血性心脏病 26 例及效果良好。臭氧疗法能有效地防治动脉硬化性血管损害,并改善其临床症状,其主要机制是臭氧疗法能使血液从高凝状态转为低凝状态。

臭氧疗法能使血小板功能活性下降、血浆纤维蛋白溶解活性增高,凝血活酶激活时间延长和纤维蛋白原含量减少。另外,由于臭氧有很高的氧化-还原电位,而对细菌、病毒和真菌有杀灭作用,还对蛋白质、脂类复合物和细胞膜的代谢有良好作用,并能改善细胞热能代谢、血流动力学性质和血氧运输功能。

91. 目前常用消除动脉硬化斑块的办法有哪些

近来医学上新发展了一些消除动脉粥样斑块的方法。目前常用的有以下几种。

(1)冠状动脉内粥样斑块导管旋切或旋磨术:将可以切割或研磨粥样斑块的心导管置入冠状动脉内,这种心导管有多种类型,如一种顶端装有侧面开槽的小圆筒,槽内有一可旋转并能前后移动的环形刀刃,将动脉内凸起的斑块嵌入槽内,高速旋转刀刃,即可将嵌入的斑块切割下并经导管腔吸出体外。

(2)冠状动脉内粥样斑块激光、射频电流及超声波消除术:经心导管将激光引入冠状动脉,可使粥样斑块迅速汽化而消除。目前认为以准分子激光最好。将射频电流引入心导管顶端的金属帽,使其产生高热,也可使粥样斑块迅速汽化。最近也有人报道,可以经过心导管引入高强度、低频率超声波,可将粥样斑块击碎,其碎片极细不妨碍血流,可达到使冠状动脉再通的目的。

92. 为什么说自身血液回输能治疗动脉硬化

据加拿大医学报报道,在经过一系列的处理后,将患者的小量血液回输,可能成为一种治疗动脉硬化的方法。这种方法在国外被称为患者特异细胞疗法。它可以调节免疫系统,阻止导致动脉硬化的炎症发展过程。这一疗法是将10毫升的血液放到一种装置中,使之暴露在紫外线下,加热并氧化。血液经过处理后,血细胞表面发生变化,再回输给人体,可以调节人体免疫系统而阻止动脉硬化的形成。

93. 治疗动脉硬化的常用西药有哪些

非诺贝特 Fenofibrate(普鲁脂芬、苯酰降脂丙酯、立平脂)

为一种降血脂药,作用较强,显效较快用量小,不良反应较少,易为患者接受。在给药 24 小时即可见降血脂效果。降血浆中三酰甘油(TG)和 VLDL 的作用较强,亦能降低血胆固醇、LDL,并可使 HDL 增加。

对高三酰甘油和高胆固醇血症均有效,胆固醇平均降低 26% 以上,其中的 85% 可以降至正常水平。对高三酰甘油血症患者,服药 6 个月后三酰甘油降低 60% 以上,通常用药 1 个月血脂即可明显降低。

不良反应较轻微,偶见血清丙氨酸氨基转移酶及尿素氮暂时性的轻度升高,停药后均可恢复正常。

注意事项:有胚胎毒性,可使胎儿生长延迟。孕妇禁用。肝肾功能不全者慎用。

烟酸肌醇酯 Hexanicotinyl Znositol

本药口服后分解为烟酸和肌醇,作用持久缓和,可适用于各型的高脂蛋白血症,可降低血胆固醇,并使外周脂肪组织中的三酰甘油分解减少,游离脂肪酸释放也减少,减少肝中三酰甘油的合成。平均 2~3 天即可生效。最大效应在第

3～5周。烟酸还可使 HDL 的水平升高，HDL/LDL 的比值加大。由于本品还能扩张外周血管，故对于动脉硬化、冠心病有较好的疗效。现主要利用其扩张血管作用，治疗多种末梢血管痉挛性疾病，如肢端动脉痉挛症、闭塞性动脉内膜炎、偏头痛等。

本药在进食时服用。具体方法应遵照医生的指导。

氧甲吡嗪 Olbetam（Acipimox）（阿昔莫司、乐脂平）

为烟酸衍生物。主要抑制脂肪组织释放游离脂肪酸，以减少血中极低密度和低密度脂蛋白，从而使血中三酰甘油和胆固醇降低。本品还有提高高密度脂蛋白的作用。口服吸收迅速，服后 2 小时达高峰，半衰期 2 小时，不经代谢自尿排泄。

部分患者可能有皮肤血管扩张、瘙痒、热敏感，但服药后几天后即可消失或减轻。偶见胃灼热及上腹部痛，还可能有头痛、哮喘，但都不严重，不必停药。

洛伐他汀 Lovastatin（美降脂）

本品为降胆固醇药。无活性的本药在体内被水解成相应的 β-羟其酸后，抑制 HMG～CoA 还原酶的活性（HMG-CoA 还原酶是一种制造胆固醇的关键的限速酶），从而减少肝内胆固醇和生成量。临床上用于治疗原发性高胆固醇血症患者，主要作为饮食疗法的辅助药物。

服药时应遵照医嘱或药品说明书，一般要求晚餐时服，必要时可每隔 4 周以上调整一次剂量，可加大剂量，直到最大剂量。

不良反应少，为轻度的、暂时性的，偶有便秘、消化不良、肠胃胀气、腹痛、胃灼热、头痛、皮疹、瘙痒等。

辛伐他汀 simvastatin（舒降之）

目前临床应用较多，为洛伐他汀的换代产品，同为降胆固醇药，抑制 HMG-CoA 还原酶的活性，从而减少肝内胆固醇和生成量。并能提高高密度脂蛋白，降低低密度脂蛋白。临床上主要用于降低原发性高胆固醇血症患者的总胆固醇，也用于动脉硬化患者，可减少死亡的危险性，延缓动脉硬化的进展。

口服片剂 5 毫克/片，1～2 片/日，可每隔 4 周以上调整一次剂量，直到 20 毫克/日（1 次或分 2 次服用）的最大剂量。

不良反应轻微，且为轻度的暂时，有便秘、消化不良、肠胃胀气、腹痛、胃灼热、头痛等，可有一过性转氨酶升高，停药后可恢复正常。活动性肝炎或持续性转氨酶升高者，以及妊娠期和哺乳期妇女禁服。

益多脂（特调脂）Etofylline col:fibrate（Duolip）

为强效调血脂药，能显著降低血三酰甘油和总胆固醇，并有提高高密度脂蛋白的作用。适用于各型高脂血症及其引起的高尿酸血症。

不良反应轻微，偶有胃肠道不适，白细胞减少等。溃疡病及肝、肾功能不良者慎用。

诺衡 Lopid（Gemfibrozil）（吉非罗齐、康利脂、洁脂）

明显降低血清三酰甘油和总胆固醇而达到降血脂效果。主要降低低密度脂蛋白，同时可提高高密度脂蛋白，该作用可有助于抑制动脉硬化的形成过程。本品能明显降低冠心病的发病率及死亡率。临床用以治疗伴有腹痛和胰腺炎危险而饮食疗法无法控制的高甘油三酯型高脂血症。

于早、晚饭前服。有轻度消化道症状,其他有头痛、头晕、幻觉、失眠、肌痛和一过性血清转氨酶升高。严重者可有肝肾功能紊乱;乳母禁用;孕妇、小儿慎用。

环丙贝特 Ciprofibrate

本品能抑制肝内胆固醇的生物合成而致极低密度脂蛋白(VLDL)及低密度脂蛋白(LDL)下降,同时使高密度脂蛋白(HDL)升高,明显降低动脉硬化时过高的(VLDL＋LDL)/HDL的比值。本品还有抗血小板聚集和溶纤维蛋白的作用。临床上常单用或与其他药物合用,治疗成人高胆固醇及高三酰甘油血症。

不良反应少见,偶有头痛、恶心、无力、皮疹、血清转氨酶和脂酸酐上升。

心脑康

由菊科植物红花果实中提取的红花油加芳香开窍剂及维生素E等制成的复方。红花油中含有亚油酸、亚麻酸及花生四烯酸等,是一种较好的去胆固醇药,可降低血清中总胆固醇、三酰甘油及游离脂肪酸,具有防止动脉硬化的疗效。红花油在维生素 B_6、维生素E的存在下,既可增强其去胆固醇作用,又可防止亚油酸的氧化。临床适用于高脂血症、动脉硬化、高血压病、冠心病、脑动脉硬化等。

个别患者饭前服药可出现口干、恶心等反应,如改饭后服用,症状可减轻或消失。

本品为软胶囊,415毫克/粒,2粒/次,3次/日,饭后服用。1个月为1个疗程,一般以连服2～3个疗程为宜。

多烯康

本品为鱼油制剂,其中含二十碳五烯酸(EPA)和二十二碳六烯酸（DHA）等多烯脂肪酸。本品特别是 EPA 有调血脂作用，可使血浆三酰甘油和极低密度脂蛋白明显降低，胆固醇及低密度脂蛋白亦降低，高密度脂蛋白有所升高。临床适用于高三酰甘油血症患者。本制剂能抗血小板聚集、扩张血管、缓解炎性反应、降低血液黏滞性等，对防治动脉硬化、抗炎和高血压都有利。

本品几乎无不良反应，大剂量应用可能有消化不良、腹泻和出血时间延长等；也可致血小板减少，但长期使用后可恢复。

泛硫乙胺 Pantethine（潘特生潘托新）

为泛酸类似物，辅酶 A 的前体。有增进和改善脂质代谢，降低三酰甘油及胆固醇的作用。可加速脂肪酸的 13 氧化，抑制脂肪过氧化；增加脂肪代谢酶的活性，增进动脉壁内脂肪代谢，减少胆固醇在动脉壁内沉积；增加血清中高密度脂蛋白胆固醇的含量；改善肝脏脂肪代谢。还有促进肾上腺皮质激素的生成，促进肠蠕动，抗血小板聚集等作用。本品适用于动脉硬化、高脂血症、糖尿病、高血压、脂肪肝等脂肪代谢紊乱性疾病。

不良反应偶有腹泻、软便、食欲缺乏、腹胀、恶心、呕吐，不必停药。

威氏克（维生素 E 烟酸脂胶囊）

具有维生素 E 和烟酸双重药效，它在体内酯解为维生素 E 和烟酸，具有减少血中总胆固醇和增加血中高密度脂蛋白胆固醇的作用，并能减少脂质过氧化，抑制血管的通透性，减少胆固醇的沉积，延缓动脉硬化的进展。主要用于动脉硬化、高血压、高脂血症引起的头重，耳鸣，感觉麻木，眩

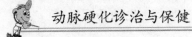

晕等症状。

一般每次 1～2 粒,每日 3 次,饭后服用。

肠溶阿司匹林 Asprin

能在血管内抑制血小板聚集,而延长出血时间,其作用可持续数天。临床上广泛用小剂量阿司匹林防治动脉硬化及其并发症。可降低心脑血管病的死亡率,主要由于其可预防冠状血管和脑血管栓塞。

不良反应主要有恶心、呕吐等消化道症状,小剂量应用这些症状可减轻或消失。有严重肝脏损害、低凝血酶的血症、维生素 K 缺乏、血友病、溃疡病等,均应慎用。

双嘧达莫 Dipyridamole

能抑制血小板聚集,可用于治疗弥散性血管内凝血,防止血栓形成。对于防治动脉硬化及冠心病有一定作用。本品还有明显的扩张冠状动脉作用,增加冠脉血流量,故临床上可用以治疗心绞痛。

用量过大可有眩晕、头痛、恶心、昏厥等。

藻酸双酯钠(PSS)

是一种类肝素药物,具有抗血小板聚集、抗凝血、降低血黏度、降血脂,以及改善微循环的作用。PSS 的抗凝血作用较缓和,其效力为肝素的 1/3～1/2,因而临床常用量不会引起出血。PSS 能阻抗红细胞之间和红细胞与血管壁之间的黏附,因而改善血液流变性,降低血液黏滞性。临床上主要用于动脉硬化及其并发症的防治。

无明显不良反应。有出血性疾病、肝肾功能异常、血小板减少症等疾病的患者不宜使用。

胰激肽释放酶片（TPK）

胰激肽释放酶片是蛋白水解酶，由18种氨基酸和4种糖组成，能使激肽原降解成激肽，后者在体内具有多种生理作用：①扩张血管，改善血液循环和微循环，TPK的主要作用部位在大脑和四肢等末梢血管，特别对大脑血管选择性较高。②降低肾血管阻力，增加肾血流，改善血压。③抗凝血和降血栓作用，TPK能抑制血小板聚集，还能提高纤溶酶活性，使血浆中纤维蛋白含量下降，防止血栓形成。④TPK能够促进细胞增生及前列腺素分泌，促进男性生殖细胞的增生和修复功能。⑤TPK可以改善血液的高黏滞状态，降低血液黏度。

本品主要用于治疗动脉硬化、血栓形成、肢体动脉硬化闭塞、血栓闭塞性脉管炎及其他闭塞性周围血管病，对于轻中度高血压病、冠心病、视网膜供血障碍引起的眼病、糖尿病性肾病也有一定疗效。

本品为内源性药物，不良反应甚微，适宜于长期服用。

本品是黄色的肠溶片，应饭前服用。

曲克芦丁（维脑路通 venorlltonum）

是芦丁经乙基化后制成的半合成黄酮化合物。对急性脑损伤动物模型有明显保护作用；能抑制红细胞和血小板凝集，防止血栓形成；能增加血中氧含量，改善微循环，促进血管新生。对内皮细胞有保护作用，可防止血管通透性增加引起的水肿；尚有抗放射线损伤、抗炎症、抗过敏、抗溃疡等作用。临床上用于防治动脉硬化，治疗闭塞性脑血管病，亦用于中心视网膜炎、血栓性胸脉炎、静脉曲张及血管通透性升高引起的水肿、烧伤和创伤水肿等。

本品毒性低、偶见过敏现象,停药后即可消失。

麦角溴烟酸 Nicergoline(脑通)

为半合成麦角生物碱衍生物,具有促进脑代谢的功能。临床上对慢性脑功能不全的治疗有显著疗效。主要作用有增强脑细胞的新陈代谢,增加血氧和葡萄糖的摄取和利用,促进脑内神经递质的替换,刺激神经传导,促进蛋白质的生物合成,并能扩张血管,抑制血小板聚集和降低血黏度,从而改善智能、记忆障碍和精神,情绪异常等各种慢性脑功能不全的症状。适用于动脉硬化、脑血管意外后遗症,老年退行性脑循环障碍,老年痴呆等慢性脑功能不全所致的症状。

宜空腹服用。

偶有轻度胃肠道的反应、热感、皮肤潮红、倦怠、失眠等。

脑心通 Cerecartoni

本品是由总黄酮苷、茶碱衍生物组成的复方制剂。具有降低血黏度、拮抗 ADP 诱导的血小板聚集,增加纤维蛋白溶解活性,防止血栓形成,保持红细胞变形能力,改善微循环,还可扩张血管、增强组织血流量,防止自由基过氧化对细胞的损伤作用。

本品适用于脑动脉硬化引起的慢性脑供血不足,冠心病等,也可用于脑血栓、脑梗死及其后遗症。

口服,每次 1 粒,每日 3 次,20～30 日为 1 个疗程,间隔 5～7 日后可继续下 1 个疗程。

个别患者可出现胃肠道反应,如恶心、食欲缺乏等。偶可出现药疹,停药后可消失。

地奥心血康

本品是从我国特有的药用植物中,用现代科学的方法提取的甾体总皂苷精制而成。具有增加冠状动脉流量,改善微循环功能,降低血清三酰甘油水平,升高 aDoA 及 apoA/apoB 比值,抑制血小板聚集,改善血液黏度等作用。适用于动脉硬化、冠心病、高脂血症、缺血性脑病等疾病的辅助治疗。本品无明显不良反应。

硫酸软骨素 A Chondroitin A Sulfate(CISA)

酸性黏多糖是生物体内结缔组织基质中特有成分之一,CAS 是酸性黏多糖的一种,能促进血管内皮细胞的代谢、生长,降低内皮细胞通透性,加强血管壁的屏障功能,具有抗炎、抗血栓形成的作用,因而可使脂蛋白不易通过内皮进入血管壁,有效地预防动脉硬化的形成。长期服用可抗动脉硬化的发生,降低冠心病、脑梗死的发病率和死亡率。

本品不良反应罕见,偶有胃肠道反应。

芦丁 Rutin(路丁、维生素 P)

本品可增加血管抵抗力,能保持毛细血管的抵抗力,减退其渗透性,减少脂质在血管壁内沉积,降低粥样硬化形成速度。药用芦丁从槐花米中提取。临床用于预防动脉硬化,防治高血压脑出血,糖尿病视网膜出血、出血性紫癜等疾病。

本品无明显不良反应。

维生素 C Vitamin C(抗坏血酸)

本品具有氧化还原作用,能在细胞氧化中发挥递氢作用,可防止低密度脂蛋白(LDL)的氧化,而减少其在动脉壁中的沉积。维生素 C 缺乏时细胞间质中的胶原纤维消失,基质解聚,血管通透性增加,易造成血脂的沉积和动脉硬化。本品在新鲜蔬菜、水果中含量丰富,但在干燥、久贮、加工过程中易遭受破坏,在酸性溶液中稳定,在碱性溶液或加热时易被破坏,临床用合成制剂治疗动脉硬化及其他慢性疾病及紫癜等。

与阿司匹林合用时,可使尿中维生素 C 的排出量增加。

天保宁 Taponin(银杏叶提取物)

本品由银杏叶提取而成,可抑制血小板的聚集和血栓形成,对血管内皮具有保护作用,还可降低血液黏度,改善微循环。主要用于动脉硬化及其各种并发症的治疗。如冠状动脉硬化、脑动脉硬化、眼底动脉硬化及心肌梗死、脑栓塞等心脑血管疾病。

请按医生处方购买和使用。

心脑灵

本品系由 10 多种天然物质组成的复方制剂,有改善心脑血液微循环,降低动脉硬化之速度的作用,且能改善因血液循环障碍和老年退行性变引起脑功能不全症状,增强精神和体魄。尤其对于预防动脉硬化的发生具有一定疗效。

本品无不良反应,对碘和碘化物过敏者不适用本药。可长期服用,不会成瘾。

罂粟碱 Papaverine

是平滑肌松弛药。可扩张外周血管、冠状血管及脑血管,降低外周阻力及脑血管阻力。动物实验中,本品能明显增加脑血流,大剂量亦能防止各种心律失常。此外,尚有扩张支气管、胃肠道及胆道平滑肌的作用。临床常用于动脉硬化引起的心绞痛、动脉痉挛、动脉栓塞、脑供血不足等疾病。

不良反应可有恶心、呕吐、食欲缺乏、嗜睡、头痛、便秘、心率加速和呼吸加深等。长期应用有成瘾性。故不宜久用。

环扁桃酯 Cyclandelate(抗栓丸)

与罂粟碱相似,直接作用于血管平滑肌使之扩张,但作用稍弱而持久。其选择性地作用于脑、肾血管及冠状动脉,使其血流增加,临床适合于脑动脉硬化、一过性脑缺血发作、脑卒中及脑外伤后遗症、老年人精神错乱。

毒性较低,口服量超过 200 毫克时,可引起胃灼热、嗳气、面潮红、头痛、眩晕、出汗、心悸等。大剂量可引起低血压。

脑益嗪 Cinnarzine(桂利嗪)

本品系直接作用于血管平滑肌而使之扩张。亦能对抗各种收缩物质(5-羟色胺、增压素等)引起的血管痉挛,其解痉作用较罂粟碱强。扩张脑血管后显著改善脑循环。临床上适用于脑血管障碍,如脑动脉硬化,脑栓塞、高血压病所致脑循环不全及头部外伤的后遗症等。尤其对老年人的脑血管动脉硬化症效果较好。

偶有胃肠道功能障碍、嗜睡、皮疹等,但轻而短暂,停药或减量即消失。

盐酸氟桂嗪(西比灵 Sibeljum)

西比灵对脑血管有选择性扩张作用,作用较强。可抑制血小板释放的缩血管物质,增加红细胞的变形能力,降低血黏度,降低血小板聚集性,保持内皮细胞,阻止动脉硬化的病理进展和血栓形成;还可增加耳蜗内小动脉血流量,改善前庭器官微循环。主要适用于脑动脉硬化,偏头痛,脑血流障碍引起的头痛、头晕,注意力和记忆力障碍,情绪障碍,睡眠节律紊乱,行走与躺卧时小腿痉挛,感觉异常和四肢发冷等。

多为胶囊剂，每粒 5 毫克，5～10 毫克/1 次/日。睡前服。

不良反应为有时出现嗜睡、疲乏、口干、头晕等，大多在几天后减轻或消失，但少数病例有疲乏现象，出现淡漠和无力，在偏头痛预防中有体重增加的报道。

四、动脉硬化的中医治疗

94. 中医中药在动脉硬化治疗中的重要作用有哪些

众所周知，动脉硬化的形成及发展与高脂血症、肥胖、高血压、氧自由基损害、血管内皮细胞受损及血管平滑肌细胞增殖等有关。一旦发生动脉硬化，随着时间的推移，又很容易发生冠状动脉硬化性心脏病及脑血管疾病（如脑血栓形成、脑出血等）；肾动脉发生硬化，易引起肾动脉狭窄，造成顽固性高血压或慢性肾衰竭等。因此，动脉硬化有形成病因复杂、形成后并发症多且危害严重等特点。

中医治病以辨证为核心，以整体观念为指导，强调全面、整体、系统地分析病情，解决病症，以治本为目的。中药药理作用广泛，不良反应小。它从多个环节治疗疾病，例如丹参、泽泻及蒲黄等中药，既有降血脂、抗动脉硬化作用，还能治疗动脉硬化引起的心、脑血管疾病，活血化瘀，降低血液黏稠度，防治动脉血栓形成；既能消除动脉硬化发生的原因，又能医治动脉硬化带来的后果，还能保护血管内皮细胞结构的完整与功能的健全，阻止动脉硬化的形成及发展。最近中药药理学研究发现，许多中药的有效成分，如大黄素、红花黄色素、雷公藤红素、水蛭素、川芎嗪等,对动脉硬化形成的关键环节——血管平滑肌细胞增殖有抑制作用。并且已经深入到分子基因水平上的研究。在不久的将来,有希望在这方面获得突破性进展,研制开发出高效无毒的抗动脉硬化新型中药,造福于人类。因此,要治疗和预防动脉硬化,决不能丢掉中医中药这个千百年来曾造福于中华儿女的祛病强身、防病治病的传统法宝。一定要重视并且充分发挥中医中药在治疗和预防动脉硬化中的重要作用。

95. 中医对动脉硬化和冠心病是怎样认识的

中医学认为,动脉硬化的发生多与寒邪内侵、情态失调、饮食不当及过度劳累等因素有关。年老体弱者在上述因素影响下更易发病。本病的病位主要在心,但涉及脾、胃、肝、胆、肾等脏腑。本病的病机可分为虚实两个方面,阴寒、瘀血、痰浊、气滞为实;气血阴阳不足及心脉失于充养者为虚。邪气之生缘于脏腑亏损或功能失调。本病总体上属于本虚标实之证。

冠心病属于中医学的"胸痹、真心痛"范畴,是指以胸部闷痛,甚则胸痛彻背、气短及喘息不得卧为主症的一种疾病。中医学认为,冠心病的病因病机是脏腑虚损、阴阳气血失调、复加寒邪内侵、情志失调、饮食不当及年老体虚等导致气滞血瘀、胸阳不振、心脉痹阻而发病。中医将其分为6个证型进行辨证施治:①心血瘀阻型;②痰浊壅塞型;③阴寒凝滞型;④心肾阴虚型;⑤气阴两虚型;⑥阳气虚衰型。

96. 中医学的痰与动脉硬化有关吗

中医学认为，广义的痰，乃体内津液代谢失常而成，停积于经络及脏腑，引起各种顽证、怪证。痰的形成与脾、肺、肾三脏功能失调相关，可出现痰湿困脑、痰致心悸、痰迷心窍及痰阻心脉，与动脉硬化、冠心病、脑动脉硬化、高血压及脑血管病密切相关。化湿祛痰也是中医治疗动脉硬化的方法之一。

97. 抗动脉硬化的中药有哪些

（1）活血化瘀、芳香开窍类中成药：可选用通心络胶囊、血栓心脉宁、脑心舒、心脑安、地奥心血康等，以消除血管内阻，软化、扩张血管，降低血浆脂质过氧化物，加速血液中氧自由基的清除。通过改善血液循环，活血化瘀，达到清除脂质、气血通畅的治疗目的，有较好的抗动脉硬化作用。

（2）抗动脉硬化单味中药：近年来临床研究证明，许多中药都具有降低血脂的作用，如草决明、泽泻、何首乌、蒲黄、山楂、大黄、红花、银杏叶、葛根、黄精、虎杖、月见草、茵陈、麦芽等。

草决明：又叫决明子，为豆科一年生植物钝叶决明或决明的成熟种子。是一种味甘苦微寒的中药，主要含有植物固醇及蒽醌类物质，具有抑制血清胆固醇升高和动脉硬化斑块形成的作用，降血脂效果显著。草决明 50 克，加水适量，煎后分 2 次服用。连服 1 个月，可使胆固醇逐渐降至正常水平。

何首乌：为蓼科多年生草本植物何首乌的根块，气味苦寒，含有大黄酸、大黄素、大黄酚、芦荟大黄素等蒽醌类物质，能促进肠道蠕动，减少胆固醇吸收，加快胆固醇排泄，从而起到降低血脂、抗动脉硬化的作用。何首乌片口服，每次5片，每日3次，连用1～3个月为1个疗程，抗动脉硬化的有效率可达89％。何首乌有补肝肾、益精血，通便泻下等功效，尤其适用于老年高血脂兼有肝肾阴虚、大便秘结的患者。

泽泻：为泽泻科多年生沼泽植物泽泻的块茎，味甘淡性寒，含有三萜类化合物，能影响脂肪分解，使合成胆固醇的原料减少，从而具有降血脂，防治动脉硬化和脂肪肝的功效。泽泻降脂片口服，每次3片，每日3次，2～3个月为1个疗程，降血脂效果较好。

蒲黄：为香蒲科水生草本植物水烛蒲黄的花粉，性味甘平，含有谷甾醇、豆甾醇、菜油甾醇等植物甾醇，能抑制肠道吸收外源性胆固醇，从而起到降低血脂和预防动脉硬化的作用。临床上所用片剂或冲剂，每日量相当于生蒲黄30克，1～2个月为1个疗程，有显著的降胆固醇作用。只有生蒲黄有作用，蒲黄油及残渣没有药效。

山楂：为蔷薇科落叶灌木或小乔木植物野山楂的果实，性味酸甘微温，含山楂酸、酒石酸、柠檬酸等类物质。有扩张血管，降低血压，降低胆固醇，增加胃液消化酶等作用。临床上常用山楂片，每次2～3片，每日3次，1个月为1个疗程。可用山楂果50克，加水煎，代茶饮。

大黄：为蓼科多年生草本植物掌叶大黄或唐古特大黄的根状茎。味苦性寒，含大黄素、大黄酸、大黄酚、大黄素甲醚等蒽醌衍生物。具有降低血压、胆固醇、预防动脉硬化等作用。临床治疗高血脂患者，口服大黄粉每次 0.25 克，每日 4 次，1 个月为 1 个疗程，降低胆固醇有效率 84%，三酰甘油也有一定程度下降。生大黄有攻积通便，活血化瘀作用，尤适用于偏实证及粪便干结的高血脂患者。

红花：为菊科二年生草本植物红花的花，味辛而性温，含有红花苷、红花油、红花黄色素、亚油酸等，有扩张冠状动脉，降低血压以及降低血清总胆固醇和三酰甘油的作用。临床上常用量为每次 20 毫升，每日 3 次，口服，连续 4～5 个月，降胆固醇有效率为 72%。

银杏叶：为银杏科落叶乔木植物银杏树的干燥叶，含莽草酸、白果双黄酮、异白果双黄酮、甾醇等成分。实验研究和临床证明，有降低血清胆固醇、扩张冠状动脉的作用。对治疗高血脂、冠心病有一定作用。

葛根粉：将葛根磨粉晒干，每晨起取干粉 50 克，煮成羹，代早餐食用。或用葛根 150 克与粳米 100 克煮成粥（先煮葛根，取滤液与粳米同煮）代早餐。坚持食用 3 个月即可见效。葛根含黄酮类物质，能预防动脉硬化，扩张脑血管，改善脑血液循环，确保脑供血良好。

松针：采集嫩松叶生吃，每日吃 10～20 克，或将松叶阴干，每次用 10 克泡开水代茶饮。新近研究发现，松叶含类黄酮，是一种强抗氧化剂，能抑制血小板凝聚，减少脂质过氧化反应，减少平滑肌细胞的增生，能防止动脉硬化和血栓形成。

98. 哪些汤药可以治疗脑动脉硬化

(1) 首乌延寿方:制何首乌、桑椹、半夏、甘草各 15 克,天麻、煅石决明、怀牛膝、丹参、炙龟甲、云茯苓各 10 克。并发冠心病,加瓜蒌皮、藏红花、泽泻;并发高血压,加玉米须、夏枯草、草决明;并发血脂异常,加山楂、葛根等。水煎服,每日 1 剂。

(2) 益脑活血方:石菖蒲、熟地黄、何首乌、枸杞子、虎杖、女贞子各 12 克,丹参 15 克,川芎、山楂、益智仁各 9 克,红花、远志各 6 克。水煎服,每日 1 剂。

(3) 健肾养脑方:紫河车粉 10 克(吞服),龙眼肉、熟地黄各 10 克,桑椹、太子参、丹参、石菖蒲、茯苓、远志各 15 克,赤芍、白芍、当归各 12 克,郁金 9 克。水煎服,每日 1 剂。

(4) 地黄补肾方:熟地黄、白茯苓、麦冬各 12 克,巴戟天、山茱萸、石斛、附子各 9 克,肉苁蓉、五味子各 6 克,肉桂 4.5 克(后下),石菖蒲、远志各 15 克。水煎服,每日 1 剂。

(5) 黄连解毒方:黄连 6 克,黄芩、栀子各 9 克。临证时可随症加减。研究表明,黄连解毒汤具有降血压、改善脂质代谢、改善脑血流等作用。但本方为大苦大寒之剂,久服易伤脾胃,临症处方时须权衡利弊,酌情考虑。

99. 为什么说复方槐花茶可治疗动脉硬化

复方槐花茶由槐花 20 克,生山楂 15 克,柿叶 15 克,陈皮 6 克,绿茶 3 克组成。以上五味同入锅中,加水煎煮 2 次,每次 20 分钟,合并滤汁后,代茶频饮,当日饮完。具有清肝调脂,软化血管的功效。主治动脉硬化,对伴有血脂异常,高血压病患者尤为适宜。

　　动脉硬化是临床冠心病和脑血管意外的发病基础。复方槐花茶以槐花为君药,槐花中含有较多的芸香苷,维生素 A 和维生素 C 的含量也较高。这些成分有明显的软化血管作用,能减少毛细血管的渗透性及脆性,可使因脆性增加而出血的毛细血管恢复正常的弹性,能增强毛细血管的抵抗力,对高血压病患者有防止脑血管破裂的功效。此外,槐花中的成分还有扩张冠状血管、改善心肌循环、降低血压的作用。生山楂消食健胃、行气散瘀,有良好的降血脂及抗动脉硬化作用,山楂对兔实验性动脉硬化有治疗作用,服用以后血脂下降,眼球上脂质斑块沉着明显减轻,主动脉斑块面积减少,主动脉、冠状动脉病变减轻。柿叶含有丰富的维生素 P,具有降低毛细血管通透性和防止毛细血管破裂的功能,还能防止血管硬化,从而具有预防高血压病的特殊功能。柿叶中维生素 C 含量极为丰富,每 100 克干叶中高达 2135 毫克,较茶叶、辣椒,以及水果中的柑橘、柠檬、橙、猕猴桃等高出数倍甚至数十倍以上。维生素 C 对软化血管也有良好的作用,辅助槐花软化血管,为复方槐花茶臣药。陈皮理气通脉,降脂泻浊为佐药。绿茶清肝泻火、软化血管,为复方槐花茶使药。经谢英彪教授临床观察,饮用槐花茶 3 个月以上,有明显的降脂效果,经眼底动脉检查,可延缓病变的发展。

100. 脑动脉硬化引起的头痛如何治疗

高血压和脑动脉硬化引起的头痛常在后脑或两侧太阳穴处,通常较为剧烈,呈钝痛或胀痛,具有搏动性,特别是颈后也有明显的搏动感觉。很多患者头痛常在晨起时比较明显,在洗脸或早餐后又好一些,当剧烈活动后或精神疲劳时又加重,常伴有头晕、头重、脑中嗡嗡作响、耳鸣、失眠、烦躁、工作时思想不集中、容易疲乏、记忆力减退等症状。

肝阳上亢型:表现为头痛而胀,面红目赤,脾气急躁,口干欲饮,大便干结,小便短黄,脉弦滑,舌苔黄腻,质红绛。治拟清热泻火止痛,方用天麻钩藤饮加减,其中天麻10克,钩藤10克,淡子芩10克,石决明15克,僵蚕12克,菊花10克,杜仲12克,桑寄生15克,龙胆草6克,甘草6克。

阴虚火旺型:除头痛外,还有眩晕、心跳、失眠健忘等症状,苔薄黄,质偏红,脉弦细。治则为滋阴降火清窍,方药为生地黄15克,石斛15克,沙参15克,女贞子12克,牡丹皮12克,泽泻12克,牡蛎30克,柏子仁10克,川芎10克,葛根24克,玄参12克。

阴阳两虚型:表现为头痛眩晕,面红心跳,失眠多梦,夜间多尿,行动气急,四肢冷且乏力,脉弦细,苔白腻,质淡。治当养阴补肾利脑,方用二仙汤加减,其中淫羊藿15克,巴戟天15克,黄柏10克,知母10克,当归10克,生地黄15克,川芎10克,延胡索10克,生白芍15克,生甘草6克。

针灸:百会、风池、足三里、太冲、曲池、三阴交、内关、人迎、行间、阳陵泉,酌选3～5穴,强刺激,留针20分钟,每日针刺1次。属阴虚阳亢者,可取心俞、膈俞、涌泉、太溪、中封,平补平泻,隔日1次。

101. 哪些中成药可治疗冠心病

(1)急性发作期:在心前区突然出现发作性或持续性绞痛、憋气、胸闷或脉搏不齐等症状;并常伴有面色苍白、呼吸困难、情绪恐惧、出冷汗等症。此时,可选用苏冰滴丸或冠心苏合香丸,这两种药是缓解冠心病急性发作的备急良药,2～5分钟就发挥药效。但这两种丸药是急救治标之品,不宜长服,以免耗伤元气。阴虚阳亢者,或兼有高血压的冠心病患者如果久服,会加重口干舌燥、咽痛、烦躁等症状。个别高血压患者血压有升高加剧之弊。又因苏合香、冰片等对胃黏膜有刺激作用,故有胃窦炎、胃溃疡的患者也不宜久服。

(2)气滞胸闷为主者:胸闷不舒时轻时重,并伴有胸闷彻痛的症状。可用理气宽胸的瓜蒌片,它有增强冠状动脉血流量和心肌收缩的作用。

(3)血瘀胸痛为主者:胸痛如针刺,频频发作,疼痛固定在某处,多见于慢性冠状动脉供血不足,并伴有心绞痛的患者。可用丹参舒心片或丹参片,这两种成药都是由活血化瘀药丹参组成,具有扩张冠状动脉、增加冠状动脉流量及改善微循环的作用,并能改善心脏功能、促进心肌细胞的修复;也可选用冠心片,其中的丹参、川芎、红花、降香、赤芍具有活血化瘀,改善冠状动脉供血、防止血栓形成的功效。

(4)气滞兼有血瘀者:可用由丹参、三七、冰片组成的复方丹参片,或用由参三七、赤芍、佛手、泽泻等组成的冠芍片。两种药都有活血化瘀、理气止痛、扩张冠状动脉、增加冠状动脉流量的作用,冠芍片还有降压和降血脂作用。

对伴有高脂血症的冠心病患者可同时服用首乌片或脉安冲剂(山楂、麦芽),两者均能降低血清中过高的胆固醇、β脂蛋白,防止动脉进一步硬化。

102. 哪些汤药可以治疗冠心病

(1)益气活血祛风通络方:黄芪30克,葛根30克,丹参30克,炒枣仁30克,前胡12克,细辛3克,羌活6克。水煎取药汁。每日1剂,分2次服。具有益气活血,祛风通络的功效,适用于冠心病患者。

(2)二参通脉方:太子参30克,玄参30克,党参30克,赤芍、白芍各12克,郁金10克,娑罗子30克,丹参30克,细辛3克。水煎取药汁。每日1剂,分2次服。具有益气化瘀通滞的功效,适用于冠心病心绞痛,胸闷气短心悸型患者。

(3)益气温阳化瘀汤:当归20克,生地黄20克,桃仁25克,红花9克,牛膝9克,赤芍12克,枳壳6克,川芎6克,桔梗6克,附片6克,柴胡3克,甘草3克,人参10克。水煎取药汁。每日1剂,分2次服。气滞血瘀型,柴胡加至9克;气虚血瘀型,重用人参至30克,另顿服;阳虚血瘀厥逆型,附片用至45克,另煎,均分3次服。具有益气温阳,化瘀通脉的功效,适用于冠心病心肌梗死患者。

(4)冠痛灵汤:人参10克,黄芪30克,丹参15克,川芎10克,鸡血藤15克,藏红花1.5克,郁金10克,枳壳10克,三七 3 克,琥珀末 2 克,石菖蒲 15 克,决明子 10 克。水煎取药汁。每日 1 剂,分 2 次服。具有益气活血,通脉止痛的功效,适用于心绞痛气虚血瘀型患者。

(5)补肾化瘀汤:淫羊藿 15 克,桂枝 15 克,黄芪 30 克,太子参 15 克,麦冬 15 克,五味子 10 克,丹参 15 克,赤芍 15 克,川芎 15 克,红花 10 克,当归 10 克。水煎取药汁。每日 1 剂,分 2 次服。阳虚,加附片 10 克,炙甘草 10 克;肾虚,加紫河车粉 20 克;痰浊,加瓜蒌 15 克,薤白 15 克;心悸怔忡,加炒枣仁 10 克,琥珀 5 克;高血压,加葛根 15 克,生龙骨 15 克,生牡蛎 15 克。具有益气养阴,温肾活血的功效,适用于冠心病患者。

(6)补心汤:紫丹参 10 克,炒枣仁 10 克,天冬 10 克,桃仁 10 克,广郁金 10 克,枸杞子 10 克,生地黄 10 克,当归 10 克,茯苓 10 克,降香 6 克,桔梗 6 克,远志 10 克。水煎取药汁。每日 1 剂,分 2 次服。连续服用 3 个月为 1 个疗程。具有滋阴养血,养心安神的功效,适用于冠心病心绞痛心阴亏损证。

(7)补阳汤:黄芪 10 克,丹参 10 克,赤芍 10 克,郁金 10 克,当归 10 克,麦冬 10 克,桃仁 10 克,红花 10 克,地龙 10 克,川芎 10 克。水煎取药汁。每日 1 剂,分 2 次服。连续服用 3 个月为 1 个疗程。具有补气温阳,活血化瘀的功效,适用于冠心病心绞痛患者。

(8)桃红四物汤加减方:黄芪 30 克,当归 12 克,川芎 12 克,赤芍 30 克,丹参 15 克,桃仁 12 克,红花 10 克,瓜蒌 30 克,薤白 10 克,柴胡 10 克,枳实 9 克,桔梗 6 克,甘草 6 克。水煎取药汁。每日 1 剂,分 2 次服。30 剂为 1 个疗程,共治疗2～3个疗程。具有扶正固本,祛邪外出,宽胸散结,活血化瘀,行气止痛的功效,适用于冠心病心绞痛患者。

(9)理气化痰煎:生黄芪 30 克,党参 15 克,太子参 10 克,甘松 9 克,青皮 12 克,郁金 15 克,石菖蒲 9 克,丝瓜络 9 克,大枣 7 枚。水煎取药汁。每日 1 剂,分 2 次服。60 日为 1 个疗程。具有益气活血,理气化痰的功效,适用于冠心病患者。

(10)益气涤痰化瘀汤:黄芪 10 克,茯苓 10 克,陈皮 10 克,当归 10 克,制半夏 10 克,胆南星 10 克,郁金 10 克,枳实 10 克,石菖蒲 10 克,桃仁 10 克,红花 10 克,川芎 10 克,甘草 10 克。水煎取药汁。每日 1 剂,分 2 次服。连续服用 3 个月为 1 个疗程。具有益气涤痰化瘀的功效,适用于老年肥胖者冠心病心绞痛患者。

103. 辨证治疗下肢动脉硬化性闭塞症的方法有哪些

(1)阴寒血凝(初期):肢体怕冷,趾温低,触之发凉,遇冷疼痛,夜间痛重,皮肤苍白,行走沉重麻木,易疲劳,有间歇跛行,舌暗或有瘀斑、苔白,脉沉紧。治宜温阳通脉活血。方用:桂枝 15 克,川乌、草乌各 6 克,当归 10 克,甘参 20 克,赤芍 30 克,黄芪 30 克,白芥子 10 克,炮穿山甲片 15 克,鸡血藤 30 克,红花 10 克,桃仁 10 克,细辛 6 克。

(2)阴虚化热(中期):患肢疼痛及跛行加重,趾端或足破溃,局部红肿,发热,久不愈合,脓稠浊,秽臭,心烦失眠,舌红暗苔黄,脉细数。治宜滋阴养血清热。方用:生地黄、

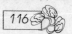

熟地黄各 10 克,当归 20 克,玄参 20 克,牛膝 10 克,甘草 10 克,金银花 40 克,龟甲(先煎)30 克,夏枯草 20 克,生薏苡仁 30 克,益母草 20 克。

(3)温热蕴毒(中期):破溃不愈,患肢肿痛持续不解,局部红紫,有灼热感,脓黄稠腥臭,伴见恶寒发热,头痛乏力,舌红苔黄腻,脉弦细数。治宜清热解毒利湿。方用:金银花 40 克,蒲公英 40 克,紫花地丁 30 克,天葵子 30 克,夏枯草 20 克,苍术、白术各 15 克,黄柏 15 克,牛膝 10 克,木通 10 克,野菊花 20 克,车前草 15 克。

(4)正虚邪陷(后期):身体消瘦,精神疲惫,患肢肌肉萎缩或干枯状,皮肤干燥而带鳞屑,毛发及指甲生长差,溃烂深陷难愈,脓稀少,甚则骨外露,舌淡暗,脉沉细或弱。治宜温阳通脉,补益气血。方用:鹿角胶(烊化)15 克,炙附子 10 克,熟地黄 15 克,麻黄 10 克,肉桂 10 克,甘草 10 克,炮姜 6 克,白芥子 10 克,党参 15 克,麦冬 10 克,川芎 10 克,当归 15 克,赤芍、白芍各 15 克,黄芪 30 克。

104. 下肢动脉硬化性闭塞症的中药外治方法有哪些

(1)温经祛寒汤:苍术、附子、生川乌、生草乌、生麻黄、甘草、红花。水煎汤,熏洗患肢。本方具有温经散寒之效,用于阳虚寒凝者。

(2)活血温阳汤:当归尾、丹参、黄芪各 30 克,红花、鸡血藤各 24 克,川芎、赤芍、党参、附子、桂枝、干姜各 12 克,皂角刺 3 克。水煎后入花椒 30 克,生姜 30 克,葱白 3 根,加水再煮沸后,熏洗患肢,每日 1 次。本方具有温阳活血之效,用于阳虚寒凝者。

(3)活血散:红花、血竭、鸡血藤、乳香、没药、茴香、葱白各等份。水煎,外洗患肢。本方具有活血化瘀之效,用于瘀血阻络者。

(4)瘀热散:生地黄、金银花、黄柏、连翘、苍术、败酱草、牡丹皮、白茅根各 15 克。水煎汤熏洗。本方具有清热解毒活血之效,用于瘀热阻滞者。

(5)苏花洗剂:苏木 30 克,红花 15 克,金银花 20 克,蒲公英 15 克,芒硝 10 克,当归 15 克。水煎熏洗患部。本方具有清热解毒活血之功,用于瘀热阻滞者。

(6)椒艾洗药:川椒 10 克,艾叶 30 克,桂枝 15 克,防风 15 克,透骨草 30 克,槐枝 10 节,蒜瓣适量,当归 30 克,苏木 30 克,红花 15 克,桑枝 30 克,生川乌 10 克。上药共为粗末,加水 2 500～3 000 毫升,煎汤,熏洗患处,每日 1～2 次。

以上外用药物对于脱疽已溃者或肢体干性坏疽者禁用。

105. 为什么说蒲黄有降血脂及抗动脉硬化作用

蒲黄属于活血化瘀类中药,主要药理作用有增加冠状动脉血流量、扩张血管、改善微循环、抑制血小板聚集和抗血栓形成等。

最新研究结果表明,蒲黄的有效成分具有较好的降脂作用和防治动脉硬化的作用。蒲黄中的不饱和脂肪酸及槲皮素均对降血脂和防治动脉硬化有效;蒲黄中的三十一烷醇-6 有降三酰甘油的作用;蒲黄中的 β-谷固醇及其棕榈酸酯是降胆固醇的有效成分,β-谷固醇棕榈酸酯可抑制血管平滑肌细胞增殖,β-谷固醇葡萄糖苷可作用于与动脉硬化密切相关的多种环节。以上说明蒲黄降血脂和抗动脉硬化作用为各种有效成分综合作用的结果。

蒲黄的降脂作用实验表明,蒲黄的抗食饵性高胆固醇血症是通过抑制食物中的胆固醇或胆汁中的胆固醇从肠道的吸收来实现的,而不是通过增加胆固醇的排出量来实现的。另据报道,蒲黄的降血脂作用还与其激活巨噬细胞功能有关。临床双盲法观察发现,蒲黄有良好的降低总胆固醇、升高高密度脂蛋白胆固醇、降低血小板黏附和聚集性的作用(比每日服 300 毫克阿司匹林效果好);同时对血管内皮细胞有保护作用,并能抑制动脉硬化斑块形成。另外,蒲黄除可使急性和慢性高脂血症家兔血清胆固醇降低外,还可使高密度脂蛋白胆固醇及前列环素升高,血栓素 A2 降低,使血栓素 A2/前列环素比值维持正常。还有人经实验证明,蒲黄能抑制胆固醇的吸收、合成,促进胆固醇排泄,维持 6-酮-前列腺素 1α 及血栓素 B2 的比值正常,具有明显地降低血清胆固醇及防止动脉粥样斑块的发生和发展的作用。

综上所述,蒲黄具有降血脂及抗动脉硬化作用,是针对动脉硬化形成的不同环节综合作用的结果。

106. 为什么说月见草油有降血脂和抗动脉硬化作用

月见草油是从月见草植物种子中提取的植物油,具有

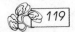

降血脂和抗动脉硬化的作用。动物实验表明,月见草油(每日 5 毫克/千克体重)可使高脂大鼠血清总胆固醇、低密度脂蛋白胆固醇及极低密度脂蛋白胆固醇降低,同时使高密度脂蛋白胆固醇水平显著升高。动物实验还证明,月见草油及其钠盐具有较强的降血脂及抗动脉硬化作用。有人用月见草油脂肪酸钠盐给高脂模型家兔每日 4.1 克/千克体重,连续 20 周,通过血生化及组织学检测,证实其可显著地降低各项血脂水平,提高高密度脂蛋白胆固醇,对预防动脉硬化的发生和减轻病变有显著效果。

临床观察发现,口服月见草油(3~4 克/日)后,可使血胆固醇、三酰甘油和 β-脂蛋白降低,而使高密度脂蛋白胆固醇升高,并有抗动脉硬化作用。有人用月见草油治疗 87 例伴有高脂血症的动脉硬化及脑血管闭塞后遗症患者,发现服药后血脂明显降低,以 β-脂蛋白最为明显,并可显著提高高密度脂蛋白水平。

107. 为什么说甘草有降血脂和抗动脉硬化作用

甘草为豆科多年生草本植物甘草的根,性平、味甘。其功能为补益心脾,润肺止咳,泻火解毒,缓急,调和诸药。甘草中主要含甘草酸、甘草苷、阿魏酸、多种氨基酸、生物素、β-谷固醇、甘露醇及糖类等。

研究表明,甘草对正常人的脂质代谢无影响,但是大部分高血压患者服用甘草酸后,血清胆固醇下降,小剂量甘草酸使实验性动脉硬化的家兔血清胆固醇降低,减轻病灶并阻止大动脉及冠状动脉病灶的发展。用甘草次酸盐（10毫克/千克体重，口服）可使家兔主动脉内的胆固醇和β-脂蛋白含量下降。甘草次酸盐的降血脂和抗动脉硬化作用比聚合皂苷更强。

关于甘草抗动脉硬化的作用机制，有学者提出甘草的抗炎及抗免疫作用与甘草的抗动脉硬化作用有关。给高血压、高脂血症、动脉硬化症等患者每日口服甘草酸150～200毫克，观察2个月，发现致动脉硬化的危险因子，如血清脂质、总脂质、总胆固醇、中性脂肪、β-脂蛋白、磷脂质、游离脂肪酸等明显降低，且人血白蛋白增加和白蛋白、球蛋白比值改善。

108. 为什么说当归有抗动脉硬化作用

当归为伞形科多年生草本植物当归的根，性温，味甘、辛。主要产于我国甘肃省东南部的岷县。功能是补血活血，调经止痛，润肠滑肠。主要成分有阿魏酸、丁二酸、腺嘌呤、棕榈酸及亚油酸等。

实验证明，当归具有抗氧化和清除氧自由基作用，对血小板聚集有明显抑制作用，能降低实验性高脂血兔的三酰甘油，还能明显增高冠心病及脑动脉硬化患者纤维蛋白溶酶活性。实验表明，阿魏酸具有抑制肝合成胆固醇的作用。当归及其成分阿魏酸的抗氧化和自由基清除作用，对血管壁来说，具有保护内膜不受损伤的作用，使脂质在动脉壁的进入和移出保持正常的动态平衡，也可阻止血小板黏附和聚集于血管壁上；其降胆固醇作用可抑制脂质沉积于血管壁上;其抗血小板功能又可阻止附壁血栓形成。当归及其成分阿魏酸的这3种药理作用互相协调,可产生抗动脉硬化的效应。

109. 为什么说夏枯草有防治动脉硬化作用

夏枯草性寒,味苦、辛,入肝胆经,为清肝火、散郁结之要药。夏枯草能软坚散结、消除瘿瘤等。从20世纪70年代开始,就有学者利用其散结功能治疗冠心病及动脉硬化,对降血脂及治疗冠心病有良好的功效。据报道,夏枯草经动物实验证明,有延缓主动脉中粥样斑块的形成,即防治动脉硬化的作用。另外,夏枯草还有降血压作用,治疗高血压肝阳上亢型者效果良好。

110. 为什么说丹皮酚有抗动脉硬化作用

丹皮酚为毛茛科植物牡丹根皮及萝摩科植物徐长卿的干燥根和根茎中的活性成分之一,有解热、镇痛、抗炎及降压等多种药理作用。动物实验证明,口饲丹皮酚可明显降低实验动物血清总胆固醇、三酰甘油、低密度脂蛋白、极低密度脂蛋白及载脂蛋白 B100 的含量;提高高密度脂蛋白含量及高密度脂蛋白总胆固醇、高密度脂蛋白 2/高密度脂蛋白 3 及载脂蛋白 A1/载脂蛋白 B100 的比值,显著减少主动脉壁及肝脏胆固醇含量,缩小斑块面积,抑制主动脉脂质斑块形成。丹皮酚还可降低血浆比黏度和红细胞聚集性。这些作用有助于预防小动脉管壁的血脂沉积和血栓形成而发挥其抗动脉硬化效应。实验表明，丹皮酚口服给药具有较全面的调理血脂、改善血流动力学的功能，可显著地抑制动脉硬化的发生及发展。

111. 为什么说丹参有抗动脉硬化作用

目前关于动脉硬化形成的氧化应激病因学说认为，动脉硬化的发生是由于血液中的低密度脂蛋白被氧化修饰成氧化低密度脂蛋白，移至血管内皮下被巨噬细胞大量摄取而转变为泡沫细胞，积聚在内膜下形成脂肪条纹。泡沫细胞释放细胞刺激因子而增殖平滑肌细胞，逐渐形成动脉硬化。

基础医学研究认为，丹参具有清除氧自由基，防止脂质过氧化作用。丹参通过保护超氧化物歧化酶活性和清除氧自由基使内皮细胞不受脂质过氧化损伤。推测抗氧化作用可能是丹参防止动脉硬化发生的主要机制。另外，抑制动脉内膜增厚和抑制培养的动脉平滑肌细胞增殖，也是丹参抗动脉硬化形成的机制之一。

另有动物实验证明，丹参可抑制氧化低密度脂蛋白的形成及减少氧化脂蛋白中过氧化物的丙二醛和氧化低密度脂蛋白对细胞的损伤。在牛主动脉平滑肌细胞模型上也证实，丹参素同样具有抑制氧化修饰低密度脂蛋白作用，并且能减少低密度脂蛋白中过氧化物的含量。它与维生素E的作用相近，进一步提供了丹参防治动脉硬化的实验依据。

112. 为什么说罗布麻有抗动脉硬化作用

动物实验证明，高胆固醇血症大鼠经罗布麻处理后，血清中胆固醇、低密度脂蛋白胆固醇浓度和动脉硬化指数，以及肝脏中胆固醇浓度均明显降低，仅血清中的高密度脂蛋白胆固醇浓度增加。结果提示罗布麻有降低胆固醇浓度、防止动脉硬化形成的作用。

113. 为什么说黄连有抗动脉硬化作用

小檗碱是从传统中医黄连中提取的一种异喹啉类生物碱，基础研究表明，小檗碱可抑制血清中血管紧张素转化酶活性和促进血管内皮舒张因子的释放，对抗 H202 引起的血管内皮细胞凋亡和坏死，从而保护内皮细胞，抑制血管平滑肌细胞的增殖。已有研究发现，小檗碱具有预防兔颈动脉硬化形成的作用，它能减轻巨噬细胞在动脉硬化血管的堆积。另用研究表明，小檗碱对兔颈动脉硬化形成有抑制作用，其效果与辛伐他汀作用相近。最近有学者研究发现，核因子-κB(nuclear factor-Kappa B,NF-κB)，血管细胞黏附分子-1(vascularcell adhesion molecule-1,vcAM-1)和单核细胞趋化蛋白 1(McP-1)可参与动脉硬化形成和发展，小檗碱可能通过抑制动脉硬化血管壁 NF-κB 活性，下调 vCAM-1 和 MCP-1 的表达而发挥抗动脉硬化作用。

114. 为什么说蚤休有抗动脉硬化作用

　　动脉硬化（As）近来被认为是一个慢性炎性过程，许多研究证明黏附分子的表达与 AS 的发生、发展有关。细胞间黏附分子 1（ICAM-1）存在于白细胞、血管内皮细胞、血管平滑肌细胞、上皮细胞等多种细胞的表面，可介导白细胞与内皮细胞黏附，有助于 AS 形成过程中的慢性炎症反应。过氧化产物如氧化型低密度脂蛋白可以上调内皮细胞 ICAM-1、血管细胞黏附分子-1 和 P 选择素的表达，ICAM-1 和 VCAM-1 等能促进免疫细胞浸润，促进单核细胞分化为巨噬细胞，使胆固醇沉积失去限制，形成泡沫细胞进而促进 AS 的发生。

　　蚤休（又叫重楼）具有清热解毒、消肿止痛、促进毒素分解等功效。已有研究表明，蚤休提取物具有一定的抗氧化活性。中国学者利用逆转录聚合酶链反应观察内皮细胞 ICAM-1 和 VCAM-1mRNA 的表达，流式细胞仪检测两种黏附分子在不同分组细胞中的定量表达。结果发现，H2 02损伤后，单核细胞与内皮细胞的黏附力显著升高，ICAM-1 和 VCAM-1 mRNA 的表达显著升高；ICAM-1 和 VCAM-1 含量明显增加，蚤休皂苷可使单核细胞与内皮细胞的黏附力降低，ICAM-1 和 VCAM-1 mRNA 的表达均降低，ICAM-1 和 VCAM-1 含量也明显下降。蚤休皂苷可以降低单核细胞与内皮细胞黏附力，降低 ICAM-1 和 VCAM-1 的 mRNA 表达。蚤休皂苷是从转录水平抑制黏附分子的生成，在抑制炎症发生的过程中发挥作用。所以，蚤休的作用是保护内皮细胞,对抗氧化损伤所导致的炎症反应,从而达到阻断AS 的发生和发展的目的,减少 AS 的始动环节和早期事件的发生。目前可以初步认为蚤休皂苷通过保护内皮细胞而具有防治 AS 的作用。

115. 为什么说川芎嗪有抗动脉硬化作用

川芎嗪是从中药川芎中提取出的一种生物碱单体。中医学认为,川芎有行气及活血化瘀的功效。在动脉硬化形成过程的许多因素中,血清胆固醇过高与动脉硬化密切相关。近年来研究表明,血管内皮功能紊乱为动脉硬化的病理生理学基础。血浆内皮素-1(ET-1)由血管内皮细胞分泌,体外实验证实,内皮素-1 能刺激血管平滑肌细胞分裂、增殖及迁移,促使动脉硬化形成。有实验用川芎嗪干预动脉硬化模型兔,对比研究主动脉硬化病变范围并观察血清胆固醇、三酰甘油及血浆内皮素-1 的变化,发现高脂饲料组兔不但动脉硬化病变严重,而且内皮素-1 明显升高,提示内皮素-1 可能与动脉硬化的发生、发展有某种关系。将川芎嗪介入动脉硬化模型兔后,发现该组兔动脉硬化病变明显减少,血清胆固醇及血浆内皮素-1 亦明显降低。故推断,川芎嗪可能具有通过调节脂质代谢,改善和保护血管内皮细胞功能,实现其抗动脉硬化的作用。

116. 为什么说血脂康有抗动脉硬化作用

血脂康是从红曲菌中提取的,含有多种有效成分的调脂药,系纯中药制剂。全国多中心血脂康扩大临床验证已证实,其具有高效、安全,能降低总胆固醇、低密度脂蛋白胆固醇及三酰甘油,升高高密度脂蛋白胆固醇的功效。最近有动物实验证明,血脂康除了具有调节血脂作用外,还有抑制低密度脂蛋白胆固醇氧化作用,具有预防动脉硬化发生及发展作用。另据报道,临床研究证明,血脂康能升高高密度脂蛋白胆固醇及降低三酰甘油水平。其机制可能是该药含有多种不饱和脂肪酸及必需氨基酸,能促使胆固醇转化为胆酸而排出体外,同时可促进三酰甘油分解。

117. 为什么说牡丹皮具有抗动脉硬化作用

牡丹皮为常用中药材之一,具有清热凉血、活血化瘀之功效。所含具有生理活性的化学成分主要包括单萜及其苷、酚、酮、鞣质等。

据现代药理实验研究报道,牡丹皮的药理作用主要体现在抗动脉硬化、降血压、降血糖、镇静、抗惊厥、保肝等作用。其主要活性成分丹皮酚等具有抗动脉硬化、降血压、降血糖、保护心肌细胞,改善血液流变性,改善局部的微循环等多方面的作用。

118. 为什么说植物多酚具有抗动脉硬化作用

植物多酚又称单宁或鞣质,是指分子结构中有若干个酚性羟基的植物成分的总称,涵盖了所有单宁及单宁的衍生物。植物多酚基本分子特征是没食子酸葡萄糖醇或黄烷醇。植物多酚存在于植物的叶、壳、果肉及种皮中,含量仅次于纤维素、半纤维素和木质素。在日本,有人将其称之为继第六类营养素膳食纤维之后的第七类营养素。

植物多酚具有抗癌、抗动脉硬化、软骨保护、抗视力退化等多种药理作用。

119. 哪些中药具有抗动脉硬化作用

临床实践证明,活血化瘀类中药及某些降脂补肾类中药,对冠心病及脑血管病具有良好的治疗效果。那么,有哪些中药具有明确的抗动脉硬化作用呢?我国学者自20世纪70年代开始利用现代科学技术,系统研究中药防止动脉硬化病变的形成及消退,到目前为止,发现下列中药具有比较明确的抗动脉硬化作用。

(1)赤芍:赤芍是毛茛科多年生草本植物毛果赤芍和卵叶芍药的根。主要产于我国的四川、内蒙古及东北各地。味苦,性微寒,归肝经。功效为清热凉血、祛瘀止痛,属于中药的清热凉血药。中医常用来治疗痈肿及目赤肿痛等证,也用来治疗温热及血热所致吐血、鼻出血等证,还用来治疗血滞经闭、痛经及跌打损伤瘀滞肿痛诸证。《神农本草经》载,赤芍可"除血痹,破坚积"。现代中药药理学认为,赤芍有活血化瘀作用。赤芍及其有效成分赤芍精和赤芍801等对冠心病及脑血管病的临床应用表明,有改善临床症状、血小板功能和花生四烯酸代谢的作用。动物实验证明,赤芍能改善微循环、抑制血小板聚集和抗血栓形成,扩张冠状动脉血管,增加冠状动脉血流量,还能使主动脉硬化斑块面积减少,具有肯定的抗动脉硬化的作用。

(2)山楂:山楂为蔷薇科落叶灌木或小乔木植物山楂的果实。味酸甘,性微温。归脾、胃、肝经。功效为消食化积,活血散瘀。中医常用来治疗食滞不化、脘腹胀满、腹痛泄泻及产后瘀阻腹痛等证。近年来,临床上常用生山楂治疗高脂血症、冠心病及高血压。山楂的主要化学成分是黄酮类物质,另外,还含有β谷固醇、胡萝卜素及大量维生素C等。动物实验证明,山楂有降血脂和防治动脉硬化作用。山楂的醇提取物、山楂浸膏均能降低实验动物的血胆固醇,能使动脉硬化兔血中磷脂酰胆碱比例提高,胆固醇和脂质发生在器官上的沉积减少。实验研究还提示,山楂有抗衰老作用,并且有强心、降压、增加冠状动脉血流量、抗心肌缺血及抗心律失常等作用。山楂无毒性,可长期服用,既可作为防治老年心、脑血管疾病的常用药物,又可作为老年保健抗衰老的常服药物。一般用量为 10～15 克,大剂量可用至30 克。

(3)泽泻:泽泻为泽泻科多年生沼泽植物泽泻的块茎。主要产于福建、四川及江西等地。味甘、淡,性寒,归肾及膀胱经,有利水渗湿、泄热的功效,常与茯苓、猪苓等药同用,以增强利水渗湿的作用。临床上常用来治疗小便不利及水肿等证，一般用量为5～10克。动物实验证明，泽泻能预防及抑制兔实验性主动脉硬化斑块的形成，并可使主动脉内各种脂质减少，特别是胆固醇酯显著减少。使主动脉粥样斑块减轻。泽泻还有干扰胆固醇吸收、分解和排泄的作用。动物实验还证明，泽泻提取物、醇浸膏及醇浸剂等，均可使家兔血清总胆固醇及三酰甘油含量降低，其降胆固醇作用与氯贝丁酯相似，优于山楂及地骨皮。

（4）何首乌：何首乌为蓼科多年生草本植物的块根。秋后茎叶枯萎时或次年未萌芽前掘取其块根，洗净、切片或微烘干，称为生首乌；若以黑豆煮拌蒸，晒后变为黑色，称为制首乌。何首乌在中药学上属于补血药，有补益精血、润肠通便、解毒及截疟的功效。味苦、甘、涩，性微温，归肝、肾经。一般用量为10～30克。补益精血用制首乌；解毒润肠通便用生首乌。一般认为，制首乌能补肝肾、益精血，兼能收敛，不燥、不腻、不寒，为滋补良药，常配伍当归、菟丝子、枸杞子等用来治疗精血亏虚、须发早白及腰酸脚软等证，疗效颇佳。生首乌补益力弱，且不收敛，有截疟、解毒及润肠通便的功效。常配伍黑芝麻、火麻仁及当归等润肠养血药，以治疗精血不足、肠燥便秘等，每获良效。

现代中药药理学认为，何首乌有延缓衰老作用和增强机体免疫功能及营养毛发作用，还有调整血脂和抗动脉硬化作用。初步认为，何首乌可通过降低血脂水平或防止过氧化脂质形成而起到减轻动脉硬化的作用。另外，动物（鹌鹑）实验研究证明，何首乌在延长老年鹌鹑寿命的同时，能提高高密度脂蛋白胆固醇的水平，调节脂质代谢，增强抗氧化能力。何首乌总苷有抑制高脂血症、促动脉平滑肌细胞增殖作用。

（5）茵陈：茵陈为菊科多年生草本植物茵陈蒿的幼苗。主要产于我国的陕西、山西及安徽等地。味苦，性微寒，归脾、胃、肝、胆经，有清热利湿及退黄疸的功效。中医常用茵陈配栀子、大黄组成茵陈蒿汤，治疗黄疸，效果颇佳。

现代中药药理实验证明，茵陈有明显祛脂作用，其煎剂对实验性动脉硬化家兔能降低其血清胆固醇，并使其动脉壁粥样硬化减轻。临床上用于降血脂及抗血管硬化等疾病。有人用茵陈煎水代茶每日常饮，治疗高胆固醇血症，有较好的降血脂作用。

（6）大黄：大黄为蓼科多年生草本植物掌叶大黄或药用大黄的根和根茎。主要产于甘肃及青海等地。味苦，性寒，归脾、胃、大肠、肝、心经，有泻下攻积、清热泻火、解毒及活血化瘀的功效。中医常用大黄治疗大便秘结及黄疸等证。现代医学常用大黄治疗老年习惯性便秘、消化不良、肝炎、胰腺炎、胆囊炎、胃炎、高脂血症、动脉硬化和高血压等疾病。

现代中药药理学研究认为，大黄有抗菌、抗病毒作用，并有抗肿瘤、降血脂及减肥作用；大黄对血管平滑肌细胞增殖有抑制作用，对饲喂胆固醇家兔血清胆固醇的升高有明显抑制作用；大黄醇提取物和水提取物均有明显降血脂作用；其降脂和减体重成分可能是蒽醌类化合物；大黄还能增加肝小叶间的胆汁分泌，促进胆汁排出，减少胆固醇在血管内的沉积。

（7）茶叶：茶叶为山茶科植物茶树的干燥嫩叶或叶芽。味苦、甘，性微寒，无毒，归心、肺、胃经。有清醒头脑，除烦渴、消食、利尿、解毒、止泻及减肥等作用。

现代科学研究证明,茶叶中含有大量人体必需的生物活性成分,并证明在抗衰老、增强人体免疫功能、防癌抗癌、抑菌治痢、减肥、兴奋神经中枢、利尿消食、活血化瘀、降血脂及抗动脉硬化等方面均有良好的作用。茶叶对人体健康有益,已举世公认。动物实验证明,茶叶有抗动脉硬化作用,其有效成分是茶色素。其抗动脉硬化机制可能是:①降低血液黏滞度及凝固性,抑制血栓形成。②抑制细胞对血清脂质的摄取,加速清除或分解已进入主动脉壁的胆固醇。③抑制动脉平滑肌细胞增生和降低其通透性。

(8)大蒜:大蒜为百合科植物蒜的鳞茎。大蒜归脾、胃、肺、大肠经。生品性温、味辛;熟品性温、味甘。有行滞气、暖脾胃、散肿结、解百毒及健身延年的功效。常用来治疗感冒、高脂血症、糖尿病及肿瘤等。

现代药理研究证明,大蒜有广谱抗菌、抑菌作用,对葡萄球菌、肺炎双球菌、大肠埃希菌及结核杆菌均有抑制作用。大蒜有抗诱变、抗过氧化作用,还有显著的抗血小板聚集作用;有免疫增强作用和抗炎、抗肿瘤作用;大蒜有增加纤维蛋白溶解系统活性的作用,并能有效地防止纤维蛋白溶解系统活性降低;大蒜有降低血脂及抗动脉硬化作用,可明显阻止高胆固醇饲料所致家兔高脂血症、高血液凝固性和主动脉脂质沉积,降低血清胆固醇及三酰甘油水平,升高血浆纤维蛋白水平,并显著升高高密度脂蛋白/总胆固醇比值;大蒜素还能促进胰岛素分泌,增加组织细胞对葡萄糖的吸收利用,降低血糖水平。

总之,大蒜有抗血小板聚集、降低血黏度、降血脂及防治动脉硬化作用,对防治老年人血液黏稠及脑血栓形成均有益处。因此,提倡多吃大蒜,防治心、脑血管疾病。

(9)女贞子:女贞子为木樨科植物女贞的成熟果实。《神农本草经》记载,女贞子可"主补中,安五脏,养精神,除百病,久服肥健,轻身不老"。女贞子味甘、苦,性凉,入肝、肾、肺、心经,有补益肝肾、强壮腰膝、清热明目、养心安神及延年益寿的功效。临床上常用来治疗肝肾阴虚、腰膝酸软、高脂血症、冠心病、高血压及慢性肝炎等疾病。

现代中药药理学研究发现,女贞子具有抗过氧化、抗突变、抗菌、抗病毒、抗肿瘤、降血糖和免疫调节等作用,适宜治疗老年慢性疾病,如慢性肝病、动脉硬化、高脂血症及冠心病等,对心血管系统有降血脂、抗动脉硬化、增加冠状动脉血流量等作用。给实验性动脉硬化家兔每只每日喂饲女贞子粉20克,75~105日能明显降低血清胆固醇和三酰甘油水平,并减少主动脉脂质斑块面积。有学者用女贞子浸膏片每日30克,共服用2个月,治疗80例冠心病患者,心绞痛缓解率为80%,心电图改善率为55%。

(10)三七:三七为五加科多年生草本植物三七的根。主要产于广西、云南等地。别名参三七、田七。味甘、微苦,性温。归肝、胃经。有化瘀止血、活血定痛、益气补血、安神强身、健脑益智及调补五脏的功能。中医常用来治疗跌打损伤、瘀滞肿痛、吐血、咯血、鼻出血、冠心病、贫血及胃脘痛等。

现代中药药理学研究发现,三七的化学成分与人参相似,主要含有皂苷类及黄酮类,还含有槲皮素、β-谷固醇、多肽素和多糖及铝、铁、铷、锶等20种微量元素。有止血、散瘀和补血作用和抗氧化作用和调节免疫功能,对中枢神经有兴奋和抑制双向调节作用,对代谢和内分泌系统也有重要作用。三七可降低血清胆固醇,动物实验表明,三七粉能降低家兔总胆固醇水平,并使二、三酰甘油含量明显降低,阻止家兔肠道内吸收脂肪。另有研究证明,三七有抗动脉硬化作用,可能与其抗氧化作用有关。有学者用三七的有效成分三七总皂苷 100 毫克/千克体重灌家兔胃 8 周,可抑制家兔食饵性实验性动脉硬化病变形成。三七总皂苷抗动脉硬化作用机制可能与调节动脉壁前列环素,纠正前列环素/血栓素比值失衡有关。

(11)枸杞子:枸杞子为茄科落叶灌木植物枸杞的成熟果实。以产于宁夏、甘肃、青海及河北等地的质量最好。味甘,性平,归肝、肾、肺经,有滋补肝肾、明目润肺及滋阴益精的功效。中医常用来治疗遗精、消渴、视力减退及腰膝酸软等证。

现代药理研究认为,枸杞子化学成分主要有甜菜碱、胡萝卜素、烟酸,维生素 B_1、维生素 B_2、维生素 C 及 β-谷固醇、亚油酸、钙、磷、铁等。有抗衰老及降血脂作用,对造血功能有促进作用,还有降血糖、保肝及增强免疫功能作用。临床及实验初步表明,枸杞子有降低血清胆固醇及增高磷脂作用,能轻微阻止家兔实验性动脉硬化形成。

(12)黄精:黄精为百合科植物黄精的根茎。味甘,性平,归脾、肺、肾经,有润肺滋阴、补脾益气、益肾填精、乌黑须发及轻身延年的功效。中医常用黄精配伍沙参、知母及贝母等养阴清肺药同用治疗肺虚燥咳。与党参、茯苓、白术等补气健脾药同用以治疗脾胃虚弱。与黄芪、天花粉、麦冬及生地黄等益气养阴药同用以治疗消渴证。临床实践证明,黄精对冠心病、高脂血症、糖尿病、慢性肝炎及白细胞减少症等有较好的治疗效果。

黄精的化学成分主要有蒽醌类化合物、洋地黄糖苷、氨基酸、黏液质、淀粉、糖类、烟酸、锌、铜及铁等。药理作用有抗衰老、延长寿命、增强免疫功能及抗病原微生物、降血糖和抗氧化作用,可扩张冠状动脉,增加冠状动脉血流量,显著降血脂,并使动脉硬化病灶缩小。

(13)姜黄:姜黄为姜科多年生宿根草本植物姜黄的根茎。主要产于四川、福建、江西及云南等地,为活血化瘀药。味辛、苦,性温,归肝、脾经,有破血行气和通经止痛的功效。中医常用姜黄配伍当归、白芍、红花及延胡索等,以通经止痛,破血行气,治疗经闭腹痛等证,与羌活、当归、芍药及海风藤同用治疗风湿痹痛有良好的疗效。

现代中药药理研究证明,姜黄有抗炎、抗氧化、抗凝、降血脂及抗动脉硬化、抗肿瘤等作用。

(14)水蛭:水蛭为环节动物水蛭科的蚂蟥和水蛭及柳叶蚂蟥等的干燥全体,别名蚂蟥。我国各处都有。一般于夏季5~6月或秋季捕捉,晒干。味咸、苦,性平,有小毒,归肝经,有破血逐瘀的功效。中医常用水蛭治疗血滞经闭及跌打损伤等血瘀阻滞之证,是常用的活血化瘀中药。

现代药理研究认为,水蛭有降血脂作用,并能使动脉硬化病变减轻。

(15)漏芦:漏芦为玄参科漏芦的根,又叫野兰,为清热解毒和消肿排脓的中药,具有活血通脉作用。动物实验表明,漏芦能减轻高血脂对动脉壁的损伤,减少脂质堆积,能较好地保护动脉内皮细胞超微结构的完整性，防治动脉硬化。

120. 哪些中药复方制剂具有抗动脉硬化作用

(1)山楂合剂：山楂合剂由山楂及益母草等组成。实验研究证明，山楂合剂能抑制单胺氧化酶活性，激活并提高超氧化物歧化酶活性，抑制和清除过氧化脂质。冠状动脉病理切片证明，山楂合剂能减少动脉粥样斑块形成，有防治动脉硬化作用。

(2)畅脉饮：方由生蒲黄、丹参、决明子、枸杞子、制何首乌、薤白、红花、黄芪、党参、荷叶、泽泻、山楂、当归、黄芩及杭白菊等组成。方中当归和制何首乌有抗氧化、清除氧自由基作用；生蒲黄、决明子、枸杞子、泽泻及薤白等有降血脂作用；生蒲黄和决明子有升高高密度脂蛋白作用，红花、丹参及黄芪有抑制血小板黏附和聚集的作用；红花中的红花黄色素和丹参中的丹参素有抑制血管平滑肌细胞增殖的作用。本方通过抗氧化、调血脂及抑制血管平滑肌细胞增殖等不同环节来防治动脉硬化。临床观察表明，本方对老年冠心病、老年高血压合并老年脑动脉硬化有良好的治疗效果。

(3)疏肝活血方：疏肝活血方由三棱、香附、泽泻、陈皮、海藻、枸杞子及白芍等中药组成。临床研究显示，该方剂抑制动脉硬化有良效。动物实验显示，本方可提高超氧化物歧化酶活性，保护血管内皮细胞结构的完整性，减少脂质沉积,抑制血管平滑肌细胞增殖,可达到防治动脉硬化的目的。

(4)脑络通:脑络通是以何首乌等中药组成的纯中药方剂。彩色多普勒超声检查证实,脑络通对颈动脉硬化有较好的治疗效果。其抗动脉硬化机制可能是脑络通减轻低密度脂蛋白的氧化修饰,阻止泡沫细胞形成和动脉硬化的发生、发展。

121. 治疗动脉硬化的中药汤剂有哪些

(1)茵陈降脂方

【原料】 茵陈 30 克,生山楂 15 克,生麦芽 15 克。

【功效】 清肝利胆,醒脾降脂。

【适应证】 高脂血症、动脉硬化症,证属痰湿内阻者。症见胁肋疼痛、形体肥胖、舌苔黄腻及脉濡滑。

【制作】 取以上药物,用水冲淋,洗去灰尘杂质,将冲淋干净的中药置于陶罐中,加水约 800 毫升,浸泡 1 小时。大火煮沸后,小火煮 30 分钟,过滤,得药液约 200 毫升,为头煎。将药渣再加水 600 毫升,大火煮沸后,小火煎 30 分钟。过滤,得药液约 200 毫升,为二煎。将头煎、二煎药液混合得药液 400 毫升,备用。

【服法】 每日 1 剂,分早、晚 2 次服,每次各服 200 毫升,以饭前服用为佳。

(2)银川汤

【原料】 银杏叶 9 克,红花 6 克,川芎 6 克,葛根 10 克。

【功效】 活血化瘀,行气止痛。

【适应证】 动脉硬化症并发冠心病,证属血瘀内阻者。

症见心悸、胸闷气短、舌质紫黯及脉涩。

【制作】 取以上药物,用水冲淋,除去灰尘和杂质,将冲洗干净的中药置于陶罐中,加水约 800 毫升,浸泡约 1 小时。大火煮沸后,小火煮 30 分钟,过滤,得药液约 200 毫升,为头煎。将药渣加水约 600 毫升,大火煮沸后,小火煎 30 分钟,过滤,得药液约 200 毫升,为二煎。将头煎、二煎药液混合得药液 400 毫升,备用。

【服法】 每日 1 剂,分早、晚 2 次服,每次服 200 毫升,以饭前服为宜。

(3)胡麻煎

【原料】 胡麻、茯苓、干地黄及天冬各 10 克。

【功效】 滋补肝肾,养心安神。

【适应证】 动脉硬化症,证属肝肾阴虚者。症见心神不宁、眩晕、烦热、早衰发白、神疲乏力、舌质红、舌苔少及脉细数。

【制作】 取以上药物,用水冲淋,除去灰尘和杂质,将冲洗干净的中药置于陶罐中,加水约 800 毫升,浸泡 1 小时。大火煮沸后,改为小火煎煮 30 分钟,过滤,得药液约 200 毫升,为头煎。将药渣加水 600 毫升,大火煮沸后,小火煮 30 分钟,过滤,得药液约 200 毫升,为二煎。将头煎、二煎药液混合得药液 400 毫升,备用。

【服法】 每日 1 剂,分早、晚 2 次服,每次服 200 毫升,饭前半小时服为佳。

(4)首乌六味汤

【原料】 何首乌 60 克,淫羊藿 15 克,女贞子 15 克,桑寄生 24 克,仙茅 9 克,生地黄 30 克。

【功效】 滋补肝肾，滋阴健脾。

【适应证】 脑动脉硬化症，证属肝肾阴虚者。症见头晕耳鸣、神疲乏力、失眠健忘、腰膝酸软、舌质红、舌苔少及脉细数。

【制作】 取以上药物，用水冲淋，除去灰尘和杂质，将冲洗干净的中药置于陶罐中，加水约800毫升，浸泡1小时。大火煮沸后，改为小火煎煮30分钟，过滤，得药液约200毫升，为头煎。将药渣加水600毫升，大火煮沸后，小火煮30分钟，过滤，得药液约200毫升，为二煎。将头煎、二煎药液混合得药液400毫升，备用。

【服法】 每日1剂，分早、晚2次服，每次服200毫升，饭前半小时服。

(5)安神健脑液

【原料】 人参、麦冬、五味子、枸杞子及丹参各10克。

【功效】 安神健脑，补气养血。

【适应证】 动脉硬化症，证属气血两虚者。症见气短乏力、头晕失眠及健忘。

【制作】 取上述药物1剂，置于陶罐中，加水约800毫升，浸泡1小时。大火煮沸后，改为小火煎煮30分钟，过滤，得药液约200毫升，为头煎。将药渣加水600毫升，大火煮沸后，小火煮30分钟，过滤，得药液约200毫升，为二煎。将头煎、二煎药液混合得药液400毫升，备用。

【服法】 每日1剂，分早、晚2次服，每次服200毫升，饭前半小时服。

122. 防治动脉硬化的中药煎膏有哪些

中药煎膏又叫内服膏剂，是由中药材加水煎煮，去渣，浓缩成清膏，加糖或蜂蜜而制成的稠厚半流体状浸出制剂。目前常用于防治动脉硬化的中药煎膏有如下几种。

（1）首芝膏

【原料】 制首乌500克，芝麻300克，蜂蜜600克。

【功效】 滋阴补血，降低血脂。

【适应证】 用于预防和治疗动脉硬化，证属阴血亏虚者。症见口干欲饮、头晕、舌质红及脉弦。

【制作】 将制首乌500克冲淋、洗净，去除杂质后放入不锈钢锅内，加水约2 000毫升，浸泡4小时。将不锈钢锅置火上加热，大火煎沸后，小火煎90分钟，滤出药液。再将药渣再加水约1 200毫升，大火煎沸后，小火煎60分钟，滤出药液。将两次滤出的首乌药液合并后，加热浓缩至500～600毫升备用。将芝麻300克拣去杂质，淘去泥沙灰尘，置火上炒干至微香，研碎备用。将600克蜂蜜置于不锈钢锅内加热，并使其水分大部分蒸发，待其泛起大泡呈老红色后，加凉水约100毫升，再继续加热煮沸，随后趁热倒出，用纱布过滤，除去杂质。将芝麻粉、炼蜜加入浓缩的首乌液中，拌匀，小火煮沸收膏，至总量约600毫升即成。冷却后装瓶备用。

【服法】 每次20～30毫升，每日3次，分早、中、晚3次用温开水送服。

【备注】 据研究，芝麻尤其是黑芝麻含有丰富的维生素 B$_1$、维生素 E 及亚油酸等,有改善血液循环、调节胆固醇代谢及降低血压等作用。何首乌能减轻或阻止胆固醇在动脉壁的沉积。长期服用首芝膏,可延缓动脉硬化,延年益寿。

(2)灵乌二仁膏

【原料】 何首乌 500 克,灵芝 500 克,桃仁 250 克,薏苡仁 250 克,蜂蜜 600 克。

【功效】 滋养肝肾,调和脾胃。

【适应证】 脑动脉硬化,证属肝肾阴虚者。症见头晕、失眠及心悸健忘。

【制作】 将上药何首乌、灵芝、桃仁及薏苡仁洗净后置于不锈钢锅中,加水约 3 000 毫升,浸泡 1 小时。加热煎煮,大火煮沸后,改为小火煎煮半小时,过滤取药液备用。将残渣加水 1 500 毫升,大火煮沸后小火煎煮 60 分钟,过滤后取药液。将两次药液混合,放小火上微沸并不断搅拌,浓缩至 1 800 毫升左右,加入蜂蜜后,继续小火煎熬至 1 500 毫升,待冷却后装瓶备用。

【服法】 每次 10~20 毫升,每日分早、晚 2 次于饭前半小时温开水送服。

【备注】 桃仁破血作用较强,故孕妇忌用。何首乌、桃仁有通便作用,大便干结者宜用,大便溏泻者忌用。

(3)活血益气膏

【原料】 益母草、党参及玄参各 90 克。

【功效】 益气活血,化瘀止痛。

【适应证】 动脉硬化及冠状动脉硬化性心脏病心绞痛,证属气虚血瘀者。症见胸闷胸痛、舌质紫黯及脉涩。

【制作】 将上药洗净混匀,除去杂质,置于不锈钢锅内,加水 1 000 毫升,浸泡 3 小时。将不锈钢锅置火上加热,大火煎沸后,小火煎 1 小时,滤出药液,再加水 800 毫升,大火煎沸后,小火煎 1 小时,滤出药液。将两次取得的药液混合在一起,再用纱布过滤,静置 1 小时,取其上清液,放入不锈钢锅内,加热煎熬,浓缩成薄汤状。将糖 100 克置于锅内,加水 60 毫升,煮沸后以小火煮 30 分钟,制成稠糖浆。在浓缩药液内加入稠糖浆,混匀,煮沸,小火收膏,至总量 150 毫升左右,冷却后装瓶备用。

【服法】 每次 20 毫升,每日 2 次,分早、晚温开水空腹送服。

123. 治疗动脉硬化的常用单方验方有哪些

降脂丸

组成:蝉蜕,僵蚕,片姜黄,生大黄,干地龙、水蛭、土鳖虫、炙南星、清半夏、生山楂、炙首乌、泽兰泻。

用法:同药共研细末,炼蜜为丸。每次 1 丸,每日 3 次,饭前空腹服。连服 3～6 个月。

调脂汤

组成:甘草、枸杞子、柴胡、泽泻、山楂、丹参、红花。

用法:每日 1 剂,早晚各 1 次水煎服,每 4 周为 1 个疗程。

功效:益气养阳补肾,除湿祛痰,理气活血。

现代药理研究:方中的甘草和柴胡所含的甘草酸和柴胡皂苷能降血清中总胆固醇和总三酰甘油的含量,能使极低密度脂蛋白（VLDL）和低密度脂蛋白（LDL）下降，同时还能提高高密度脂蛋白（HDL）的含量。

泽泻醇能提高低水平的高密度脂蛋白-胆固醇（HDL-C），有利于血胆固醇的运转和排泄，还能预防胆固醇在血管壁内沉积。

山楂和黄芪可以抑制胆固醇合成限速酶的活力，减少内源性胆固醇的合成。

枸杞子能抗脂肪肝，主要是因其所含的甜菜碱在体内起甲基供应体的作用。

红花内含红花油，红花油中的亚油酸、油酸、亚麻酯能降低血中胆固醇和三酰甘油。

消补减肥片

组成：黄芪、蛇床子、白术、大黄、香附等。

用法：饭前半小时服，疗程为1个月。

功效：调整肠胃，利胆降脂，调节内分泌，提高机体免疫力。

现代药理研究：据本方研制者观察，消补减肥片对高血脂动脉硬化有明显的治疗作用，服用后症状改善的总有效率是83.9%，还能明显地减轻体重。此方主要有降血中胆固醇、低密度脂蛋白的作用，还具有改善低密度脂蛋白/高密度脂蛋白比值的作用。

补肾降脂汤

组成：生地黄、熟地黄、何首乌、枸杞子、菟丝子、淫羊藿、山药、枣仁、珍珠母、鸡血藤。

服法：水煎服，每日1剂。平均疗程为2个月。

功效：补肾活血，滋阴安神，调节脂质代谢。

现代药理研究:本方是其研究者通过实验研究发现,更年期女性的高密度脂蛋白明显下降,认为这与女性肾气在更年期后渐衰,冲任虚少有关,故拟定此方可缓解更年期综合征症状,并调节脂质代谢以防治高脂血症和动脉硬化的发生。

降脂胶囊

组成:泽泻、山楂、丹参、玉竹,按2∶1∶1∶1配方,清除杂质,粉碎后过筛,以细粉装入胶囊内,每粒胶囊含生药0.3克。

服法:每日3次,每次3～4粒。疗程2个月。服药期间保持原有饮食习惯,可停用其他降脂药。

功效:降低血脂,降低血压,降低血糖。总有效率93.7%,远期疗程也令人满意。

现代研究:本方通过对体内环境、免疫系统的影响,通过整体调节,使脂质代谢紊乱得以纠正。方中泽泻能降低血中胆固醇和三酰甘油。山楂能消除油腻内积,化瘀散结。降低血胆固醇和三酰甘油。丹参有活血祛瘀作用,可以改善处于高凝状态的血液循环。玉竹具有抗心衰和改善心肌缺血的作用。

不良反应:服用本方后,有少数患者便溏,大便次数增多,但不影响服药,停药后正常。

降脂汤

组成:石决明、大黄、泽泻、夏枯草、生地黄、白芍、柴胡。

服法:每日1剂,早晚煎服,同时加服维生素C,维生素B_6,每日3次。

停服其他降血脂药,总疗程为4周。

功效:本方对肝肾阴虚、肝阳上亢、阴虚阳亢者皆有效。

现代研究:本方研制者认为高脂血症、动脉硬化主要由肝脾肾三脏功能失调,引起脂质代谢紊乱而发生的。主要分为肝肾阴虚、肝阳上亢、阴虚阳亢三型,使用本方对三型的降脂效果无明显差异。方中泽泻能干扰胆固醇的吸收,加强胆固醇的排泄,对降低血胆固醇作用显著。大黄能使肠蠕增强,促进胆固醇排泄,减少胆固醇的吸收,从而达到降脂作用。生地黄补肝肾,白芍养肝柔肝,柴胡疏肝解郁,石决明平肝潜阳,夏枯草、大黄、泽泻能清肝泻火。此方潜阳不致肝郁,滋阴而腑气不滞,清肝泻火使其有所去路。全方的配伍又能进一步增强泽泻、大黄的降脂、抗动脉硬化作用。

三黄泻心汤

组成:黄芩、黄连、大黄。

功效:药理研究,本方有降低胆固醇作用,特别是降低低密度脂蛋白(LDL)作用明显。

配伍:在临床上多与小柴胡汤并用。

脉安冲剂

组成:麦芽、山楂。

作用:经临床观察,本方对高三酰甘油血症 150 例患者试用,降脂有效率达 42%。另对 102 例混合性高脂血症患者(其中 85 例为高胆固醇血症),有效率达 60%。

复方锁阳冲剂

组成:锁阳、巴戟天、淫羊藿、黄芪、附子、枸杞子。

服法:每袋 20 克,每次口服 1 袋,每日 2 次。

作用:本方作者采用此方法治疗高脂血症患者 30 天后,

降低血胆固醇的有效率为 84.6％,降低三酰甘油的总有效率为 69.0％,作者认为使用补肾降脂的方法可降低血胆固醇。

降脂片

组成:太子参、何首乌、决明子、生蒲黄、生荷叶、姜黄、郁金、泽泻。

制作与服法:每片含生药 1 克,每日 30 片,分 3 次口服,每个疗程为 2～3 个月。

功效与研究:全方能补气祛湿活血。方中太子参能益气健脾,养血补肾。荷叶、泽泻、决明子能醒脾利湿,润肠通便。蒲黄、郁金、姜黄能活血行气。根据现代药理研究,何首乌、决明子、蒲黄能促进肠腔内胆固醇的水解和游离胆固醇的酯化,并竞争性抑制胆固醇的吸收。姜黄有抑制脂肪酸合成的作用,根据本药研制者的临床观察,本方降低胆固醇的有效率为 82.4％,降低三酰甘油的有效率为 66.7％,服用后体重也有所下降。

降脂灵

组成:茵陈、黑山栀、苍术、黄柏。

功效:补益肝肾、健脾消食,清热利胆,燥湿化痰。

现代研究:本方的研究者认为:本方里含有茵陈二炔酮、栀子素、D-甘露醇、黄柏酮、苍术醇等多种成分,这些成分能促进脂肪代谢和肝细胞再生,改善肝脏功能,降低血脂。防治动脉硬化。

明矾降脂方

组成:明矾。

服法:每日清晨口服米粒大 1 粒,温水服,连服 2～3

个月。

现代研究:据观察研究,明矾具有很强的降低血脂作用。

轻身一号方

组成:黄芪、防己、白术、川芎、何首乌、泽泻、生山楂、丹参、茵陈、水牛角、淫羊藿、生大黄。

服法:水煎、每日1剂,早晚各服1次。

功效:益气健脾,温肾助阳,活血化瘀,利水消肿。除湿祛脂。

现代药理研究:本方主要针对肥胖合并有高脂血症的患者,使脂质代谢,水盐代谢、能量代谢重新趋于平衡状态。黄芪、白术有益气健脾的作用,何首乌能够滋肾填精降脂;川芎、丹参可以理气活血化瘀;淫羊藿可温肾助阳;山楂、水牛角、茵陈可以降低血脂;防己和泽泻可利尿消肿降脂。配以大黄可促进通便、利胆,减少胆固醇的吸收。故本方要以通过调节水盐代谢和脂质代谢,而起到防治高脂血症和动脉硬化的作用。

水香丸

组成:水蛭、九香虫、三七、肉桂。

用法:研为细末,水蜜适量,制成丸剂。每日3次,每次4.5克,饭后服。

功效:活血通络,理气祛瘀。用于防治动脉硬化、冠心病、高脂血症。现代研究表明水蛭素具有溶栓、抗血小板聚集、降血脂等多方面作用,能防治动脉硬化的形成。

124. 治疗动脉硬化的常用中成药有哪些

目前临床上也有一些普遍使用的降血脂中成药,现将其中一部分介绍给大家。供参考:

首乌片

何首乌主要含大黄酚、大黄泻素、卵磷脂等成分。大黄酚和大黄泻素可使大便通畅,减少和阻止肠内脂类物质的吸收,卵磷脂能促进脂物质的转运和代谢,使血脂降低。据实验观察:首乌片降低血清胆固醇作用明显,而降低三酰甘油的作用更显著。适用于高脂血症和动脉硬化。

白金降脂丸

这是古方"癫痫白金丸"改制而成的,研制者将其改制后用来治疗高脂血症也收到了较好的效果,治疗前后血脂降低有非常显著性差异,对胆固醇、三酰甘油都有明显的降低作用。适用于高脂血症、动脉硬化、冠心病和高血压。对上述疾病患者的头晕、头痛、胸闷、心悸、失眠、肢体麻木等症状有明显改善作用。

虎杖浸膏片

系虎杖的干燥根。能降低血胆固醇和三酰甘油,用于预防高脂血症和动脉硬化症。其降血脂的主要成分是白藜芦醇苷。适用于高脂血症、冠心病。

泽泻降脂丸

系泽泻块茎。性寒味甘。有降低胆固醇和三酰甘油的作用,并具有抗脂肪肝作用。此外,尚有轻度降压及增加冠脉流量的作用,对心肌收缩力稍有抑制。主要适用于高脂血症。

灵芝糖浆

是一种腐生真菌,含有多糖、氨基酸和多种酶,性温味甘,有"益心气,补中"等功能。具有镇静、强心、保护肝脏作用,同时还有降低胆固醇作用。主要用于动脉硬化、冠心病、高脂血症。大部分高脂血症病例服药1个月后,血胆固醇明显下降,对冠心病的心悸、气急、水肿、心前区痛等临床症状也有不同程度改善。

无明显不良反应,偶有口干、咽干、腹泻、恶心等轻度反应。

活血通脉片

组成:红花、丹参、三七、郁金、人参、枸杞子。

作用:活血通脉,强心镇痛。具有扩张小动脉的作用,并且可以降脂、降低血液黏度,适用于动脉硬化,改善冠心病引起的心绞痛、胸闷气短、心气不足、瘀血等症状。

丹七片

组成:丹参、三七。

作用:活血化瘀。能降低血液黏滞性和血小板聚集性,还可以扩张冠状动脉,增加血流量,适用于动脉硬化、冠心病、高脂血症。

口服本药时应忌食辛辣。

复方丹参片

组成:丹参、三七、冰片。

作用:活血化瘀、芳香开窍、理气止痛。主要用于冠心病、动脉硬化、高脂血等症。

乐脉颗粒

主药由丹参、川芎、赤芍、红花、香附、木香及山楂等中药组成,具有行气活血、化瘀解郁、养血通脉、止痛安神等功效。经实验证明其具有明显地降低全血及血浆黏度的作用,可抑制血小板及血栓素的形成,还能扩张心、脑、肾微血管,增加血流量及血流速度,由此产生调节血压作用。适用于动脉硬化,冠心病,急慢性血管病(脑血栓、脑出血、脑动脉供血不足等),高血压病,卒中后遗症等心脑血管疾病。另外,凡属气滞血瘀造成之胸痛胸闷、气短心悸、头痛眩晕、心躁失眠、抑郁健忘,肢冷麻木、行动不便等症均有显著疗效。妇科适用于经血不调者。

本品为无糖颗粒剂,每包 3 克,其中药物提取物含量占50%,每次服 1～2 包,每日 3 次,空腹时温水吞服或冲服,6～8 周为 1 个疗程,长期服用疗效更佳,无明显不良反应。

125. 治疗动脉硬化常用的单味中药有哪些

近年来,对中草药的抗动脉硬化作用,国内外学者做了大量的研究工作,发现许多中药有良好降低血脂和抗动脉硬化斑块形成的作用,现选择数种介绍给大家,供临证选方用药时参考运用。

人参

味甘苦、微温,能大补元气。人参有降低血胆固醇的作用,它能使高密度脂蛋白含量上升。但需连用 2～3 个月才能见效,人参降低血清胆固醇的作用,可以保持 1 年左右。

人参的一般用量是 5 克左右(党参用量是 10~30 克)。

灵芝

灵芝味甘,性平。临床上用它治疗冠心病、高脂血症、慢性支气管炎、肝炎等多种疾病均有一定疗效。

灵芝是一种腐生真菌,含有多糖、氨基酸与多种酶。实验证明灵芝能够减低动脉硬化斑块的形成速度,对于高胆固醇血症、高三酰甘油血症都有治疗作用。大部分病例用药 1 个月后血胆固醇即有明显下降。对心悸、气急、水肿、心前区痛等临床症状亦有不同程度改善。

何首乌

何首乌味苦甘涩,性温。何首乌的主要降脂作用是降低胆固醇,它能够减少胆固醇的吸收,并加速其转运至肝脏,代谢后排出体外,何首乌可以提高高密度脂蛋白-胆固醇(HDL-C)与胆固醇的比值,故可以延缓动脉硬化的形成和发展。何首乌还可通过促进纤维蛋白裂解,而起到延缓动脉硬化发生发展的作用。何首乌的一般用量是 10~30 克。

女贞子

性平,味甘苦。女贞子可以降低血胆固醇和低密度脂蛋白,可以明显地减轻动脉硬化病变。

山楂

味甘酸,性温。临床上用山楂制成多种剂型,酊、浸膏、蜜丸、片剂等治疗高脂血症。实验证明山楂有明显的降低血脂作用,并可防治动脉硬化。但山楂的作用较缓较轻,必须坚持经常服食才好。常与决明子配合使用。

决明子

味苦甘,性凉。决明子能降低胆固醇和三酰甘油,防治动脉硬化和高脂血症。一般把其制成片剂、糖浆或直接煎汤服用。通常与山楂共同使用。据报道决明子的降胆固醇作用优于亚油酸和肌醇等。

泽泻

味甘,微苦,性温。它对于血胆固醇、三酰甘油和低密度脂蛋白都有明显的降低作用,而且还能使高密度脂蛋白升高。它降脂的原理主要在于抑制脂质的吸收和合成,并加速脂质的排泄。一般维持用量是每日 30 克生药。

三七

味甘,性寒。它能降低血胆固醇和三酰甘油。三七降血脂一般用生三七粉、每日 3 克口服。三七一般用量 3～10 克(三七粉 1～2 克/次)。

蒲黄

味甘苦、性凉。根据研究蒲黄的降低血脂作用与氯贝丁酯相似,但不良反应比较低,甚至可以说无明显不良反应。蒲黄的有效成分能明显降低高脂血症患者的血胆固醇,升高高密度脂蛋白和降低三酰甘油,改善冠心病、高血压等患者的症状。它主要是通过抑制外源性胆固醇的吸收和抑制内源性胆固醇的合成,从而抑制动脉硬化斑块的形成,蒲黄还可以抑制血小板聚集和血栓形成,并可扩张小动脉。现在临床上应用的是蒲黄总浸膏糖衣片。每日用蒲黄生药 30 克,分 3 次服。

罗布麻叶

长期服用能够防治高脂血症和动脉硬化。由于罗布麻还具有降压作用,故高血压合并高脂血症和动脉硬化者较为适宜。

有部分患者服罗布麻茶后有胃部不适和不易入睡的不良反应,故宜先少后多,饭后服用,晚上提前用,这样上述不良反应会减轻或消失。

绞股蓝

绞股蓝的提取物具有降低血脂、镇静等作用,是目前较为常用的降脂药。我国现已研究生产的降脂药——绞股蓝总苷片已广泛应用于临床。

甘草

甘草味甘微苦。能降血脂的有效成分是甘草酸。甘草能降低血胆固醇,减轻动脉硬化病变,还具有一定的降血压作用。故甘草尤其适合于高脂血症伴有高血压和动脉硬化的患者,可以减轻高血压、冠心病患者的症状。

枸杞子

味甘苦。枸杞子的甜菜梗能够使肝中的磷脂和胆固醇的含量降低,实验证明枸杞子还有抗脂肪肝的作用。枸杞子的一般用量10～15克。

当归

味甘辛,性温。当归对动脉硬化防治的作用是通过减少血管壁内脂质沉积,阻止粥样斑块的形成而进行的。当归还有降低血液黏度的作用。

红花

味辛,性温。红花的主要成分是红花油,红花油可以降低血清胆固醇和肝内脂质,还能使中性脂肪和β-脂蛋白显著降低,从而使动脉壁内脂质沉积减少,减轻动脉硬化的形成过程,使病变程度减轻。

临床上有人试用红花油与食用油合用治疗高脂血症,

据报道有一定的疗效。红花的常用量为 10～15 克。

茵陈

茵陈降脂的有效成分是香豆素类,对于降低血清中和主动脉壁中胆固醇含量有显著作用,能使主动脉硬化明显减轻,茵陈还能预防此病的发生,因而,对动脉硬化性疾病,如冠心病、脑血管病有预防作用。

荷叶

荷叶能降低血胆固醇和三酰甘油,临床上用荷叶中提取的生物碱和黄酮制成浸膏片,除降低血脂和胆固醇外,还能治疗肥胖症。

黄连

味苦。黄连的降脂作用在于它所含的一种碱可降低胆固醇。黄连经常与大黄、黄芩配合使用。

海藻

海藻能使血清胆固醇水平降低,尤其是对 β-谷甾醇作用最强。海藻所含的石胶酸的硫酸化合物具有较强的抗高脂血作用,具有肝素样作用。褐藻淀粉硫酸化后的物质——褐藻淀粉硫酸酯具有一定的降脂作用,还可以抑制血小板聚集和血栓形成,能有效地防治动脉硬化。

大黄

大黄能使肠蠕动增强,促进胆固醇的排泄,对胆固醇和三酰甘油均有降低作用。通常服用大黄粉剂,每日 1.5 克左右,可分 3 次服用。每 30 天为 1 个疗程。临床效果令人满意。

骨碎补

骨碎补具有降低血脂和预防血脂升高的作用。骨碎补能减少肝内胆固醇的含量,促进肝胆固醇代谢。一般使用的骨碎补是已提炼过的骨碎补针剂,骨碎补是一种实用价值很高的降血脂、防止动脉粥样斑块形成的中药。

姜黄

姜黄的醇提取物,姜黄素等都可降低血胆固醇和三酰甘油,也能有效地降低 β-脂蛋白。据报道它降三酰甘油作用尤为明显,临床观察为降低三酰甘油的总有效率可达95.5%~100%。

苦参

苦参内含苦参碱,苦参碱可以改善动脉硬化和高脂血症患者的血液流变化异常,降低血液黏度,还可降低血胆固醇和三酰甘油。

金银花

金银花的有效成分可以与肠道内胆固醇结合,使胆固醇的吸收下降,因此金银花具有降低胆固醇作用。临床上常用的剂型是双花注射液。

126. 防治动脉硬化的药酒有哪些

药酒一般是用白酒浸泡中药材而制得的澄清液体制剂。药酒为传统剂型,多用于祛风活血及滋补肝肾。现代医学研究有如下药酒可防治动脉硬化。

(1)枸子杞酒

【原料】 枸杞子 60 克,米酒 500 毫升。

【功效】 滋补肝肾,明目润肺。

【适应证】 高脂血症及动脉硬化,证属肝肾亏虚者。

症见失眠健忘、腰膝酸软、眼花头晕、舌质红及脉细数。

【制作】 将 60 克枸杞子洗净,晾干,浸泡于 500 毫升米酒内,密封其口,每日摇晃 3～4 次,每次 5～10 分钟,10 日后可启封饮用。

【服法】 每日 1 次,每次 10～20 毫升,随晚饭服用。

【备注】 枸杞是茄科落叶灌木植物枸杞的成熟干燥果实。味酸甜,红艳欲滴,有补虚损、长肌肉、益肝肾及益精明目的功效,自古以来是滋补肝肾、延年益寿之佳品。现代药理研究证明,枸杞子可抑制脂肪在肝细胞内的沉积,降低胆固醇,阻止家兔实验性动脉硬化的形成。可用于治疗高脂血症及动脉硬化,长期服用还可增强体质,延年益寿。

(2)山楂酒

【原料】 生山楂片.500 克,红枣 40 克,红糖 30 克,米酒 5 000 毫升。

【功效】 消食化滞,降低血脂。

【适应证】 高脂血症及动脉硬化,证属痰湿内蕴者。症见肥胖、食少痰多、舌苔厚腻及脉濡。

【制作】 将生山楂和红枣洗净,晒干,切成薄片备用。将米酒倒入干净的器皿中,放入生山楂片、红枣片及红糖,密封其口。每日摇动 3～5 次,20 日后可开启饮用。

【服法】 每日 2 次,每次 30～50 毫升,分早、晚服用。

【备注】 红枣含有丰富的维生素 A、B 族维生素、维生素 C、维生素 D,还含有黄酮类物质,有较强的抗衰老、抗氧化作用。山楂有消食化积、活血散瘀及健脾开胃的功效。现代医学证明,山楂能降低血液中的胆固醇和脂肪在血管壁上的沉积,可用来治疗高脂血症、单纯性肥胖症及动脉硬化。

（3）首乌酒

【原料】 制首乌 60 克,38 度优质白酒 500 毫升。

【功效】 补益肝肾,补血养血。

【适应证】 动脉硬化,证属肝肾亏损者。症见头晕、胸闷、舌质红、舌苔少及脉细数。

【制作】 将制首乌洗净,晾干,切成薄片备用。将酒倒入干净器皿中,并将制首乌 60 克浸入其中,密封,每日摇动 5 次左右,20 日后可开肩饮用。

【服法】 每次 10～20 毫升,每日 1～2 次配餐饮用。

（4）丹参灵芝酒

【原料】 丹参 50 克,灵芝 30 克,三七 10 克,38 度优质白酒 500 毫升。

【功效】 活血化瘀,养血安神。

【适应证】 动脉硬化及动脉硬化性心脏病,证属气滞血瘀者。症见心慌胸闷、舌质紫黯及脉涩。

【制作】 将上述 3 味中药按上述剂量称取,洗净,除去杂质,晒干后,切成薄片备用。将酒倒入干净器皿中,放入上述药片,密封置阴凉处浸泡 1 个月。每日摇晃 5～10 次,每次 5～10 分钟。

【服法】 每次 10～20 毫升,每日 2 次配餐饮用。

【备注】 中药药理研究认为,灵芝有降血压和降低血液中三酰甘油的作用。丹参和三七有活血化瘀、改善微循环、增加冠状动脉血流量的作用。长期饮用此酒可预防和治疗动脉硬化及冠心病。

127. 治疗动脉硬化的熏洗剂有哪些

熏洗剂是将药物煎煮或沸水冲泡,利用药水及药物蒸汽熏洗双足以通经活络,疏通血脉。临床经验表明,下列熏洗剂可用来预防和治疗动脉硬化。

(1)寄生浴足液

【原料】 桑寄生 500 克。

【功效】 滋补肝肾,疏通血脉,祛除风湿。

【适应证】 动脉硬化及冠状动脉硬化性心脏病。症见心悸胸闷、肢体麻木及关节酸痛等。

【制作】 将 500 克桑寄生放入陶罐内,加水约 1200 毫升,大火煮沸后,改为小火煮 20 分钟,去渣取液。将药液倒入浴盆内,加水适量,调温备用。

【用法】 将双足浸泡在药液中,搓洗 30 分钟,每晚临睡前 1 次。

(2)浴足降压液

【原料】 葛根 150 克,夏枯草 100 克,车前子 30 克,红花 30 克,丹参 50 克,钩藤 50 克,焦山楂 50 克,天麻 10 克,当归 30 克。

【功效】 活血通络,平肝降压。

【适应证】 脑动脉硬化、冠状动脉硬化性心脏病及高血压,证属瘀血内阻及寒阻脉络者。症见头晕胸闷、神疲乏力、肢端麻木、舌质紫黯、舌苔厚腻及脉弦细。

【制作】 将上述中药按上述剂量称取,洗净后放入陶罐内,加水 3 000 毫升,浸泡 1 小时。先用大火煮沸后,改为小火煎 30 分钟,过滤取药液备用。

【用法】 将药液 1 500 毫升倒入洗脚盆中,水温保持在 25℃～30℃浸泡双足半小时,每晚临睡前洗足 1 次,连用 1 个月为 1 个疗程。

(3)红花当归浴足液

【原料】 红花 20 克,当归尾 35 克,乳香 15 克,没药 20 克,赤芍 25 克,海风藤 25 克。

【功效】 活血通络,化瘀止痛。

【适应证】 动脉硬化及冠状动脉硬化性心脏病心绞痛,证属气滞血瘀者。症见心悸胸闷、四肢麻木及舌麻语涩。

【制作】 将上述中药置入陶罐内,加水约 2 500 毫升,浸泡 1 小时。用大火煮沸后,改为小火煎 30 分钟,过滤取药液备用。

【用法】 待药液凉至 25℃～30℃,取 350～1 500 毫升倒入洗脚盆中,浸泡双足 30 分钟,不断搓洗。每晚睡前 1 次,连用 15 日为 1 个疗程,一般连用 3～4 个疗程。

五、防治动脉硬化的生活起居

128. 生活方式不合理会引起动脉硬化吗

生活方式不合理会引起动脉硬化。现在的工作节奏快，竞争激烈，人们每天起早贪黑，疲于奔命，得不到很好的休息成了一种生活常态。神经经常兴奋，内分泌的肾上腺素等也分泌过多，动脉血管经常处于紧张收缩状态，而动脉血管的这种状态加速了动脉的损伤和硬化。

年轻气盛，性情急躁，进取心和竞争意识强烈，工作专心，缺乏休息的人，最容易得动脉硬化。这类人群不仅工作紧张，精神压力很大，而且社会上的应酬很多，经常参与迎来送往，请客吃饭，饮食结构紊乱，膳食失衡，结果造成动脉硬化快速发展，如不注意积极防治，将会发展为动脉栓塞、冠心病、脑血栓等，甚至可能酿成严重后果。

爱静不爱动也是动脉硬化发生、发展的主要原因之一。随着国人的生活条件改善，人们不但吃得好、穿得好，而且出门就乘车、上楼就是电梯。平时休息，也只愿意坐在沙发上看电视。这种好吃懒动的习惯，给动脉硬化发生、发展创造了良好的条件。

129. 动脉硬化在生活中可以逆转吗

近年来发现,动脉硬化是可以消退的。动物实验证明,给家兔喂饲高胆固醇饮食,可造成实验性动脉硬化,一旦实验性食谱停止后,病变会逐渐消退。在与人类亲缘关系较接近的猴身上,也得出相似结果。

流行病学调查研究发现,第一次世界大战后,某些国家居民动脉硬化发病率明显下降。第二次世界大战后,芬兰、挪威、瑞典三国居民随着奶油、蛋摄食减少,心血管病变病死率明显下降。之后,由于饮食改善,摄食的胆固醇明显增加,冠心病在欧美已成为流行病,发病率与病死率最高的国家是芬兰,该国居民嗜食奶油、蛋等高胆固醇食物。这说明,改变生活方式可使冠状动脉粥样斑块减少,逆转动脉硬化。

身体运动有利于改善血液循环,促进脂类物质消耗,减少脂类物质在血管内沉积,增加纤维蛋白溶酶活性及减轻体重。对有智力障碍、精神障碍和肢体活动不便者,要加强护理,以防止意外事故的发生。

注意限制高胆固醇、高脂肪饮食的摄入量,以减少脂类物质在血管内沉积,如限制肥肉、猪油、蛋黄、鱼子及动物内脏等食物摄入,同时还要注意避免高糖饮食,因高糖饮食同样会引起脂肪代谢紊乱。应多吃豆制品、蔬菜、水果及含纤维素较多的食物。食用油以植物油为主。饮食宜清淡,不可吃得太饱,最好戒烟忌酒。

动脉硬化伴有内脏血循环障碍时娱乐也要有选择与节

制。娱乐是为了调节自己的精神生活,使心情愉快,精神放松。凡有争高低、论输赢的活动,老年人不宜参加,如果参加,参加者不要将输赢看太重,贵在参与,贵在取乐。对于血管系统不健康者也要注意娱乐的时间,根据自己的身体状况而定,病情较轻,体质较好者可设定在1小时,最多不要超过2小时;病情较重,体质较差者以每次半小时为宜。饱餐后与饥饿时不宜做娱乐活动。

对患有动脉硬化的患者,看电视也要适当。时间不宜过长,电视机的距离不宜过近。长时间坐位看电视影响下肢静脉血液向心回流,容易发生静脉血栓形成。情节紧张、激动的节目,患有动脉硬化心脏病的患者要控制自己的情绪,以免过于激动诱使血压升高,导致心脑血管疾病意外发生。

药物治疗的目的是降低血液的脂质浓度,扩张血管,改善血液循环,活化脑细胞等,可选用烟酸肌醇脂、多烯康、脂必妥、非诺贝特等,以降低血脂浓度。扩张血管药物可选用桂利嗪、尼莫地平、氟桂利嗪等钙离子拮抗药。而氨络酸、吡硫醇、甲磺酸双氢麦角毒碱(喜得镇)、脑活素等,有活化神经细胞的作用,也可适当选用。

除服药外,防治动脉硬化的关键掌握在自己手里,要注意劳逸结合,生活作息有规律,避免精神压力或过分紧张,改善不良生活方式与习惯.则不仅有助于心脑血管疾病的康复,也可逆转动脉硬化。

130. 动脉硬化对患者性功能有什么影响

　　动脉硬化不仅发生在大的动脉,小动脉也有相应的改变。在对性功能影响方面,主要是由于阴茎供血不足而造成的阴茎勃起障碍,即所谓的血管性阳痿。有时虽然阴茎本身血管硬化不明显,但由于较大的腹主动脉有病变,也会使阴茎供血来源减少而致阳痿。另外,动脉硬化患者往往合并有心脏及其他脏器的功能改变,这些器官功能的改变,无论从生理上还是心理上都会影响患者的性功能,从而产生各种各样的性功能紊乱症状,除阳痿外,常见的是性欲低下和不能射精。

　　动脉硬化患者应如何安排夫妻间的性生活,这是很需要关心和了解的一个问题。动脉硬化患者的症状不明显时,一般不影响患者的性生活。但得过心肌梗死的患者,则要根据病情或医生的建议行事。

　　有些患者得过心肌梗死之后不敢提及有关性生活的问题,认为性交会使得过病的或已受伤的心脏过分用力而发生危险。事实上,这种惧怕往往没有根据。关于心脏病发作恢复后能否再有性生活的问题,医生的回答一般是肯定的。如果患者在心脏病发作之前享受性生活的话,那么在恢复之后仍然可以继续享受它的幸福。对于"我还能不能再过性生活?"这个问题,其回答一般是:"可以,如果你在得心肌梗死病之前能过性生活,那么你在恢复健康之后则仍然可以过性生活。"

　　对于患者来说,身体的康复应该与精神康复相伴随。

动脉硬化患者,只要恢复程度及身体条件允许的话,完全有必要使自己的身体和精神恢复到能适应一切正常生活的水平。性生活也不例外,它是正常生活的一个组成部分,也被列入动脉硬化患者进行生活调节的项目之一。如果医生赞成你恢复性生活,那就不必过分担心和害怕。性生活是正常的、健康的,对动脉硬化患者完全恢复也是有益的。事实上,恢复性生活,确实有助于患者树立继续生活下去的信心,扭转思想上的压抑和精神上的苦闷情绪等。当然,性生活也和其他一切活动一样,需要对它有个正确和必要的认识,并应谨慎从事。

131. 动脉硬化患者性生活注意事项有哪些

性生活和许多种体力活动一样,会使心跳和呼吸加快,血压升高。情欲高潮期间消耗的能量,相当于上两层楼梯。但多数人的性生活给心脏造成的最大压力时间是短暂的。从性欲冲动到结束通常需要 10~16 分钟,其中只有 4~6 分钟是情欲亢进期,需要心脏大量供血,故性生活的频率应节制,每周不宜超过 2 次。

在得了心脑血管动脉硬化后进行性生活固然有一定的危险性,不过这些危险也可以被减少到最低程度。为了达到这个目的,应掌握性生活常识及注意事项,适当而谨慎地从事。

得了心脑血管动脉硬化的患者过性生活时诚然有点危险性,但只要按如下所说的常识去做,加以小心,其危险程度是能减轻的。

（1）在疲劳、生气、紧张时不宜进行性生活。因为在这些情况下心脏已经受到压力，心脏已处于受力状态，这时不要再增加负担，切勿性交。

（2）避免在不舒适的环境和气温特冷或特热时性交。在性交之前洗澡，水温切勿过冷过热。洗这样的澡会影响血液的循环，并使血压不正常。

（3）饭后或酒后勿性交，如要性交，至少也要等待 2～3 个小时以后。这是因为饭后血液集中在胃肠，心脏将要做功来消化食物，酒精也会直接影响血液循环。

（4）性生活的姿势应采用习惯的、或轻松的姿势，注意不要把身体的重量长时间地压在心脏或两臂上，以免增加心脏的负担。也不要过多地改变通常的体位。

（5）许多有心绞痛的患者的经验是，在性交前先含服硝酸甘油片，能起到避免出现心绞痛的作用。若在性生活时出现了心绞痛，应立即停止，并含服一片硝酸甘油，很好地休息。

（6）同医生讨论避孕措施问题。有心脏病的妇女不宜服避孕药，应采取其他方法避孕，以免造成不必要的忧虑。

132. 被动吸烟能加速动脉硬化的发生吗

美国的一项最新研究表明，即使是处在轻微的香烟烟雾环境下，亦可加速动脉硬化。吸烟对动脉硬化的影响是累积的和不可逆转的。动脉硬化危险因素的社会研究发现，主动和被动吸烟均可加速动脉硬化的进程。研究者发现,与从未吸烟者相比较,目前正在吸烟者动脉硬化的进程要高出 50%;与从未吸烟者相比较,过去吸烟者比从未吸烟者动脉硬化进程要高出 25%;被动吸烟者与无被动吸烟者相比较,被动吸烟者的动脉硬化进程比无被动吸烟者要高出 20%。研究者还发现,不管目前吸烟与否,只要过去 1 年每日吸了若干包香烟,就会使动脉硬化进程加快,对糖尿病和高血压的患者,吸烟的影响更大。所以,吸烟危害极大,吸烟对自己、对他人、对社会都有损害,一定要禁止吸烟。

133. 动脉硬化患者怎样合理安排日常生活

动脉硬化患者起居、生活要有一定规律,患者本人可根据医生的意见给自己定一个作息时间表,有计划地进行每天的活动。

下面为一日的作息安排,仅供参考。

6:30 起床,喝一杯温开水,服药。

6:30～7:30 洗漱完毕后,可进行早操,早锻炼,或漫步至附近公园、林荫道、沙滩、街心花园等地,散散步,或做一些有利于健康的运动。

7:30～8:30 吃早饭,休息片刻或简单地收拾一下房间。

8:30～10:00 读书、看报或学习,养成读书看报的习惯,使老年人精神上有所寄托。且适当地用脑,可有效地防止大脑早衰退化。

10:30～11:30 下棋、养花、喂鱼、喂鸟,或上市场购物及集体活动。既可活动筋骨,还可通过对新鲜事物的耳闻目睹,培养自己关心社会、热爱社会,同社会保持良好接触的习惯,与时代的进步协调一致。同时,可以分散自己的注意力,以免终日困惑于病痛之中。

11：30~12：00 帮助家人做午餐准备。

12：00~12：30 午餐,服药。

12：30~13：00 餐后小憩,以助消化,或听听音乐、广播,轻松轻松。

13：00~14：30 午睡。

14：30~15：30 午后锻炼。做做气功或保健操等,也可上街买菜,散步等。

15：30~16：00 小憩,吃些水果、茶点等。

16：00~17：30 可做些娱乐活动,或串门会好友,一起谈天,也可下棋、玩牌等。保持正常社会交往能力,是消除孤独和寂寞感的有效办法。友好信任的交往,能发现别人的长处和友情,使自己获得生活的乐趣。也可和病友交换养病治病的经验。

17：30~18：00 协助家人进行晚餐前的准备。

18：00~18：30 与家人共进晚餐,服药。

18：30~19：00 散步,或与家人小叙。谈谈一天的见闻,孩子们学习工作等情况,有利于密切家庭关系。

19：00~21：00 看看电视新闻等节目。开阔视野,活动恼筋,了解天下大事。看电视要注意保护视力,经常起来走动走动,切忌一坐下去就是几个小时,还要避免紧张及惊险镜头。

21：00~21：30 可食用适量的滋补性食品,如银耳汤、

167

蜂乳、莲子汤等,睡前的药物莫忘记服用。

21：30～22：00 洗漱、洗澡等做好睡前准备工作。

22：00 夜眠。

根据季节的变化及个人的习惯,相应更改作息时间。

若患者身体状况尚允许的话,也可以在上午或下午一段时间里,安排些轻工作做。

也可以按每周的情况,制订出每周的计划、安排,即一周的日程和作息时间。总之,使生活规律化,有条不紊,不要勉强从事,或经常应急各种突然情况,以造成心身的紧张。这样有计划地安排好作息时间,既有锻炼时间,又有休息时间,使得劳逸结合。

住所与衣着:住所要安静整洁,房间正面向阳;通风条件好,冬季要注意房间保暖。衣服宜宽大、柔软、舒适。

134. 动脉硬化患者自我监测的内容包括哪些

自我监测应包括以下内容

(1)自觉症状:自觉症状是否良好,包括精力是否充沛,情绪是否饱满,工作能力是否旺盛,食欲、睡眠、大小便是否正常。是否感到疲乏无力,有无心慌、胸闷、气短。有无疼痛,疼痛的部位、性质、持续的时间。有无头晕、头痛、耳鸣、四肢麻木、眼黑、昏倒、水肿;夜间有无咳嗽、气喘,以及其他诱发因素。每天运动锻炼的项目、时间及运动量等。

(2)客观指标:包括每天起床前及活动时,每分钟的脉搏次数是否规则,休息及呼吸时的呼吸频率、体温,每周测一次血压,每两周称一次体重。

按照以上要求,认真做好记录,并定期与医生联系,以便更好地治疗及康复。

(3)检查的资料:包括心电图、超声心动图、脑超声多普勒、X线检查、血尿化验结果等。

135. 如何合理安排动脉硬化患者的安全旅行

动脉硬化患者要外出旅行,一般来说,在比较稳定的情况下,是可以的,但是在急性心肌梗死3个月以内,或心力衰竭处于未完全控制状态期间,不能外出旅行。患者旅行时要携带一些必要的药品,以备必要时使用。

患者外出旅游要注意以下几方面问题:

第一,旅游的季节应该是春末、夏初或秋季,这时气候宜人,不会因寒冷或酷暑诱发心绞痛、脑卒中发作或招致身体的不适。

第二,旅游应安排在病情稳定时期,如有心绞痛发作,应该在心绞痛停止发作后至少3个月以上方可外出旅游。若有心肌梗死,得待病情稳定1~2年后才可旅游,而且不宜远游。脑卒中患者四肢功能基本恢复方可外出旅游。

第三,旅游前,必须准备好治疗的药物或保健盒,动脉硬化患者尤其要备好防止心绞痛发作的硝酸甘油等药品。另外,在旅游途中也要遵从医嘱。

第四,旅游应选择安全平稳的交通工具乘坐。外出时最好是乘火车卧席或乘坐飞机、轮船,但避免时间太长,以防旅途劳累，病情复发。乘飞机虽是高空，但是密闭舱的气压、气温、氧气含量与地面相似，而且旅途时间短，一般来说是安全的。

第五，旅游的地点，应选择环境优美，空气新鲜，人员较少的地方，避免去人员拥挤的大城市，这样对疗养疾病才有利。

第六，旅游期间应注意保暖，切忌感冒受凉，也应该保证睡眠，不能因急于赶路或留恋景色而忽视休息。

第七，旅游项目应根据体力适可而止。一些增加心脏负担的项目，如爬山、航海等不宜参加。旅游途中如自觉因疲劳而心跳加快应及时休息，不要勉强。

第八，动脉硬化患者一般不宜单独外出旅游，要有人陪伴或参加集体活动。同时，最好预先安排好住宿，有计划进行，以免为途中生活问题引来烦恼，导致发病。

136. 冠状动脉硬化患者如何使用保健盒中的药物

保健盒（也叫急救盒）：内有 5 种药，硝酸甘油、双嘧达莫、长效硝酸甘油（戊四硝酯）、亚硝酸异戊酯（俗称小炮弹）、地西泮。其使用方法是：

（1）急救盒内的药不能混装，每个小瓶内只装一种药，用完后及时补充，定期更换药品，以防止失效。

（2）当心绞痛发作时，不要惊慌，应该就地而坐或卧，并迅速拿出硝酸甘油 1～2 片嚼碎，含于舌下，过 1～3 分钟，疼痛即可缓解。如果疼痛剧烈，含硝酸甘油无效时，可迅速把亚硝酸异戊酯小安瓿裹在手帕中打碎,用鼻孔吸入。此药虽然奏效快,但却能使血压下降,易造成危险。故非特别急需时不用,同时要谨慎从事,不可大意。

(3)如果心绞痛反复发作,可服用长效硝酸甘油片,每日3次,每次服1～2片,同时服用双嘧达莫,每日3次,每次服2片。此药可防止动脉血栓形成。

(4)在心绞痛发作时,或精神紧张、焦虑不安、夜间失眠时,可服用地西泮,每次1片,每日3次,或每天睡前服2片。可缓解症状,稳定情绪。

因此,冠状动脉硬化患者在日常生活中,特别是外出时,千万不要忘记随时携带你的"好伙伴"——保健盒。

137. 动脉硬化患者要注意的事项有哪些

(1)宜清晨喝一杯温开水:由于人在睡眠过程中有汗液和尿液的排泄,使体内的体液损失较多,早晨起床后,体内往往相对缺少水分,而且睡眠中血液流量减少,血管也随之变得细小。喝一杯温开水(或温的蜂蜜开水),能降低血液的浓度,使动脉血管壁变宽,使血液正常循环。这样,就能较有效地防止心绞痛、心肌梗死和脑卒中的急性发作。

(2)宜坚持每天午睡:午睡和动脉硬化发病率的关联很大。经调查证实,因轮班工作不能午睡者其动脉硬化发作的危险性显著增高;只要每天有半小时午睡,即可使动脉硬化的发病率降低30%。北欧和北美的动脉硬化发病率之所以较高,就是与缺乏午睡有关。因此,动脉硬化患者宜坚持每天午睡,这是一种辅助治疗措施。

(3)宜避免情绪激动:人的情绪对疾病的影响很大,特别对心脑血管病的影响更为明显。患者情绪激动时,很可能诱发心肌梗死、心绞痛及脑血管意外。因此,动脉硬化患者要尽量避免情绪激动。特别当家中发生灾祸及丧事等情况时,更要特别冷静,注意休息,设法保持良好的睡眠,或从事一些轻体力劳动,以引开自己的思路,遣散忧愁、焦虑情绪。

(4)宜早晨起床就服药:因为在上午,人体血液中的纤溶活性减低,血液凝集能力增强,肾上腺素分泌的量在上午也较其他时间为多,心跳往往加快,血压也上升至最高值。这些因素均可诱发心肌梗死或脑卒中。因此,专家认为,动脉硬化患者应早晨起床后就服药,也就是在心脑血管病发作之前就服药,这样,无论对治疗动脉硬化或预防动脉硬化、心肌梗死、脑卒中等疾病,都具有重要的意义。

(5)宜多吃含水溶性纤维素食品:多吃纤维素饮食可以降低结肠发病概率。起预防结肠癌作用的是非溶性纤维素,而起降低胆固醇作用的是水溶性纤维素。燕麦和大豆都含着丰富的水溶性纤维素。

水溶性纤维素是一种植物细胞壁的组成成分。这种植物细胞壁不能被人体的胃肠道所吸收,但是,当细胞壁在消化过程中遭到破坏后,水溶性纤维素就会发挥它的作用。柠檬、大麦、燕麦、大豆和豌豆等,都含有水溶性纤维素,其中以燕麦和大豆中的含量为高。

水溶性纤维素能促进胆酸(合成胆固醇的重要成分之一)从粪便中排出;另一方面,水溶性纤维素在结肠中几乎全部发酵,发酵后形成的醋酸纤维素、丙酸盐和丁酸盐,吸收入血后,可抑制肝脏和其他组织合成胆固醇的过程,同时还会促进低密度脂蛋白(形成动脉硬化的危险因素)的清除。

血胆固醇超过正常值的患者可用燕麦和大豆制品作为添加食品,连续进食这种添加食品的时间愈长,其作用愈显著。

(6)宜少量饮酒:大量饮酒可危害心脏,然而少量的品酒却可以降低冠心病的发病率。统计数据表明,少量饮酒的人发生心肌梗死的比率比不饮酒者低46％。少量饮酒,特别是葡萄酒,可以升高体内高密度脂蛋白,同时降低低密度脂蛋白。而饮酒过量对动脉硬化患者是极为不利的,特别是烈性酒,应禁忌,大量饮酒反而会诱发心肌梗死。

(7)宜长期饮用酸奶:酸奶是经过发酵处理后的牛奶,它不仅含有原牛奶营养素,而且胆固醇含量很低,每100克酸奶中仅含12毫克,是鸡蛋中胆固醇含量的1/57,是蛋黄中胆固醇含量的1/142。此外,酸奶中还含有乳清酸,它是一种能耐热的低分子化合物,可抑制胆固醇的生物合成。美国科学家用酸奶在动物体内进行了实验,他们挑选了一批血中胆固醇含量高的猪,将其分为两组,一组喂酸奶,一组喂牛奶,2个月后检查,前组胆固醇含量比后组的含量低2/3。

(8)宜多吃山楂:如前所述,山楂中含有多种维生素和大量的钙、铁等微量元素,并含有果糖、黄酮类等物质,具有散瘀、止血、提神、消积、化痰等作用。近年来又发现,山楂在强心、抗心律失常、增加冠状动脉血流量、降血脂、降血压方面有一定功效。临床上常用山楂及山楂制品作为动脉硬化的辅助治疗取得了一定疗效。

(9)宜补充维生素 B_6：早在 1940 年，人们就发现膳食中缺乏维生素 B_6，可引起猴子的动脉损伤。维生素 B_6 是人类必需的营养物质之一，它起一种辅酶的作用。当体内维生素 B_6 不足时，体内甲硫氨基酸在代谢过程中有可能产生较多的高半胱氨酸，后者可引起娇嫩的动脉壁的细胞损伤和脱落，加速动脉硬化的进展。反之，则会减少这一有害物质的形成，控制动脉硬化的发展。

(10)宜避免过分节食：动脉硬化患者多半体重超过正常，于是有些患者采取过分节食的方法，但结果适得其反，单纯地过分节食可引起心肌梗死的发作。即使在医生的监护下严格节食的患者，如果每天摄取的饮食低于 3.3 千焦，也会导致心肌梗死。因此，肥胖的动脉硬化患者，绝不能自作主张地节食，而应该保证每天摄取饮食在 6 千焦左右（妇女为 5 千焦），这样，就不会引发心肌梗死等疾病。

(11)宜控制食糖的摄入量：目前认为动脉硬化的病因并非单纯由过量摄入动物脂肪所引起，而是由于食入过量的糖而引起（原因之一）。因为糖可以刺激体内合成过多的胆固醇于血浆中。国外有资料表明，在南大西洋中有一个圣赫勒拿岛，岛上的居民很少吃动物脂肪，但每人每年耗糖量在 45 千克左右，动脉硬化患者的比例却很高。相反，在东非的马赛部落，尽管他们以肉食为主，但耗糖量少，动脉硬化患者却很少。因此，动脉硬化患者应控制食糖的摄入量。

(12)宜避免在睡前饮酒：饮少量的酒（品酒）对动脉硬化患者有一定好处。但有些患者在睡前喝酒，让自己昏昏沉沉地入睡，这就不对了，这是错误的做法。这样做很容易导致呼吸神经麻痹，使呼吸阻塞而导致死亡。

(13)宜节制喝咖啡：科学研究证明，饮用咖啡与心血管疾病的突然发作有关。饮用量与女性的高密度脂蛋白胆固醇量成反比关系，男性没有这种反比关系。在男女的血清胆固醇量和三酰甘油量方面，咖啡的饮用量与这两者成反比关系。每天饮用咖啡不超过一杯，男性的血清胆固醇增加5.5～5.6毫微克分子/升，女性增加5.3～5.4毫微克分子/升；每天饮用9杯以上，男性增加6.2～6.3毫微克分子/升，女性增加5.9～6.0毫微克分子/升。可见，饮用大量的咖啡可使血清胆固醇含量增高，可引起男性的血清三酰甘油增高和女性血清高密度脂蛋白（对心脏有保护作用）降低。因此，动脉硬化患者饮用咖啡不宜过量。

一天喝5杯或更多与喝一点咖啡的人，得动脉硬化的机会比完全不喝咖啡的人多2倍。纵然把吸烟、血压、胆固醇、年龄等因素都考虑在内，咖啡饮用者患心脏病的概率仍然很大。为了减少患动脉硬化的危险性，适当控制咖啡的摄入量甚为必要。

(14)宜常吃大蒜：医学家曾做过这样一项试验。选择20个健康人，每天给服一定量的大蒜油，6个月后，经化验发现血清胆固醇平均水平下降了17%。在另一组研究中，医生把62个动脉硬化患者分为A、B两组，A组每天服用一定量的大蒜油，B组则不给服。8个月后，A组患者的病情普遍减轻，动脉硬化程度下降，血清中有抗动脉硬化作用的高密度脂蛋白升高，可加重动脉硬化的低密度脂蛋白水平下降。而B组则几乎没有什么变化。证明了大蒜油对动脉硬化具有独特的疗效。

(15)宜常吃葱：葱能防止血栓形成。

近年来国外科学家发现,葱能减少胆固醇在血管壁上的积累。通过临床观察发现,人在吃了油脂性食物2小时后再吃葱,能使血管中很高的胆固醇降下来。因此,葱有防治动脉硬化的作用。

血液中如果存在过量的纤维蛋白原,会使血液在血管中逐渐凝结,引起致命的血栓。而葱能破坏纤维蛋白原,避免血栓形成。动脉硬化患者宜常吃葱,最好是长期食用。

(16)宜常吃鱼或服用鱼肝油:生活在格陵兰岛的因纽特人,几乎是以鱼为主食,他们的心血管病发病率大大低于全世界任何地区。经研究,认为是鱼肝油类的物质在其中起作用。动脉硬化患者服用鱼肝油,每天2小匙,防治动脉硬化恶化的效果十分显著,这与阻碍血栓形成、降低血液中的胆固醇有关。

鱼油中含有大量的多烯脂肪酸,这种脂肪酸与一般动物油和植物油中的脂肪酸不一样,它的碳链更长,含有更多的双链。食用鱼油比食用植物油的降血脂作用更强。

(17)宜饮"硬水":水的软硬度是根据水中所含的镁和钙的浓度而划分的,水中钙和镁的含量越高,水的硬度就越大。饮软水者易患心脏病。因此,对动脉发生粥样硬化患者来说,饮用天然含矿物质水(矿泉水更好),比饮天然软水有益得多。

(18)宜避免过度劳累:动脉硬化患者由于供给组织血液的动脉发生粥样硬化,引起相应组织(如心肌)缺血缺氧。当运动或体力劳动时,心脏就会加快收缩,以满足全身血液供给的需要,而心跳加快后,心脏的耗氧量也会随之而增加。冠状动脉硬化患者,心肌的血流量受到限制,如果运动量过大或劳累过度,心肌所需要的血液又无法得到满足,就容易发生心绞痛,使病情加重,所以动脉硬化患者宜避免过度劳累。

138. 动脉硬化患者的日常禁忌事项有哪些

(1)忌早晨起床后剧烈活动:动脉硬化患者多因早晨醒后尿液排泄,使血液浓缩,血流缓慢。如起床后就做剧烈活动,血液就无法供给心肌或脑组织的耗氧量,就容易发生心绞痛、心肌梗死或脑缺血。因此,动脉硬化患者起床后,先应喝点温开水,然后做轻微活动。动脉硬化患者的体育锻炼也最好在上午或下午,而不宜在清晨。

(2)忌取仰卧睡眠:动脉硬化患者睡眠采取仰卧式,常出现呼吸暂停,有的甚至被憋醒。这是因为舌根松弛下垂,容易堵塞呼吸道,出现呼吸困难。在冠状动脉硬化和供血不足的情况下,由于心肌缺氧,可诱发心绞痛,加重病情。上午9时冠心病发作的概率比晚11时要高3倍,这可能是夜间入睡时因身体姿势不当导致心肌缺氧,起床后又增加心肌活动量所造成的。因此,动脉硬化患者忌仰卧,而应养成侧卧的习惯。

(3)忌冷水浴:冷水浴能促进人体周围血管的血液循环,增强皮肤毛孔的开合功能,长期坚持冷水浴可提高机体的抗寒力,有利于预防感冒等疾病。但对动脉硬化患者来说,却是有害无益。北京24所医院对4 806例急性心肌梗死住院病例做了回顾性分析,发现该病有两个发病高峰期,即 11 月到 1 月和 3～4 月,其主要原因皆与气候变化、寒冷刺激有关。这是因为患者受到寒冷(特别是冷水)的刺激后,引起全身小动脉收缩。健康人可通过增加血流量来增加组织供氧,而动脉硬化患者则无法增加血流量,致使组织缺血。因此,动脉硬化患者忌冷水浴,也忌受寒。

(4)忌畅饮可乐:可口可乐、天府可乐等可乐饮料不是任何人都可以开怀畅饮的,尤其是动脉硬化患者忌畅饮可乐。如果饮用过多,则可因咖啡因对胃黏膜的刺激作用而引起恶心、呕吐、甚至心悸、眩晕。成人如一次饮用 10 瓶就会产生中毒症状,出现躁动不安、呼吸加速、肌肉震颤、心动过速、心律失常等。动脉硬化患者如大量饮用可乐,更易出现心律失常,因此,应列为禁忌。

(5)忌空腹饮酒:前面谈过,少量饮酒(品酒)对动脉硬化患者有益,但大量饮酒特别是空腹饮酒,则对动脉硬化患者有害无益。因为,酒中的乙醇对人体的神经、消化、循环系统都有一定的损害作用,而空腹饮酒,乙醇的吸收量是平时饮酒的几十倍。当酒精被吸收后,就会刺激中枢神经,引起心跳加快,血液循环量增加,心肌耗氧量增加。而空腹时,体内处于低血糖状态,就无法满足心肌供血的需要,结果导致心绞痛的发生。

(6)忌暴饮暴食:饮食的摄取量对动脉硬化患者来说也很重要。不论哪一种对动脉硬化有益的饮食,其摄取量超过一定限度,对患者仍是有害的。换句话说,动脉硬化患者忌暴饮暴食。过量的饮食会加重心血管系统的负担。如果患者的代偿能力不足,不能适应这种负荷,就可能加重病情,甚至导致死亡。

（7）忌饱餐：饱餐也可增加心脏的负担，诱发急性心肌梗死。因此，凡有心肌梗死先兆症候群（包括心电图改变、心绞痛等）的患者，切忌暴食和饱餐。平时最好少吃多餐。

139. 动脉硬化患者看电视、电影时应注意什么

广播早期问世时，一些动脉硬化患者从广播中听见拳击、球赛激烈拼搏或获胜呼叫时，会诱发心绞痛。现今在视听刺激同时出现的电视上，激动人心、紧张神经、失败与成功、悲哀与欢乐、可歌可泣的画面很多，使得观看者喜怒哀乐，变幻莫测。动脉硬化患者如果随之情绪变化多端，神经异常紧张，就很容易引起心绞痛、心肌梗死，甚至猝死的发作。所以动脉硬化患者在观看电视、电影或其他任何紧张场面时，宜于暂时避开，或采取预防性用药，在观看惊险节目时，先含化一片硝酸甘油，以防止其发作。

六、防治动脉硬化的饮食调养

140. 动脉硬化与饮食结构有什么关系

在我国，喜爱进食肥腻食品的人很多，而肥腻食品中含有大量的动物性脂肪，动物性脂肪和胆固醇一样，是导致动脉硬化发病的一个重要因素。因此，不要过多地食用动物性脂肪。

高胆固醇是动脉硬化的危险因子，大量摄入油腻性食物和富含胆固醇的食物，是动脉硬化发生的主要原因。胆固醇在体内是细胞膜、脑及神经组织的重要成分，与激素、维生素 D 的形成有关，具有特殊的生理功能，不可缺少。但如果摄取过量，血清中胆固醇的含量就会超出正常的范围，久而久之，就会诱发动脉硬化，危害健康。人体在 30 岁以后代谢率平均每年以 0.5% 的速度下降，而血中胆固醇的含量则是逐年增加。因此，人到中年后，血脂异常、动脉硬化与冠心病的发生率也呈逐渐上升的趋势。

饮食过饱、营养过剩会加速动脉硬化。一些人喜欢狂吃海饮，结果造成饮食过饱，营养过剩。营养过剩在造成动脉硬化的同时还会增加体内各脏器的负担和向畸形发展，并招致许多威胁人们健康与生命的疾病。心脑血管疾病、糖尿病、脂肪肝、肥胖症等富贵病的发生都是贪吃惹出来的。

糖类食物的种类很多,米饭、面包、面条、蔗糖、果糖、葡萄糖等都属于糖类。糖类在人体内具有重要的作用,它不仅为我们提供活动时所需要的能量,而且是身体内组织细胞的重要组成成分。我们每天吃的大米、面粉等主食,经人体消化利用变成葡萄糖,被吸收溶化在循环的血液中,为人体活动提供能量,为体内细胞提供活力,为肌肉活动提供动力。暂时多余的葡萄糖则变成肝糖原贮存在肝内,供人体需要时利用。然而,对人体来说,糖类并不是越多越好。如果糖类进入体内过多,则多出的一部分便会变成脂肪,沉积在体内。脂肪在体内沉积得多了,必然会导致动脉硬化的发生。由此可见,吃饭不可过饱是有科学道理的。

纤维素、维生素、微量元素对人体的生长发育、生命活动、健康维护等方面具有同等的重要作用。如果饮食中纤维素、维生素、微量元素不足,尤其是微量元素铬、锰、锌、钒、硒的摄入量减少和铅、镉、钴的摄入量增加,则很容易导致动脉硬化。

人体的能量来源主要是糖类(如米饭、面包、面条等主食),这些主食进入人体之后,经过胃肠消化变成了葡萄糖,葡萄糖就是我们的主要能量来源。过去,人们错误地认为:"吃得越少,身体越好",因而拼命进行节食,结果适得其反,不仅没有实现健康的梦想,反而损害了自己的健康。糖类不足时,身体便动员脂肪作为能量来源,结果那些没使用完的脂肪就会残留在肝内形成胆固醇,极易引起动脉硬化,严重缺糖还可引起心脏病和脑出血等病。因此,不要盲目采取节食方法,更不要把平时的主食减得太多。

141. 哪些不良饮食习惯会导致动脉硬化

(1)多吃少餐：有人调查了 1 400 位 60～64 岁的老年人,发现每日吃 2 顿饭者有 1/3 患心血管疾病,每日吃 5 顿饭者(总热能相等)只有 1/5 患病。另有一份报道指出,每日就餐次数在 3 次或 3 次以下的人群,肥胖症患者占 57.2%,胆固醇增高者占 51.2%,而每日就餐次数在 5 次或 5 次以上的人群中,肥胖症患者仅占 28.8%,胆固醇偏高者占 17.9%。空腹时间较长,造成体内脂肪积聚的可能性就增大。

(2)晚餐过迟：晚饭时间过迟,并且是进食难消化的食物,会加重胆固醇在动脉壁上的沉积,促使动脉硬化的发生。动物实验在晚间让大鼠进食高脂肪饮食,然后马上入睡,这些大鼠血液中的脂肪含量急剧上升。如果在早上或中午同样进食这些高脂肪饮食,则对血液中的脂肪含量影响不大。

(3)喜吃精粮：有些人不吃糙米粗粮,只吃精米白面,其实在稻麦的麸皮里,含有多种人体需要的微量元素及植物纤维素,如铬、锰在全谷类、豆类、坚果类中含量最高。若经过加工精制以后,这两种元素就大大降低。如果用缺乏这两种元素的饲料去喂养大鼠及家兔,动物就容易发生动脉硬化。植物纤维素能增加胆固醇的排泄,使血胆固醇含量降低。食物太精细,纤维素太少,不容易产生饱腹感,往往造成过量进食而发生肥胖。因此,长期进食低纤维素饮食的人,血管硬化、高血压病的患病率则增高。

（4）过食肥腻：过多地食用动物油、肥肉和一些富含胆固醇的食物，如猪肉、猪肝、皮蛋、蟹黄、奶油等，可引起血脂异常，但并非要绝对禁食上述食物。近年来有人研究证明，正常的胆固醇并不引起动脉硬化，而腐败的胆固醇才是引起动脉硬化的元凶。因此，一些动物油，特别是猪油不宜贮存过久，若已变质，颜色灰暗有霉斑或有腐败味，则不要食用。

（5）偏食挑食：偏食挑食往往造成营养素吸收不完全。如果绿叶蔬菜吃得少，常会发生维生素 C 缺乏，而维生素 C 可以降低胆固醇，减轻或防止动脉硬化。如果豆制品吃得少，就不能增加胆固醇在粪便中的排泄。还有人不吃大蒜、洋葱，嫌它们有特殊气味，殊不知大蒜、洋葱有着良好的调节血脂作用。

不良饮食习惯与血脂异常、动脉硬化、冠心病等确有密切关系。为了延长寿命，中老年人应该彻底改变以上各种不良饮食习惯，自觉养成良好的饮食习惯，以保证身体的健康。

142. 热能平衡有什么意义

人体一方面由食物摄取热能，而另一方面在不断地丢失着、消耗着热能。因饮食营养不足，吸收困难，消耗量太多时，即会出现入不敷出的现象，机体便动员原贮备热能用于需要，体重逐渐下降、乏力，严重时会衰弱；相反，摄入的热能过多，消耗量少，机体多余的热能就会转化为脂肪在体内贮备起来，这就叫体内热能守恒现象。

当热能进入机体后,除去做功消耗的热能后,如果还存在多余的热能,就会以三酰甘油的形式在体内脂肪组织中贮藏起来,贮量越多,脂肪细胞的容量越大,体积逐渐膨胀,机体肥胖也就由此发生。

引起肥胖的原因很多,可因遗传而引起,可因热能摄入过多而发生,也与运动量过少有关,有些疾病如甲状腺病变等也可促使肥胖发生。随着饮食结构的改变,生活习惯的变化,社会环境的变化,近年来,我国肥胖发生率逐年增加。超重与肥胖者主要集中在以下人群:①儿童。城乡生活水平提高,独生子女增加,大多数长辈又缺乏营养学知识,对小孩过度的爱,巧克力、麦乳精、糖果、糕点、肉类及零食摄取过多,使大量高热能饮食进入机体。儿童正处于生长发育阶段.过多的热能促使体内脂肪细胞数目增加,增加了的脂肪数目又无限制地扩大着容积,这就是少儿肥胖率升高的原因。有的肥胖儿童脂肪细胞数目可增加到正常体重儿童脂肪细胞数目的几倍,甚至几十倍。这些增加了的脂肪细胞数至成年之后也不再减少,幼少儿肥胖率的增加也促使了成年人肥胖率的增加。②中老年人。随着年龄增长,基础代谢和体力活动也逐渐降低,热能消耗也相对减少,以20～39岁的人为基础,40～49岁的人所需热能减少5%,50～59岁的减少10%,60～69岁的减少20%,70岁以上的人减少30%。目前,一部分离退休职工与城镇居民,由于生活条件的改善,以及社会不正当宣传的营养误区的影响,普遍摄入热能过高,使之三酰甘油血症与肥胖症增多。③青中年人。由于工作节奏的加快,工作与社交的需要,夜生活丰富多彩,以酒为浆、肉食、海鲜不断,以车代步,体育运动与体力劳动量大大减少,所以,高脂血症在此人群中也明显增加,动脉硬化症的发病年龄也明显前移。④其他。妊娠、哺乳期的妇女,长期卧床、运动障碍的患者,突然中断运动的运动员等,都会因为盲目地加强营养,或者热能消耗减少而使体重增加,血脂升高,动脉硬化的发生加剧加快。

有实验证明,用含高脂质的椰子油、奶油和胆固醇饲料喂猴子1个月后即可形成高胆固醇血症和重度动脉硬化病变,然后改用低动物脂肪和无胆固醇饲料,并添加玉米油喂18个月,结果表明,血胆固醇已降至正常水平,与此同时,动脉硬化斑块明显消退,冠状动脉管腔狭窄程度由高胆固醇饮食的65%下降至25%。在猪及其他动物的实验中也得到了类似的结果。所以,热能的大量摄入,是肥胖、动脉硬化冠心病的主要易患原因之一。流行病学调查表明:体重超重或肥胖的人,冠心病发病率明显升高,可为正常体重者的2~4倍。有人对22例患有严重高胆固醇血症同时合并有严重动脉硬化的患者施行小肠旁路手术,可以显著降低血液中的胆固醇含量。22例手术者在术后3年接受选择性冠状动脉造影检查,结果表明,有77%的患者动脉硬化消退或停止发展。由此可见,热能摄入过多对人体是有害的。

相反,由于生理或病理的原因,能源摄入不足时,轻者会发生消瘦,生长停滞。重者会出现四肢与全身水肿,毛发失去光泽,毛发由黑色变成红棕色,皮肤色素减少。表情淡漠、嗜睡,易激惹,全身抗病能力下降易感染。更重者可逐渐衰竭而死亡。若热能与蛋白质补充均不足,以热能不足为主时初期表现为消瘦;若热能与蛋白质均不足,以蛋白质不足为主时初期表现为水肿;若两者均不足,则消瘦与水肿同时出现。目前,部分人特别是年轻女性追求以瘦为美的时尚,盲目地节制饮食,这样不仅达不到美的目的,反而影响生活,影响健康。

合理的饮食,在动脉硬化的防治中有着十分重要的作用。热能摄入的多少,应该根据不同的年龄、性别、职业、劳动强度而定,根据自己的体重及肥胖程度来安排摄入的总热能。

143. 为什么瘦肉也易引起动脉硬化

很多人都认为,多吃高脂肪、高胆固醇的食物,会引起动脉硬化。而认为吃瘦肉对动脉硬化没有什么影响,所以有些中老年人经常吃瘦肉,而且吃的量也比较多。其实,吃瘦肉过多,同样会引起动脉硬化。

对瘦肉也易引起动脉硬化这个问题,科学家们发现,造成动脉硬化的"罪魁祸首"并不仅仅是胆固醇一种,而且还有一种称为"同型半胱氨酸"的物质。半胱氨酸是由蛋氨酸在人体内某些酶的催化作用下形成的。而在瘦肉中,这种蛋氨酸的含量较高。在动物实验中表明,同型半胱氨酸会直接损害动脉的"内皮细胞",形成典型的动脉硬化斑。由此看来,人们吃瘦肉也并非越多越好。

蛋白质的来源很多,有牛奶、鸡蛋、大豆、鱼、瘦肉等,各种不同来源的蛋白质的摄取都应有一个限度,绝不是多多益善。

144. 素食对软化血管有什么好处

血管结构和功能的异常是临床心血管事件的主要原因，其后果引起致死和致残性疾病，包括心肌梗死、心力衰竭、脑卒中、晚期肾病及闭塞性下肢动脉疾病等恶性后果。动脉僵硬度增加是血管病变的早期表现，其后果导致收缩压和脉压增大，舒张压降低。

一项对 90 名 70 岁以上的香港素食妇女与 90 位非素食妇女的比较研究发现，素食者血胆固醇水平较低，缺血性心脏病发病的比例明显减少。另一项调查是针对非洲裔高血压患者的，让他们以水果和蔬菜为主要饮食观察 8 周后，发现被调查者三酰甘油、总胆固醇和低密度脂蛋白胆固醇明显降低。说明单纯水果蔬菜饮食确实可降低心血管危险性。

有研究表明，血脂异常会导致弥漫的动脉硬化改变，另外，血管壁大量胶原沉积与局部钙化，血管内糖基化终末产物增多也可增加动脉僵硬度。因此，长期的素食可能还通过调节血糖，改善血脂异常而发挥动脉保护作用。

只要及时采取有益的生活方式，改善并坚持足够的时间，那么对改善血管功能是有益的。但是，在对血管健康有利的同时，吃素对身体也有其他一些不利的影响。所以，还是建议人们"荤素搭配"。在这个前提下，高血压病、心脏病等患者要少吃肉食，但要注意补充蛋类、奶类等优质动物蛋白。

正处在长身体、长智力时期的青少年，以及孕期女性，则应适当增加动物性食物的摄入量，促使她们及下一代的正常发育。另外,那些从事体育竞技运动、艰苦繁重工种、脑力劳动者,都应搭配较多动物性食物作为"动力"的补充,确保充沛的精力。

钙是保持人体正常工作所需要的一种关键元素,素食无法从肉食中获得钙的补充,而且因为他们基本上不饮用乳制品,所以也无法从中获得必要的钙。所以建议素食者,在可能的情况下,还是不应拒绝适量的乳制品。

145. 只吃素菜就不会患动脉硬化吗

高脂血症是指血浆脂质浓度超过高限标准所引起的症状,表现于冠心病、未控制的糖尿病、肾病综合征及某些原发性遗传性脂代谢紊乱的疾病之中。中医学认为,多因过食肥甘厚味,饮食劳倦及情志所伤,会引起脏腑功能失调,日久成瘀,影响血脉运作。

高脂血症重在预防。首先应该防止一种偏向,即过分强调素食,忽视必要的动物脂肪。人们普遍认为,用植物油炒菜,可放心地吃,只吃素菜就不会患动脉硬化。其实,这种观点是不正确的,是片面的。另外,动物脂肪摄入限制过严,也是不科学的,动物脂肪对人体营养,对人体生命活动,也是必不可少的。动物脂肪一方面氧化释放热能,供人体利用,另一方面又是维生素 A、维生素 D、维生素 E、维生素 K 等的良好溶剂,有助于脂溶性维生素的吸收和利用。因此,新的比较正确的看法应当是:适量吃些荤油,对健康是有利的。

146. 动脉硬化患者如何进行饮食调养

(1)控制热能:摄入的热能必须与消耗的热能相平衡,最好把这种平衡保持在标准体重范围内。热能摄入量过多,容易引起肥胖,而肥胖患者与正常体重者相比,血清三酰甘油和胆固醇含量较高,高血压、动脉硬化和冠心病的患病率也都比较高。因此,控制热能的摄入,使体重减轻,对动脉硬化的治疗均能起到积极的作用。

(2)低脂饮食:少食动物油,可用豆油、花生油、玉米油等植物油炒菜,成年人每人每天摄入脂肪所产生的热能,应占全天总热能来源的 20%~25%,每人每天食油量只要达到 25 克即可满足人体需求。少吃蛋黄及肝、肾等动物内脏。摄入过多的动物脂肪和胆固醇可使血胆固醇含量增高,植物油及植物固醇对于降低血胆固醇,防治动脉硬化和冠心病则起着积极作用。脂肪摄入总量应占总热能的 20%~25%,尽量使用植物油,动物脂肪以不超过 1/3 为宜;胆固醇摄入量应控制在每日 300 毫克以下。

(3)低糖饮食:少吃精制糖、含糖的甜食和饮料。蔗糖和果糖等简单糖类会使血清三酰甘油含量升高,老年肥胖者、高三酰甘油血症患者对此反应较为敏感,这对动脉硬化和冠心病患者也极为不利,会使病情加重;而不消化的糖类食物纤维除了具有降低血糖和减肥的功能外,还具有结合胆酸的能力,因此对于降低胆固醇具有明显的作用。糖类摄入量可占总热能的 60%左右,多食用以米、面、杂粮等含淀粉类食物,尽可能不食用简单糖类及其制品。

（4）无机盐：动脉硬化患者通常合并高血压病，正常的成年人每人每天食盐总量最好在6克左右，动脉硬化和高血压患者应更低些。为避免盐放少了而影响食欲，可在炒菜时加一些食醋、番茄酱或芝麻酱。限制钠盐的摄入，可使有些1级高血压患者的血压降低至正常水平；对严重的高血压患者也有助于药物治疗，减少用药剂量和提高疗效。钾则可以对抗钠所引起的不利作用，因此高血压患者的膳食应多食用高钾、低钠的食物。血液中镉的含量与高血压发病率呈正相关，而锌则具有对抗镉的不利作用。因此适当增加膳食中锌与镉的比值，有利于高血压的防治。镁能够改善脂质代谢和凝血机制，防止动脉壁损伤，因此镁具有抗动脉硬化的作用，对心肌结构、功能和代谢也有良好的作用。钙参与体内多种生化反应，对心肌收缩和舒张、血液凝固和脂质代谢有一定的影响。动物实验表明，缺钙会引起血清胆固醇和三酰甘油含量增高。微量元素铬、锰、铜和锌等对糖代谢和脂质代谢也有一定的影响，如缺铬和锰会引起糖代谢和脂质代谢异常；铜与锌比值过低可能是冠心病发病的病因之一。

（5）补充蛋白和膳食纤维：蛋白质摄入量可占总热能的12％左右，其中优质蛋白应占一半，在蛋白质的来源中应增加大豆蛋白质的供给。在膳食中降低脂肪含量的同时，可适当增加蛋白质营养，如适量食用蛤蜊等小海鲜、瘦肉、去皮禽类和富含植物蛋白的豆腐、豆干等。多吃绿叶蔬菜、新鲜水果和粗粮，增加纤维的摄入量，减少肠道吸收脂肪和胆固醇的量。动物瘦肉也不可食用过量。因为瘦肉中含有丰富的蛋氨酸，在体内酶作用下，易形成同型半胱氨酸，可诱发动脉硬化。

(6)维生素:有些维生素与心血管疾病的防治有关。①维生素 C 参与动脉壁成分胶原蛋白的合成,缺乏时会导致动脉壁脆性和通透性的增加;参与胆固醇降解为胆汁酸的反应,缺乏时会引起胆固醇代谢紊乱;维生素 C 具有还原性,可抑制维生素 A 和多不饱和脂肪酸的氧化作用,因此大剂量的维生素 C 具有降低血胆固醇和预防动脉硬化的作用。②维生素 B₃ 是糖原分解和脂肪合成过程中几种主要酶的辅酶,大剂量维生素 B₃ 可使血清胆固醇和三酰甘油的含量下降。

(7)注意饮水:动脉硬化的患者要少喝含糖饮料,多喝白开水,以便稀释血液。

(8)多吃新鲜蔬菜、水果:以获得较多的食物纤维、维生素和无机盐。

(9)多选用调节血脂和降血压的食物:调节血脂和胆固醇的食物主要有香菇、大蒜、洋葱、山楂、甲鱼及各种海鱼类;降血压的食物有苹果、香蕉、芹菜、胡萝卜、番茄、黄瓜、冬瓜、木耳和海带等。

(10)忌烟、酒及一切辛辣调味品:因为过量饮酒可使血清三酰甘油含量增高;吸烟可使血胆固醇含量增高,并损伤动脉血管壁。

(11)切忌暴饮暴食:尽可能小量多餐,每日 4～5 次。

(12)烹调方法:宜用蒸、煮、炖、熬、清炒、熘、烩、汆、温拌等方法,不宜用煎、炸、爆炒、油淋、烤等方法。

147. 动脉硬化患者如何控制油脂摄入

人们对每日膳食脂肪的摄入经历了从以"量"为主到"质与量"并重,且以"质"为主的转变。以往仅强调"每日摄入食用油不超过 25 克",却忽略了食用油的种类。近年来,国际营养学会提出了每日膳食脂肪(指膳食脂肪总量,并非仅指烹调油)的脂肪酸构成比概念,在"均衡"(饱和脂肪酸：多不饱和脂肪酸：单不饱和脂肪酸＝1：1：1)的基础上,进一步强调单不饱和脂肪酸对血脂及血糖控制的重要意义,建议在限制饱和脂肪酸的同时,增加单不饱和脂肪酸的供热比例。

推荐每周食用 3 次(相当于隔日 1 次)橄榄油,因其单不饱和脂肪酸(益于心血管疾病的物质)含量达 80％以上,高于其他植物油,同时还含有益心血管健康的角鲨烯、谷固醇,以及丰富的脂溶性维生素(维生素 A、维生素 D、维生素 E、维生素 K)和胡萝卜素,还含有多种常量和微量元素。

多种植物油交替食用也很重要。由于各种植物油具有特定的营养优势,如橄榄油、茶油等富含单不饱和脂肪酸。亚麻子油等富含必需脂肪酸。花生油等耐高温能力强,交替食用上述食用油更易满足营养需求,并可避免长期单一食用某种油脂而造成营养失衡。

148. 为什么说饮食过饱也会导致动脉硬化

　　饮食过饱会损害大脑的功能,会使大脑迟钝。特别对老年人来说,这个问题就显得更加重要。许多人在饭后有昏昏欲睡的感觉,这是因为,刚进餐后血液集中在胃肠系统,造成大脑供血相对不足,使人产生疲倦欲睡的感觉。研究证明,一种叫作纤维芽细胞生长因子的物质,餐后在脑中的含量比餐前增加数万倍,而这种纤维芽细胞生长因子,被认为是引起脑动脉硬化的原因之一。

　　每个人在进餐后,这种生长因子都是先增后减,通过身体自身调节而恢复其正常含量。如果一个人长期饮食过饱,这种生长因子就会在大脑中累积,使脑动脉发生粥样硬化。而脑动脉的硬化与阿尔茨海默病密切相关。故饮食宜适量,忌过饱,不仅可预防脑动脉硬化,而且可防治阿尔茨海默病,推迟大脑的衰老,因此俗话讲"吃饭要吃七分饱"是有科学道理的。

149. 为什么动脉硬化患者要避免高盐饮食

　　医学研究发现,多盐的饮食会对动脉血管造成损伤,盐还会引起脑血管中的一些微小动脉堵塞,造成脑细胞坏死。有人用老鼠做研究表明,一半老鼠喂食高盐饮食,另一半老鼠喂低盐饮食。两组测得的血压完全相同,只是在 2 个月后高盐饮食中的 53％ 死掉了，剩下的不到 15 个星期也全部死去，而食用低盐饮食的一组老鼠却全部活得很好，这就证明了高盐能损害血管。因此，患有高胆固醇血症的人，有心、肝、肾疾病的老年人，为了防止动脉硬化，千万注意要低盐饮食，切忌高盐饮食。

高盐饮食在我国尤为突出，我国成人食盐每日摄入量为 12 克，是世界卫生组织推荐量（每日 5 克）的 2.4 倍。

轻度高血压患者或有高血压家族史者，每日钠盐摄入量不应超过 4 克。中度高血压患者，每日钠盐摄入量不应超过 3 克。糖尿病合并高血压病患者，每日钠盐摄入量不应超过 2 克。除钠盐外，还应特别注意减少食物及调味品中的钠离子摄入，包括咸菜、豆瓣酱、腊肉和味精等。同时，应注意增加钾离子的摄入（如香蕉、土豆、蘑菇等），每日摄入量达到 3.5 克。

150. 动脉硬化患者如何选择食物

（1）宜多食用植物蛋白（如豆制品）及复合糖类（如淀粉等），少吃单纯糖类（如果糖、蔗糖、蜜糖及乳糖等）。

（2）宜多吃富含维生素 C 的食物，因维生素 C 可促使胆固醇羟基化，从而减少胆固醇在血液和组织中的蓄积。

（3）宜多吃高纤维素的食物，因食物纤维不易被人体胃肠道所消化，摄入高纤维食物后可改善大便习惯，增加排便量，使粪便中胆固醇及时排出，从而起到降低血清胆固醇含量的作用。

（4）宜多吃些水产海味食物，如海带、海蜇、淡菜、紫菜、羊栖菜、海藻之类，这些海产品都是优良蛋白质和不饱和脂肪酸，以及各种无机盐的良好来源，在人体内具有阻碍胆固醇在肠道内吸收的作用。中医学认为，这类食物具有软坚散结的功效，故经常食用，可以软化血管。

（5）宜吃低盐饮食，食盐中的钠能增加血浆渗透压，促使血压升高，而高血压对动脉硬化及冠心病均可带来不利的影响。

（6）宜常吃红辣椒、牛奶和鱼。尤其是高胆固醇者宜常吃红辣椒、牛奶和鱼。科学家们发现，红辣椒中含有一种番椒素的物质，它能有效地降低人体内胆固醇。牛奶营养丰富，其中含有一种乳清酸物质，能抑制肝合成胆固醇，降低血液中胆固醇含量。鱼肉含有鱼肝油，具有降低胆固醇的作用。

（7）宜吃植物油，如豆油、菜油、花生油、麻油等。

（8）针对老年性动脉硬化症患者，宜在日常餐饮中食用植物蛋白（如豆制品等）、植物油及复合糖类（如淀粉等）。维生素C及维生素P含量多，具有防治动脉硬化的食品有：大枣、柿、橙、柚、橘、刺梨、猕猴桃、杧果、橄榄、柠檬、樱桃、菠萝、水芹、鲜豌豆、油菜、紫茄、菜花、苋菜、荠菜、菠菜、豇豆、荞麦、淡菜、辣椒等品种。山楂、桑椹、槐花、莲子、向日葵子、何首乌等药食兼用之品配制的药膳、食疗方也可长期应用。

151. 为什么动脉硬化患者要多吃碱性食物

导致动脉硬化很大的原因是血液中乳酸、尿素等酸性物质增多,在血管内壁上沉积。研究发现,具有碱性的食物可以保持血液呈弱碱性,从而能有效地防治动脉硬化的产生。当然,这里所说的酸碱性不是食物本身的性质,而是指食物经过消化吸收后,留在体内的元素的性质。

常见的酸性元素有氮、碳、硫等。常见的碱性元素有钾、钠、钙、镁等。有的食物如番茄、橘子口味很酸,却都是地地道道的强碱性食物,因为它们在体内代谢后的最终元素是钾元素等。一般地说,大米、面粉、肉类、鱼类、蛋类等食物几乎都是酸性食物,而蔬菜、水果、牛奶、山芋、土豆、豆制品及水产品等则都是碱性食物。

同样,在选择日常饮用水时,应选择弱碱性的水。水中是否含有矿物质与微量元素是决定其酸碱性的关键。大自然中的水,如泉水、湖水等一般都是弱碱性水,因为大自然赋予其丰富的矿物质和微量元素。而纯净水,顾名思义,水中除了水分子,什么都没有,水性自然呈酸性。现在市场上流行的人工矿物质水由于人为添加了矿物质,破坏了水的酸碱平衡,甚至比纯净水还显酸性。

152. 哪些食物可防动脉硬化

牛奶:含有一种因子,可降低血清中胆固醇的浓度,牛奶中还含有大量的钙质,也能减少胆固醇的吸收。

大豆:含有一种皂苷的物质,可以降低血液中胆固醇的含量。

生姜:含有一种含油树脂,具有明显的降血脂和降胆固醇的作用。

大蒜:含挥发性激素,可消除积存在血管中的脂肪,具有明显的降脂作用。

洋葱:在降低血脂、防止动脉硬化和预防心肌梗死方面有良好的作用。

茄子:含有较多的维生素P,能增加毛细血管的弹性,对防治高血压病、动脉硬化及脑出血有一定的作用。

木耳:能降低血液中的胆固醇,可减肥和抗癌。

燕麦:具有降低血液中胆固醇和三酰甘油的作用,常食可防动脉硬化。

红薯:可供给人体大量的胶原和黏多糖类物质,可保持动脉血管的弹性。

山楂:具有加强和调节心肌、增大心脏收缩幅度及冠状动脉血流量的作用,还能降低血清中的胆固醇。

茶叶:有提神、强心、利尿、消腻和降脂之功。

海鱼:有降血脂的功效。临床研究表明,多食鱼者其血浆脂质降低。有预防动脉硬化及冠心病的作用。

蜜橘:多吃可以提高肝的解毒能力,加速胆固醇的转化,降低血清胆固醇和血脂的含量。

153. 每天吃 1 个鸡蛋能软化血管吗

鸡蛋营养丰富,其氨基酸比例很适合人体生理需要、易为机体吸收,利用率高达 98% 以上,营养价值很高,是人类常食用的食物之一。美国营养学家用鸡蛋来防治动脉硬化,获得了意料之外的惊人效果,他们从鸡蛋、核桃、猪肝中提取卵磷脂,每天给患心血管病的人吃 4～6 汤匙,3 个月后,患者的胆固醇明显下降。

鸡蛋含有人体所必需的优质蛋白质、脂肪、维生素、矿物质等营养素,消化吸收率非常高,是全世界各国营养组织公认的优质食品。鸡蛋中含有丰富的卵磷脂、维生素、矿物质,尤其是蛋黄中的维生素 A、维生素 D、维生素 E、维生素 B_1、维生素 B_1、铁等也非常丰富,这么多的营养素每样都是人体必不可少的。

研究发现,鸡蛋中虽含有较多的胆固醇,但同时也含有丰富的卵磷脂。卵磷脂进入血液后,会使胆固醇和脂肪的颗粒变小,并使之保持悬浮状态,从而阻止胆固醇和脂肪在血管壁的沉积。因此,对胆固醇正常的老年人,每天吃 2 个鸡蛋,其 100 毫升血液中的胆固醇最高增加 2 毫克,不会造成血管硬化。但也不应多吃,吃得太多,不利于胃肠的消化,造成浪费,还会增加肝、肾负担。

鸡蛋能保护肝,其中的蛋白质对肝组织损伤有修复作用,蛋黄中的卵磷脂可促进肝细胞再生,还可提高人体血浆蛋白含量,增强机体的代谢功能和免疫功能。

154. 香蕉有抗动脉硬化的功效吗

香蕉果肉香甜软滑,是人们喜爱的水果之一。香蕉含有称为"智慧之盐"的磷,又有丰富的蛋白质、糖、钾、维生素A和维生素C,同时纤维也多,堪称相当好的营养食品。香蕉果肉每100克含糖15%以上,酸0.2%～0.3%,蛋白质1.5%,还有丰富的磷53毫克,钙19毫克,钾400毫克,维生素C 24毫克。香蕉还含有果胶、多种酶类物质及微量元素等。

香蕉富含钾和镁,钾能防止血压上升及肌肉痉挛,镁则具有消除疲劳的效果。因此,香蕉是高血压患者的首选水果。糖尿病患者进食香蕉可使尿糖相对降低,故对缓解病情也大有益处。香蕉含有的泛酸等成分是人体的开心果,能减轻心理压力,解除忧郁。睡前吃香蕉,还有镇静的作用。

美国科学家研究发现,每天吃1～2根香蕉,可使脑卒中患病率减少40%。这是因为香蕉中含有丰富的钾元素。钾能维持细胞内的渗透压,参与能量代谢过程,维持神经肌肉的兴奋性,维持心脏的正常舒缩功能,有抗动脉硬化、保护心脏血管的功效。

155. 柿子可以预防动脉硬化吗

以色列的科学家用现代科学手段证明,小小的柿子中蕴藏着巨大的药用价值。以色列希伯来大学教授谢拉·格林斯坦博士领导的科研小组通过对柿子和苹果的对比研究发现,柿子中蕴含丰富的营养成分,对于预防动脉硬化、心脏病、心肌梗死以及脑卒中都是大有裨益的。

格林斯坦博士研究发现,柿子含有一种酚类化合物,它对预防动脉硬化、降低心血管疾病发病概率都有很好的效果。在与苹果营养成分对比中,柿子占据了明显的优势。柿子的葡萄糖比苹果高出60%,可消化纤维含量是苹果的2倍。从矿物质方面比较,柿子中的钠、钾、镁、钙、铁、锰的含量都遥遥领先于苹果。

格林斯坦博士通过研究得出了结论,每天摄入100克左右的柿子,就可以有效地预防动脉硬化及心血管疾病。而且那些已经患心血管疾病的人,食用柿子也对他们病情的控制非常有帮助。但格林斯坦博士指出,尽管柿子的营养丰富,但是仍然不能代替其他水果、蔬菜,需要合理搭配,才能达到最佳的效果。

柿子营养价值很高,含有丰富的蔗糖、葡萄糖、果糖、蛋白质、胡萝卜素、维生素C、瓜氨酸、碘、钙、磷、铁。所含维生素和糖分比一般水果高1~2倍,假如一个人一天吃一个柿子,所摄取的维生素C基本上就能满足一天需要量的一半。

未成熟果实含鞣质。涩柿子中含糖类很多,每100克柿子中含10.8克,其中主要是蔗糖、葡萄糖及果糖,这也是大家感到柿子很甜的原因。新鲜柿子含碘很高,能够防治地方性甲状腺肿大。另外,柿子富含果胶,它是一种水溶性的膳食纤维,有良好的润肠通便作用,对于纠正便秘,保持肠道正常菌群生长等有很好的作用。

156. 常吃柑橘可降低胆固醇吗

据美国佛罗里达大学的研究人员说,食用柑橘可以降低黏附在动脉血管壁上的胆固醇含量,有助于使动脉硬化病变发生逆转。该大学的研究人员经过对猪进行为期 2 年的实验表明,柑橘的果胶可以减少脂肪在冠状动脉壁上的沉积。另有研究表明,柑橘的果胶中含有一种可溶性纤维,可以降低血液中胆固醇的水平。

157. 常吃海带能防治动脉硬化吗

海带是一种食用藻类,在中药学上又叫昆布,属于化痰药。性寒,味咸。归肝、胃、肾经。有消痰软坚及利水的功效。在中医药学中,海带与海藻同用,可治疗瘿瘤及瘰疬等证,还可用来治疗肝硬化、淋巴结结核及甲状腺腺瘤等。

现代中药学研究发现,海带中含有褐藻胶、纤维素、碘及甘露醇等。还含有少量蛋白质、糖类、多种维生素及钾、钙、铁等。长期服用海带,不仅有降低人体中的胆固醇、三酰甘油及预防老年人动脉硬化的作用,而且还有防癌抗癌的作用。

158. 适当饮酒可减慢动脉硬化吗

美国心脏学会报道,适当饮酒可减慢动脉硬化的进程。这是巴尔的摩老年研究所的专家们做了长期研究得出的结论。

他们发现,在各年龄组(小于 50 岁组、50～70 岁组、大于 70 岁组)中,轻中度饮酒者(每周饮葡萄酒 130～1 265 毫升)动脉硬化指数最低,不饮酒和大量饮酒者的动脉硬化指数比该组高出 10%～20%。而高龄组中,这种现象尤其明显。

动脉像河道网络一样,密密麻麻,遍布全身各处,将新鲜血液输送到各个器官和组织,保证它们的正常运转。动脉硬化一般是随年龄的增长而进行的:一个 50 岁左右的人,做眼底检查时,眼底动脉可有Ⅰ～Ⅱ级的硬化。这些人常有眼花、耳鸣,甚至短暂的头晕、健忘,这是由动脉硬化、血液供应不足所致。动脉硬化进一步加重,将出现多种心脑血管疾病,如高血压病、冠心病、心绞痛、心肌梗死、脑血栓、脑血管破裂(卒中)、肾功能减退等,这些都是老年期的常见病,很易导致死亡。由此可见,延缓动脉硬化的进程可推迟这些疾病的发生,有利于延年益寿。

不过,如果每天饮酒量过大,即葡萄酒每日大于 229 毫升、啤酒每日大于 607 毫升、烈性酒每日大于 102 毫升,酒对人体的伤害就会超过对心血管系统的有益作用。

结合该研究所的结果来看,重度饮酒是不利于健康的,而轻中度的饮酒值得作为一种益寿之方而加以慎重考虑。轻中度饮酒量,指每周的葡萄酒量为 130～1 265 毫升,啤酒量为 340～3 370 毫升,烈性酒是 55～565 毫升。

关于酒种,从该研究所的报道看,对动脉硬化进程的影响并无差异,主要决定于每周所饮的酒精量。但初饮者对酒的选择还宜考虑一下,从长寿老人鲜有饮啤酒或烈性酒的报道来看,首选的还是以葡萄酒为好。

当前市场上葡萄酒的品种很多,但大都是以葡萄汁和酒精兑制而成,而长寿老人们饮的却是葡萄酿制的纯品。因此在选购葡萄酒时还得细看一下,最好选那种以山葡萄酿制的葡萄酒。

159. 为什么说石榴汁能预防动脉硬化

动脉硬化与动脉内膜中有脂质蓄积,会导致血液循环变慢,甚至还会进一步引发心脏病与脑卒中。早前就有研究发现红酒、红茶和紫葡萄汁这些富含抗氧化物的饮料可以增进血液循环,预防动脉受损。很多大型的临床试验也都显示,抗氧化物可以预防心脏病发作以及其他主要与心脏相关的疾病。最新研究发现,抗氧化物含量丰富的石榴汁在这方面也有非常大的作用。

橙汁、红酒、蓝莓汁,这些都是以往营养学家所推荐的富含抗氧化物饮料,但和石榴汁比起来,它们的作用就显得小多了。据国际厚生健康网站报道,石榴汁中的抗氧化物含量在所有果汁中最高,对动脉硬化有很强的预防和抵抗作用。

160. 为什么说醋配番茄可对抗动脉硬化

番茄含有丰富的胡萝卜素、维生素 C 和 B 族维生素,每人每天食用 50～100 克鲜番茄,即可满足人体对几种维生素和矿物质的需要。番茄内的苹果酸和柠檬酸等有机酸还有增加胃液酸度,帮助消化,调整胃肠功能的作用。番茄中含有果酸,能降低胆固醇的含量,对高脂血症很有益处。只有当血脂正常了,患动脉硬化的概率才会降低,如果用黑醋或陈醋与小番茄一起搭配食用,能进一步提高人体对小番茄营养成分的吸收。

这是因为黑醋或陈醋中不仅含有维生素和矿物质,还有丰富的氨基酸。当番茄红素遇到醋酸后,不但不会被分解,番茄中的营养成分还更容易被人体吸收。

制作醋泡番茄需要小番茄 20 个,黑醋或陈醋 200 毫升,白糖 1 匙,盐 1/3 小匙。首先,将小番茄洗净,去蒂,用牙签在上面均匀地扎孔。然后,其余材料放入锅中,边加热边搅拌,直到糖和盐融化。之后,将番茄放入瓶中,再倒入完全冷却的混合液体,等 5～6 小时就可以食用了。防动脉硬化效果非常好的醋泡番茄,每天可以吃 6 个左右。在冰箱的冷藏室里可以保存 1 周左右。

番茄的红色源于番茄红素,这种重要的物质不但能够去除自由基、预防癌症,还有抑制低密度脂蛋白胆固醇的作用,有效防止动脉硬化。小番茄中番茄红素的含量是普通番茄的两倍。

161. 卵磷脂对动脉硬化患者有哪些好处

卵磷脂是生命的基础物质,人类生命自始至终都离不开它的滋养和保护。卵磷脂存在于每个细胞之中,更多的是集中在脑及神经系统、血液循环系统、免疫系统,以及肝、心、肾等重要器官。卵磷脂是人体细胞的基本构成成分,在机体细胞代谢和细胞膜渗透性调节中起着重要作用。卵磷脂作为一种优良的乳化剂,可作为血管的清道夫,使血管中多余的胆固醇和中性脂肪乳化而排出,防止其沉淀于动脉血管中,可预防心脑血管疾病。

卵磷脂是优良乳化剂,100%为人体吸收,能使血管中的胆固醇和中性脂肪乳化而排出,防止其沉淀于动脉血管中,因此可改善和预防动脉硬化、高血压病、心脏病、脑卒中。大豆磷脂中的不饱和脂肪酸的乳化作用能将体内多余脂肪溶解成极小的悬浮颗粒,代谢和排出体外,从而达到减肥的目的,还能保持皮肤的润泽弹性,去除皮肤及眼眉周围因脂肪堆积而造成的黄褐斑、老人斑及皱纹,从而达到美容的目的。卵磷脂的分子结构中含有亲水的磷酸酯基团和亲油的脂肪酸基团,因此它可以使脂类物质与水结合在一起,起到乳化作用。卵磷脂的这种优良的油水亲和性能,能溶解血液中和管壁上的脂溶性物质三酰甘油及胆固醇硬块,使之变成细小微粒,增加血液的流动性和渗透性,降低血液黏度,使其顺利通过细胞的新陈代谢并排出体外,从而减少脂肪沉积在血管壁上造成动脉硬化。卵磷脂富含的多不饱和脂肪酸可以阻断小肠对胆固醇的吸收,促进胆固醇排泄。同时卵磷脂也是高密度脂蛋白的主要成分,在胆固醇的运送、分解、排泄过程中起着清道夫作用。增加人体中卵磷脂的含量,可用来降低血液中的胆固醇和三酰甘油,有效地防止动脉硬化及血脂异常引起的心脑血管疾病。

动脉硬化的患病率几乎与人的年龄同步增长。通常动脉硬化是从中年开始的,但是随着人们大量摄入肉食和脂肪,动脉硬化的发病有年轻化的趋势,而且男性多于女性。

动脉硬化患者通常都患有血脂异常，胆固醇含量较高，同时高血压病、冠心病、心肌梗死、脑出血的患病率也相应较高。实验表明，食用卵磷脂能显著调节血脂异常、高胆固醇，从而预防动脉硬化。在 20 世纪 60 年代，科学家们就发现卵磷脂可能具有保护心脏的作用，在进一步的研究中，终于证实卵磷脂对心脏健康有积极作用。这是因为它能调节胆固醇在人体内的含量，有效降低胆固醇、血脂异常及冠心病的患病率。

糖尿病的发生和胰岛素分泌不足有关。卵磷脂不足会使胰腺功能下降，导致胰岛素分泌减少，不能有效地将血液中的葡萄糖运送到细胞中，这是导致糖尿病的基本原因之一。如每日食用 20 克以上的卵磷脂，则对糖尿病症状的改善是相当显著的，特别对糖尿病足坏疽及动脉硬化等并发症患者更为有效。很多糖尿病患者补充卵磷脂后，甚至可以免用胰岛素。

卵磷脂对人体内的胆固醇水平和心脏病发病率有一定影响。服用卵磷脂可降低血清胆固醇。它不仅可减少低密度脂蛋白（坏胆固醇），还可维持高密度脂蛋白（好胆固醇）的水平，从而使高密度脂蛋白与低密度脂蛋白比率大大提高。研究还表明，对于有高胆固醇趋向的人而言，服用卵磷脂可使总胆固醇水平降低 10%。卵磷脂的作用在于将血液中的脂肪和胆固醇排出体外。卵磷脂是心脏细胞膜的重要组成部分。根据调查，卵磷脂还可防止或减轻急性心肌缺血，并防止动脉硬化。卵磷脂的疗效比单独亚油酸的效果更显著。

卵磷脂具有乳化、分解油脂的作用，可增进血液循环，改善血清脂质,清除过氧化物,使血液中胆固醇及中性脂肪含量降低,减少脂肪在血管内壁的滞留时间,促进粥样硬化斑的消散,防止由胆固醇引起的血管内膜损伤。服用卵磷脂对血脂异常和高胆固醇具有显著的功效,因而可预防和治疗动脉硬化。卵磷脂是依靠它所含的胆碱、亚麻油酸及肌醇等来化解脂肪的。它能把大颗粒的脂肪变小,并增加其流动性和渗透性,从而减少动脉硬化发生的机会。服用卵磷脂对血脂异常和高胆固醇具有显著的功效,因而可预防和治疗动脉硬化。

卵磷脂是以丰富的姿态存在于自然界当中,如蛋黄中含有丰富的卵磷脂,牛奶、动物的脑、骨髓、心、肺、肝、肾,以及大豆和酵母中都含有卵磷脂。所以建议人们尽量摄取足够多种类的食物。卵磷脂在体内多与蛋白质结合,以脂肪蛋白质(脂蛋白)的形态存在着。

162. 鱼油对动脉硬化患者有哪些好处

深海鱼油是指从深海中鱼类动物体中提炼出来的不饱和脂肪成分,分别为二十碳五烯酸(EPA)、二十二碳六烯酸(DHA)。普通鱼体内含 EPA、DHA 数量极微,只有寒冷地区深海里的鱼,如三文鱼、沙丁鱼等体内 EPA、DHA 含量极高,而且陆地其他动物体内几乎不含 EPA、DHA。因此,选用深海鱼来提炼 EPA 及 DHA。

人类主要从鱼类油脂中摄取 EPA 和 DHA,其中以海产肥鱼中含量最高,某些淡水鱼中也含有一定量的 EPA 和DHA,其他动物性食物中含量较少。而植物性食物中不含有 EPA 和 DHA。EPA 与 DHA 均为不饱和脂肪酸（ω-3），且分子结构极为接近，因此 EPA 极易在人体内转化为高密度脂蛋白发挥生理功能。

现代科学研究表明：深海鱼油所含的 DHA 和 EPA 是人体代谢过程中不可缺少的重要物质之一。俗称"脑黄金"的 DHA 主要存在于人体大脑的灰质部，它能有效帮助活化脑细胞，帮助提高脑神经信息传送速度，帮助增强记忆力，有助于延缓衰老。另一种被称为"心血管清道夫"的 EPA，可帮助降低血脂、血压，帮助防止心脑动脉硬化、帮助保护大脑和心脏。

血液中脂肪浓度过高是形成动脉硬化的基础，而血液内运输脂肪的脂蛋白胆固醇起着决定性的作用。鱼油中富含的 DHA、EPA 对于抑制血栓、胆固醇和高血压病，防止动脉硬化，以及对由其引发的脑卒中、心肌梗死等心血管系统疾病具有预防改善效果。

深海鱼油中的 EPA 成分是一种特殊的不饱和脂肪酸，是有益于血液循环的保护因子。EPA 可协助清除附着于血管壁上的胆固醇与硬化斑，降低血液中胆固醇水平，有助于保持血液畅通流动，抑制不正常血液凝集、预防血栓产生，阻止脑卒中或心肌梗死的发生。

脂蛋白胆固醇分为高密度脂蛋白胆固醇（HDL-C）与低密度脂蛋白胆固醇（LDL-C），脂蛋白的密度越低则颗粒越大。而低密度脂蛋白胆固醇容易与血管内的其他成分结合附着沉积在血管内壁，因此被称为"坏脂蛋白"。而高密度脂蛋白胆固醇则帮助降低血中的胆固醇，被誉称"好脂蛋白"。鱼油中的 EPA 则能够抑制坏脂蛋白的作用，减少在血管内壁上的附着沉积，而且能协助高密度脂蛋白胆固醇清除血管壁上多余的脂肪，因此鱼油也被称作血管内的"清道夫"。所以服鱼油可降血脂。

EPA 有助于保持血管畅通，预防血栓产生，阻止脑卒中或心肌梗死的发生；清除血液中堆积的脂肪，预防动脉硬化及阻止末梢血管阻塞的发生。脂肪酸是组成脂肪的重要成分，它的化学结构是以碳元素组成的长链主体。连接碳与碳之间的结构称键，脂肪酸中碳与碳之间连接均为一个键的称饱和脂肪酸。所有的饱和脂肪酸在人体内都可以自然合成，不需要从食物中特别补充。如果碳与碳之间为双键连接的，则称不饱和脂肪酸。人体内不具备合成不饱和脂肪酸的条件，应由食物供给，因此不饱和脂肪酸也被称作必需脂肪酸。

以食用海洋生物为主的沿海居民中每日从膳食中获得的 EPA 和 DHA 较内地居民为高。在一般内地人群中，体内不饱和脂肪酸含量较低。美国俄勒冈大学卫星科学中心，他们以含有 EPA 及 DHA 的鲑鱼为主体食物，供给受试者连续食用 10 天后，结果健康人的血中胆固醇降低 17%，三酰甘油降低 40%，而高血脂的人胆固醇降低 20%，三酰甘油猛降低 67% 之多，说明 EPA 有明显降血脂作用，而降三酰甘油的作用远比降胆固醇的作用强。

鱼油能帮助血液循环顺畅，有助于降低血压，帮助减少患高血压的可能。

163. 动脉硬化患者一日食谱如何安排

食谱一

早餐:鲜牛奶 250 毫升(或脱脂奶粉 50 克),玉米面发糕(玉米面 50 克),拌莴笋丝(莴笋 150 克)。

午餐:馒头或米饭(面粉或大米 100 克),红烧鱼块(鱼100 克),炖豆腐(海米 15 克,香菇 25 克,豆腐 100 克),炒菠菜(菠菜 100 克)。

晚餐:馒头或米饭(面粉或大米 100 克),番茄炒圆白菜(番茄 50 克,圆白菜 100 克),清炖鸡块(鸡块 100 克)。

全日烹调用油 25 克。以上食谱含热能 7 037 千焦。

食谱二

早餐:鲜牛奶 250 毫升(或脱脂奶粉 50 克),玉米面发糕(玉米面 100 克),拌黄瓜丝(黄瓜 150 克)。

午餐:馒头或米饭 100 克(面粉或大米 100 克),清蒸鱼(鱼 100 克),香菇炖豆腐(香菇 25 克,豆腐 100 克),炒茄丝(茄子 100 克)。

晚餐:馒头或米饭(面粉或大米 100 克),番茄炒圆白菜(番茄 50 克,圆白菜 100 克),肉丝炒木耳(肉丝 100 克、木耳适量)。

全日烹调用油 25 克。以上食谱含热能 7 037 千焦。

164. 动脉硬化患者要适量饮咖啡

研究发现,经常喝咖啡(含咖啡因)的人,血压比其他不经常喝的人高。另一种观点认为,经常消费咖啡的人可以使身体对咖啡因有更高宽容度,因此不会对血压造成长期影响。咖啡因还可以诱使脑垂体刺激肾上腺产生肾上腺激素。而肾上腺素分泌量增加也可以导致血压升高。

另一些研究显示,咖啡因可能会导致动脉硬化。然而,咖啡因对动脉的影响很有可能也是暂时性的。

至今为止,关于咖啡因对血压影响的研究存在各种不同、相互矛盾的结论。一项研究在12年时间里跟踪调查了155 000名女性,最后总结认为,喝含咖啡因可乐的人有增加患高血压风险的可能,而消费含咖啡因咖啡的人患高血压的风险较低。

一项有趣的发现是,咖啡因对男性和女性的影响不一样。对于男性,由于可以收缩血管,因此会增加血压。此外,它还和血流受阻增加有关。而另一方面,女性是通过增加心脏活性提高血压水平,这反过来可以增加血液循环。

喝太多含咖啡因的茶和咖啡可以导致上瘾,并可能在摄入量突然减少的情况下引起不安、头痛、睡眠不足和疲劳等症状。除了咖啡因以外,茶和咖啡还包含叫作多酚的化合物,对健康有很多好处。多酚可以有效减少患心脏病和癌症的风险。此外,它还可以减少血液中血小板活性。血小板在血液凝结过程中扮演着重要角色,因此多酚类物质被认为有预防血栓的功效。

总而言之,至今还没有最终确定咖啡因对血压的影响是好是坏。然而,考虑到茶和咖啡中咖啡因和其他化合物对身体带来的影响有利有弊,因此最好是适量消费。

165. 动脉硬化患者忌吃哪些食物

(1)羊髓:由于羊的脑髓中胆固醇的含量颇高,所以,体质强壮的冠心病和动脉硬化者,不宜多吃、常吃,以免加重病情。

(2)肥肉:由于猪肥肉中脂肪含量高达 90.8%,比猪油还多,如多吃、常吃肥肉,容易使人体脂肪蓄积过剩,血脂异常,导致动脉硬化,故冠心病和动脉硬化者,不宜多吃猪肥肉。

(3)猪肝:据分析,每 100 克猪肝中含有胆固醇 368 毫克,是猪肥肉的 3 倍多,常吃多吃猪肝,不利于冠心病和动脉硬化症的改善。所以,适当忌食对身体反而有利。

(4)猪肾:又称猪腰子。据分析,其胆固醇的含量颇高,每 100 克猪腰子中含 405 毫克的胆固醇。所以,凡患有心脑血管疾病的人忌吃猪肾,以防增加血中胆固醇含量,减轻动脉硬化症的病情。

(5)鸭蛋:凡动物之禽蛋,都含有大量的胆固醇,鸭蛋(尤其是蛋黄)也不例外,故动脉硬化者应忌食之。常食、多食对病情极为不利,会加重冠心病及动脉硬化症。

(6)鹅肉:一方面,鹅肉、鹅蛋均为大发食物,如《本草纲目》中说:"鹅,气味俱厚,发风发疮,莫此为甚。"《饮食须知》又说:"鹅卵性温,多食鹅卵发痼疾。"另一方面,鹅肉、鹅蛋均属高脂肪、高胆固醇食物,所以,凡动脉硬化者应忌食之。

(7)醍醐:是一种高脂性食物。据分析,每 100 克醍醐中,含动物性脂肪高达 20 克,其中含饱和脂肪酸及不饱和脂肪酸,这对冠心病和动脉硬化患者有弊无利,应忌食之。

(8)白酒:高浓度的烈酒,俗称烧酒。《本草纲目》记载:"烧酒,纯阳毒物,与火同性。"可见其火热之性,独冠群物。现代有学者研究指出,白酒可使心率增快,长期饮酒,由于心脏的休息时间少,会使心脏扩大,导致心肌收缩功能日渐减退。同时,白酒能使P脂蛋白的产生增加,使胆固醇和三酰甘油的浓度升高,最终沉积在冠状动脉的内膜壁上,形成动脉硬化,使心肌的损害程度更为严重。所以,有冠心病及动脉硬化之人,切忌多饮白酒。

(9)啤酒:有动脉硬化者切忌长期多饮啤酒。事实证明,经常大量饮用啤酒,也会导致心肌组织中出现脂肪沉积,心肌肥厚,心脏扩大,被医家称之为"啤酒心",这显然对人的健康是不利的。

动脉硬化患者应当忌吃各种动物的内脏,包括脑、肝、肾等;忌吃各种肥肉,如猪肥肉、牛肥肉、狗肥肉,以及各种动物性脂肪油,如猪油、鸡油、羊油等;忌吃各种禽蛋的蛋黄,如鸡蛋黄、鸭蛋黄、咸鸭蛋黄、鹌鹑蛋黄、鹅蛋黄等;忌吃虾子、虾皮、鱿鱼、乌贼鱼、蟹黄、凤尾鱼等各种高脂肪、高胆固醇食品。

166. 眼底动脉硬化患者如何饮食

眼底动脉硬化是单纯的老年性生理性动脉硬化,既无高血压病、糖尿病等全身疾病,也无眼部其他异常情况,仅在眼底检查时发现视网膜动脉普遍稍变细。防治眼底动脉硬化积极有效地控制全身疾病,争取早发现问题,早采取针对性治疗。以下是防治眼底动脉硬化的饮食。

（1）常吃大蒜：每顿饭吃 3 瓣以上大蒜,坚持吃 3 个月以上。南方人若畏生蒜辣,可将生蒜蘸醋吃。有位脑动脉硬化患者连续吃生大蒜 3 个月后去医院检查,脑供血的情况大有好转,头晕脑涨的症状消失,记忆力也提高了。

（2）吃葛根粉：将葛根磨粉晒干,每晨起取干粉 50 克,煮成羹,代早餐食用。或用葛根 150 克与粳米 100 克煮成粥(先煮葛根,取滤液与粳米同煮)代早餐。坚持食用 3 个月即可见效。葛根含黄酮类物质,能扩张脑血管,改善脑血液循环,确保脑供血良好。

（3）吃松针：采集嫩松叶生吃,每日 10～20 克,或将松叶阴干,每次用 10 克泡开水代茶饮。坚持半年以上。新近研究发现,松叶含类黄酮,能抑制血小板凝聚,减少脂质过氧化反应,减少平滑肌细胞的增生,能防止动脉硬化和血栓形成。

（4）吃鲜青椒：鲜青椒含丰富的辣椒素,有助于防止动脉硬化和血栓形成。常吃鲜青椒的人很少患脑血栓病和冠心病。

（5）补充叶酸：富含叶酸的食物有叶类蔬菜、大豆和橙汁。新近研究发现,动脉硬化引起的脑卒中、冠心病、心肌梗死与患者血浆内高半胱氨酸有密切关系。动物实验也证实,用添加了高半胱氨酸的食品喂养动物,数月后均发现动脉硬化症。每天补充 5 毫克叶酸就能使血浆中的高半胱氨酸转化为对人体有利的蛋氨酸,从而起到防止动脉硬化发生发展的作用。每天吃 500 克绿叶蔬菜或喝一杯豆浆或饮一杯橙汁,就可摄取足够的叶酸。

（6）吃香蕉：香蕉含有丰富的钾，钾具有抗动脉硬化、降血压、保护心脏的作用。香蕉可润肠通便，能避免用力排便引起的脑血管意外。每天吃 4 支香蕉，能抗脑动脉硬化、降血压、预防脑卒中。

167. 颈动脉硬化患者如何饮食

（1）低胆固醇饮食，少食动物脂肪。一般来说，血浆胆固醇有两个来源。来源于食物者（每日摄取量为 300 毫克）为外源性，在肝脏和小肠合成的为内源性。一般认为，每日胆固醇摄取量不宜超过 300 毫克。否则，过多的脂质物质沉积在血管壁上，可导致脑动脉硬化。

（2）戒除一切不良嗜好，特别是应戒烟。因烟草中烟碱可使动脉痉挛引起动脉缺血、脑梗死、心肌梗死的发生。

（3）饮食宜清淡，不食过咸和甜食。经常吃甜食，人体血液中三酰甘油增高。

（4）保持正常体重，每日热能的摄入不可过多，食疗的同时还应该坚持适当的体育锻炼。

（5）颈动脉硬化食疗方。①芹菜粥。芹菜 15 克、木耳 3 克，洗净，切碎，粳米 30 克，煮粥。每日 2 次服食。②荷叶粥。荷叶一张切碎，煎汤，取出荷叶，加入粳米 50 克煮粥。早晚 2 次服食。③红薯粥。红薯 250 克，绿豆 15 克，粳米 50 克，煮粥，分 2 次服。④水晶山楂。山楂 15 枚去核，冰糖适量，煮熟后加山药粉 15 克，再煮片刻，每日 2 次。

168. 动脉硬化患者应怎样调节饮食

随着我国人民生活水平的提高,防治动脉硬化,减少心、脑血管疾病的发病率,正日益受到社会各界广泛的关注。提倡戒烟、低脂饮食及增加体育活动都是良好的防病措施。人们的日常饮食与动脉硬化的发生、发展有密切关系,那么,怎样的饮食结构才有利于防治动脉硬化呢?

如果血液中胆固醇或β-脂蛋白含量很高,那就应该首先从调理饮食开始。科学的饮食往往能使血液中的胆固醇含量降低 20%～30%,这在大多数情况下都足以使动脉硬化症状得到缓解。

多吃杂粮好。有人观察大米、面粉、玉米粉及小米粉等主食对实验性动脉硬化形成的影响,并与燕麦进行比较。给家兔高胆固醇饲料并在其中分别加入上述主食喂饲数月,观察这些主食对动脉硬化形成是否具有抑制作用。结果发现,燕麦、大米、玉米及小米能降低血中总胆固醇和β-脂蛋白含量。发生动脉硬化病变的程度,吃燕麦的动物最轻,大米组次之,小麦面粉组最重,几乎接近模型组(即只吃高胆固醇饲料的动物组)。还有人证明,苦荞有很好的降血脂及降胆固醇作用,对防止动脉硬化的发生有利,所以,常吃一些燕麦及苦荞等粗粮,不仅可调剂胃口,增加多种维生素摄入,防止便秘,而且可以降血脂,防止动脉硬化发生。蔬菜和粗磨粉面包中都含有许多促使肠胃正常工作所必需的纤维素。植物纤维是一种极好的天然吸附剂,它可与胃肠中的胆固醇相结合,使胆固醇不被吸收到血液中去。

另外,还建议多进食大豆、豌豆、菜豆、花生及绿豆等豆类食品。豆类中含有大量极富营养价值的蛋白,另外豆类中所含的磷脂能与胆固醇结合,从而降低血液中的胆固醇含量。

　　提倡多吃新鲜蔬菜,生吃、炖、煮都行。另外,海带、大蒜、生姜、洋葱、茄子、木耳及蘑菇等对人有益,其中所含的糖苷能降低胆固醇含量,而含碘丰富的海带则能促进新陈代谢。

　　经常吃鱼。人们发现,大量食鱼及鱼油和海豹油的因纽特人很少患有动脉硬化症。这是由于鱼脂肪中含有一些特别的脂肪酸,这些脂肪酸具有极为有效的抗血管硬化功能。

　　奶制品,尤其是脱脂奶制品,如脱脂牛奶、酸牛奶(经过发酵处理的奶制品)、嗜酸菌奶(经嗜酸性细菌发酵的牛奶)及低脂肪干酪等,对动脉硬化患者非常有益。

　　山楂和蜜橘可改善心肌的代谢,有利于心功能的改善,消除血液中的脂肪,抑制肠道对胆固醇的吸收,预防动脉硬化。

　　至于酒精类饮料,适量饮一点优质葡萄酒也未尝不可,但烈性酒是绝对禁止饮用的。这是因为酒精会引起血管痉挛,随后出现血管麻痹、心律失常、血压升高,这对上了年纪的人危害特别大。

　　对于儿童,食用高胆固醇食物并不可怕。乳类及禽蛋这类大自然所赐给婴儿的最初的食物里所含有的大量胆固醇,会在儿童迅速生长发育的过程中被用来构筑新生细胞,形成脑组织。

有一段时间,大家都主张食用植物油,然而,植物油也不可多吃。进食植物油的量所含热能不要超过全部食物热能的 10％～15％。

169. 动脉硬化患者的早餐很重要吗

最近加拿大罗纳特·西大克博士研究发现,动脉硬化的患者如果不吃早饭,比那些正常吃早饭的患者在早晨发生心脏病和血栓形成的危险性更大。他指出,缺血性心脏病急性发作最容易发生在早晨 4 时至中午 12 时这段时间内。这项新的研究结果表明,不吃早饭可能会促使血小板聚集,使流经主动脉和心脏冠状动脉的血流量降低。因此,对于患有动脉硬化的患者来讲,早餐很重要,一定要坚持适量吃早餐。

170. 常食豆豉能预防动脉硬化吗

我国医药学家认为,豆豉是药食俱佳的上品,它性寒,味苦,无毒。有的古医书还阐明,豆豉对高血压及心血管疾病有预防作用。

优质的豆豉不仅是家常菜肴、调味作料,而且还是对人体健康有益的营养佳品。现代医学研究证实,用大豆制成的豆豉,含有大量能溶解血栓的尿激酶,是老年人预防动脉硬化症及防止脑血栓的佳肴。豆豉中还含有大量对人体健康有益的细菌,能产生大量的 B 族维生素和抗生素。所以,豆豉能有效地预防脑血栓的形成。

最近,美国的一位营养学家宣称:"常吃豆豉能预防动脉硬化,并能防治老年性痴呆。"并号召美国人应向中国人学习,在日常饮食中多吃些豆豉。

171. 动脉硬化患者能不能吃糖

糖可以吃,但要严格限量。这是因为:首先,多吃糖可能会引发糖尿病;其次,糖可能被人体迅速吸收并能在人体内迅速转变成脂肪和胆固醇。注意不要吃大蛋糕、甜点心和蛋奶饼干,因为这些食品含有大量的蛋黄、黄油和糖。

172. 动脉硬化患者可以吃肥肉吗

现在多数家庭很少有人爱吃肥肉,中老年人从健康防病角度考虑,对肥肉更是避而远之。同时,人们对植物油却情有独钟,百吃不厌。认为用植物油炒菜安全放心,无后顾之忧。的确,肥肉的主要成分是饱和脂肪酸,吃多了容易形成动脉硬化,对人体健康不利,而植物油,如芝麻油、菜籽油、花生油、黄豆油、胡麻油及葵花籽油等含有人体所需要的大量不饱和脂肪酸,这样的低脂肪饮食可以防治动脉硬化。那么,是不是一点肥肉也不能吃,而植物油吃得再多也无妨呢?最近有人做动物实验发现,把大量猪油、少量猪油及豆油分别加入普通饲料中喂养 3 组兔子 3 个月。结果 3 组动物血液中胆固醇含量均升高,其中吃加入大量猪油饲料组的兔子最高。病理观察发现,高猪油组兔子主动脉硬化病变程度最重,豆油组兔子病变程度居中,低猪油组兔子最轻。由此可见,大量摄入植物油仍可造成主动脉损伤,发生动脉硬化,而适量食用猪油则并不产生明显的病理改变,所以,动脉硬化患者是可以适量吃些猪油的。

173. 吃鱼眼可预防动脉硬化吗

科学家们研究发现,深海鱼的眼睛里含有一种能防止血液凝聚成块的脂肪酸。由金枪鱼眼睛制成的胶囊能防止动脉硬化和其他心血管疾病,据说,这种鱼眼胶囊能增强儿童的大脑功能并能防止老年人患心血管疾病。但也有专家告诫说,脂肪酸摄入过量也会有害身体健康。

鱼类所含的脂肪对人类都有益,尤其是肉呈蓝色的鱼,如沙丁鱼、鲱鱼、鲭鱼、鲑鱼及金枪鱼等。因为,这类蓝色肉的鱼易被人体消化吸收,其中的不饱和脂肪酸可降低血液中胆固醇含量,减少动脉硬化发生的危险性。因此,老年人多食些肉呈蓝色的鱼,既可增加营养,又可预防动脉硬化、高血压及冠心病等疾病,有利于延年益寿。

174. 动脉硬化患者能不能吃鸡蛋

鸡蛋营养丰富,但不少人特别是一些老年人认为它是高胆固醇食品而对它避而远之。但国外最新的一项研究结果表明,1枚鸡蛋含胆固醇213毫克,明显少于过去认定的274毫克;另外,每枚鸡蛋脂肪含量为5克,产热能313焦耳,是一种低热能的食物。鸡蛋对人体健康是功大于过。

有的人曾认为,动脉硬化患者和冠状动脉硬化患者不宜吃蛋黄,这也是一种误解。其实,蛋黄除营养比蛋白更丰富外,其所含较多的磷脂酰胆碱,有降低胆固醇的作用。磷脂酰胆碱被胃肠道吸收后,能使血液中胆固醇和脂肪颗粒变小。悬浮于血液中而不致沉积到血管壁上,因此不会促进动脉硬化的形成。科学家调查结果表明,爱吃鸡蛋的人,冠心病病死率低于少吃鸡蛋的人。

一些日本专家还发现,鸡蛋中含有抗癌物质,即光黄素和光色素,每个鸡蛋的光黄素为 10 微克。鸡蛋中的光黄素和光色素具有能抑制可诱发喉癌和淋巴癌的 EB 病毒增殖的作用。可见,在日常生活中适量吃鸡蛋,是有益于身体健康的。

175. 哪些食物可预防动脉硬化

(1)芝麻:芝麻,也叫胡麻、黑脂麻等。芝麻内含蛋白质21.9%、脂肪 61.7%、糖 4.5%,同时还含有纤维素、钙、磷、铁、磷脂、维生素 B_2、维生素 E、烟酸、叶酸、固醇及芝麻素等成分。特别是芝麻中含有不饱和脂肪酸——亚油酸,有抗动脉硬化、降低血糖、增加肝脏及肌肉中糖原的含量等作用。

(2)大蒜:不少疾病都是由于血液中脂肪水平过高引起的,许多食品,如鸡蛋、香肠、奶酪及咸肉等,会使血液中的脂肪成分上升,但若同时吃蒜,血中脂肪水平则相对稳定。大蒜还可降低血液黏稠度。现代医学研究认为,大蒜有降低血压、降血脂及抗动脉硬化等作用,若坚持每天吃适量大蒜,则能减少冠心病、动脉硬化、高血压及脑出血的发生,使人获益匪浅。

（3）茶叶：茶叶中含有丰富的维生素 C 和无机盐，能提高巨噬细胞和网状内皮细胞的吞噬作用，调节机体免疫功能，还可抑制人体对放射性元素的吸收，并加速其排泄。现代医学研究证明，茶叶具有降低血脂作用，有清除体内氧自由基和抗衰老作用。动物实验还证明，茶叶有明显的抗动脉硬化作用。实践证明，养成每天适量饮茶的好习惯，是一种行之有效的防治动脉硬化的好方法。

（4）含钙食物：成年人缺钙是引起衰老的重要原因。按我国营养标准，成人每日摄钙量应为 800 毫克，但调查显示，一般成年人实际的摄钙量只有 400 毫克左右。由于钙量不足，可刺激甲状旁腺进入亢进状态，从而分泌过量的甲状旁腺素，促进骨质脱钙，血钙升高。长期缺钙还会引起动脉硬化、老年性痴呆症、心律失常、高血压及手足麻木等。因此，老年人应经常摄入高钙食物，如奶类、豆类、虾皮、螃蟹、骨头汤、油菜、芹菜、紫菜、韭菜以及杏仁、瓜子、核桃等。

此外，粮食类的小麦、燕麦及红薯等，富含胶质和黏多糖，能保持血管的弹性，还有降低血胆固醇水平的作用，常食可防止动脉硬化。豆类中的黄豆、花生及绿豆等，含有较多的氨基酸及钙、磷、铁元素，有助于降低血胆固醇水平。蔬菜类的大蒜、生姜、洋葱、茄子、木耳及蘑菇等，鱼类的甲鱼及海水鱼类，果类的山楂、蜜橘等，均能抑制肠道对胆固醇的吸收，降低血液中胆固醇的含量，起到预防动脉硬化的作用。

176. 哪些蔬菜有防治动脉硬化作用

(1)洋葱:洋葱为百合科草本植物,原产于印度西北部,是一种极常吃的蔬菜。现代医学研究发现,洋葱中含有二烯丙基二硫化合物,能增加纤维溶解酶活性,降低血脂,防止动脉硬化,预防心肌梗死的发生。动物实验表明,吃一定时间(半年左右)洋葱后,可使动脉硬化斑块消失一半左右。洋葱中还含有黄酮类化合物,这是一种天然抗氧化剂,可以通过抑制低密度脂蛋白氧化,发挥抗动脉硬化作用。洋葱中还含有前列腺素 E,能扩张血管,降低血压,降低血液黏稠度,预防动脉血栓形成。

(2)西红柿:西红柿又称番茄,为茄科植物番茄的新鲜果实。主要成分有苹果酸、柠檬酸、腺嘌呤、胡芦巴碱、胆碱和少量番茄碱、钙、磷、铁,以及维生素 A、维生素 B_1、维生素 B_2、维生素 C 及维生素 B_3 等。番茄内含有少量番茄素和纤维,具有结合人体胆固醇代谢产物、阻止人体动脉硬化、防治冠心病的作用。番茄内还含有维生素 P,可增加血管弹性,有一定的降血压作用。

(3)胡萝卜:胡萝卜属伞形科植物。胡萝卜有黄、赤两种,生、熟皆可食用。经研究,胡萝卜含有胡萝卜素、维生素 B_1、维生素 B_2、多种氨基酸、甘露醇、槲皮素及山萘酚等成分。其中,槲皮素和山萘酚能增加冠状动脉血流量,降低血脂和血压,还有强心作用。长期食用胡萝卜还能抑制血栓形成及防治动脉硬化。

(4)白萝卜:白萝卜为十字花科植物莱菔的新鲜根。性凉,味辛、甘。含葡萄糖、蔗糖、果糖、莱菔苷及多种氨基酸、甲硫醇、维生素 A、维生素 B、维生素 C 及淀粉酶等,有帮助消化、润肠通便、降低血压、利胆、润肺及降血脂等作用。常吃白萝卜,对人体健康十分有利。所以,有"秋后吃萝卜赛过吃人参"的说法。

最近几年,医学研究证明,白萝卜中含有一种叫芥子油的物质,能促进人体对脂肪的消化和吸收。中老年人常吃萝卜可以大幅度降低血脂,软化血管,稳定血压,进而阻止动脉硬化和冠状动脉硬化性心脏病的发生。

(5)白菜:白菜为十字花科植物,每百克含有维生素 C 37 毫克,钙 140 毫克,磷 50 毫克以及铁、胡萝卜素、B 族维生素、纤维素等成分。白菜具有清热解毒、促进胃肠蠕动的功效。常食白菜可以预防动脉硬化及习惯性便秘等。

(6)茄子:茄子属茄科植物,是夏季佳蔬良药。性寒,味甘,无毒。茄子的成分主要有蛋白质、脂肪、B 族维生素、维生素 C、维生素 E 和胡萝卜素。紫色茄子中含有较多的维生素 PP(又称维生素 B_3、烟酸),每百克紫色茄子中约含有维生素 PP 700 毫克。还含有钾、铜、锌等微量元素。大剂量的维生素 PP 能扩张小血管和降低血液中胆固醇含量。临床上常用维生素 PP 来治疗高胆固醇血症或动脉硬化。另外,茄子中维生素 E 含量丰富,对防治动脉硬化和心、脑血管病有益。

(7)南瓜:南瓜为葫芦科植物南瓜的果实,含淀粉、钙、磷、铁、钾、维生素 B_3、胡萝卜素、果胶、葡萄糖、瓜氨酸、精氨酸、天冬氨酸、纤维素、维生素 B_1、维生素 B_2、维生素 C 及维生素 E 等,有补肝气、益精气的功效。南瓜中的果胶可与人体血液中的胆固醇结合在一起,因此能降低血液中胆固醇的含量,对防止动脉硬化有益。对糖尿病也有疗效。

177. 哪些鱼和肉类有防治动脉硬化作用

(1)乌鱼:乌鱼又叫斑鱼。性寒,味甘,无毒。含蛋白质、脂肪、钙、磷、铁及维生素 B_1、维生素 B_2 及维生素 B_3 等,有养肝益肾、利尿消肿及补气健脾的功效。长期以来,乌鱼可用于治疗高血压、动脉硬化、肝硬化腹腔积液及妊娠水肿等,可取得良好疗效。乌鱼属于高蛋白低脂肪补养食品,其蛋白质极易消化吸收,适宜于动脉硬化及高血压患者长期食用。

(2)海蜇:海蜇为海蜇科动物海蜇的口腕部。性平,味咸。含蛋白质、脂肪、糖类、钙、磷、铁、碘、胆碱、维生素 B_3、维生素 B_1 及维生素 B_2 等,有消积润肠、清热化痰的功效。海蜇水煎液有舒张血管、降低血压的作用。海蜇中含有甘露多糖等胶质,对防治动脉硬化有一定作用。

(3)甲鱼:甲鱼又称鳖或叫团鱼,生活在淡水中。甲鱼肉性平,味甘。含蛋白质、脂肪、糖类、钙、磷、铁、碘、角蛋白、维生素 B_3、维生素 A、维生素 B_1 及维生素 B_2 等,有滋阴凉血、软坚散结及补气强身的作用,还有较好的降胆固醇作用。甲鱼脂肪中含有较多的不饱和脂肪酸(亚油酸),亚油酸有减轻胆固醇在血管壁上的沉积及防止动脉硬化的作用。长期以来,甲鱼以滋补良药著称于世,对于防治动脉硬化、气虚咳喘及肝、脾大有良好疗效。

(4)海参:海参为刺参科动物刺参或其他种海参的全

体。性温,味甘、咸。含有蛋白质、糖、脂肪、碘、固醇、三萜醇、钙、磷及铁等多种成分,有补肾益精和养血润燥的功效。长期以来,海参以"海中珍品、滋补良药"著称于世。现代医学研究发现,海参含优质高蛋白、低脂肪,不含胆固醇,含有大量的黏蛋白及精氨酸,对动脉硬化、冠心病及糖尿病有良效。

(5)兔肉:兔肉性凉,味甘。含脂肪少,胆固醇低,磷脂酰胆碱多。有清热生津、补中益气及凉血解毒的功效。磷脂酰胆碱有抑制胆固醇在血管壁上沉积的作用,可以减少动脉硬化的发生。

(6)鹅肝:鹅肝含有大量的不饱和脂肪酸。不饱和脂肪酸能降低人体血液中的胆固醇含量,减少胆固醇在血管壁上的沉积,从而延缓动脉硬化的发生。因此,有条件的话,不妨适当吃些鹅肝。

178. 哪些副食品有抗动脉硬化作用

(1)豆腐:豆腐是由大豆(黄豆)制成的,是我国人民常用的副食品。

豆腐性寒、平,味甘、咸。含蛋白质 36.3%、脂肪 18.4%、糖类 25%,还含有谷固醇、多种维生素及各种微量元素(如锌、硒、锶、铬、铜、镁及钼等),有降低血胆固醇、保护肝脏、通便利尿及保护心脏等重要作用。研究表明,大豆中植物蛋白质的含量高达 35%,制成豆腐后蛋白质的消化率可提高到 95%,极易被人体所吸收。豆腐中还含有一定量的磷脂酰胆碱、亚油酸和甾固醇。磷脂酰胆碱可保护细胞膜,并保护血管内皮细胞免受损伤,有利于防止动脉硬化。亚油酸属于不饱和脂肪酸,可以显著降低血液中胆固醇和三酰甘油;甾固醇可抑制肠道吸收胆固醇。并抑制胆固醇在血管内膜的沉积,维持血管壁的弹性,防治动脉硬化。

(2)香菇:香菇又叫冬菇、香蕈。性平,味甘。含有比较丰富的钙、磷、钠、维生素 B_3、维生素 B_1、维生素 B_2 及维生素 B_{12},等还含有三十多种酶和十多种氨基酸及抗癌物质。

现代科学研究表明,香菇能降低血胆固醇,防止动脉硬化,能益气、化痰理气等。香菇可预防人体各种黏膜及皮肤的炎症,因为它含有维生素 C,参与人体的氧化还原过程,可预防毛细血管破裂及牙床出血等。香菇中的酪氨酸、腺嘌呤、胆碱及某些核酸物质,能降血脂、降血压,同时对动脉硬化、肝硬化也有预防作用。动物实验也证明,香菇具有降血脂及抗动脉硬化的作用。预防动脉硬化的常用药膳有香菇蒸兔肉、香菇炒白菜等。

(3)芝麻:芝麻又叫胡麻、胡麻仁、脂麻,有黑、白两种,属胡麻科的一年生草本植物芝麻的种子。芝麻性平,味甘,无毒。主要成分有脂肪油、蔗糖、磷脂酰胆碱、蛋白质、芝麻素及芝麻油酚、维生素 E、钙、铁及多缩戊糖等。芝麻油中含40%左右的亚油酸及棕榈酸。

芝麻可补肝肾、安五脏、润肠通便及补中益气,久服可轻身不老。芝麻中含有丰富的维生素 E。实验证明,可使实验动物的寿命延长 15%～75%,维生素 E 能促进细胞分裂并延缓细胞衰老进程;还能抑制脂质过氧化反应,维持细胞膜结构的完整与功能的正常。芝麻油中含有 40%左右的亚油酸、棕榈酸及花生四烯酸和不饱和脂肪酸,容易被人体分解吸收利用,可以促进胆固醇的代谢,有助于消除动脉血管壁上的沉积物,对于软化血管及维持血管壁的弹性具有重要作用。总之,芝麻能有效地阻止动脉硬化的发生及发展,长期食用可延缓衰老,预防心血管和脑血管疾病。常用的食疗药膳食谱有:芝麻粥、芝麻炒小白菜等。

(4)银耳:银耳又叫白木耳、白木子。为银耳科植物银耳的子实体。性平,味甘、淡。含蛋白质、脂肪、糖类、钙、磷及铁等。银耳中含有人体所需的8种必需氨基酸,还含有银耳多糖、麦角固醇、甘露醇及多缩戊糖等。银耳有降血压和降血脂作用,是举世公认的滋补佳品。可用于动脉硬化、高脂血症及高血压的食疗。常用的食疗膳食谱有银耳茯苓鸽蛋汤、薏米银耳羹等。

179. 哪些粮食有抗动脉硬化作用

(1)燕麦:近年来科学研究表明,燕麦中含有丰富的亚油酸、B族维生素及磷脂酰胆碱等。燕麦能降低血清总胆醇、三酰甘油和β-脂蛋白,同时能清除沉积在血管壁上的低密度脂蛋白,防治动脉硬化。经常食用燕麦,可平衡膳食,营养全面,对防治心血管和脑血管疾病大有益处。

(2)绿豆:绿豆性寒,味甘,无毒。含淀粉、蛋白质、脂肪油、钙、磷、铁、胡萝卜素、维生素 B_1、维生素 B_2 及维生素 PP等,有清热、消暑、利尿、解毒及减肥的功效,是夏季消暑、解毒防病之良药。近年来,医学研究发现,绿豆可以降低血液中胆固醇及β-脂蛋白的含量,并且能减小动脉硬化中的粥样斑块面积。因此,提倡动脉硬化患者吃些绿豆。

（3）小米：小米又叫粟米或叫黄粟。性凉，味甘、咸，是禾本科一年生草本植物粟的种仁。主要成分有脂肪、蛋白质、淀粉及纤维素等。有益气和中及解毒除热的功效，为年老体虚或大病伤身后滋补身体的良药。妇女生小孩后体弱者常喝小米粥滋补身体，疗效颇佳。现代研究发现，小米中所含有的纤维素能降低人体血液中的血脂水平，对防止动脉硬化有益，故提倡动脉硬化患者食用小米。食用小米时以小米加枸杞子，适量加大枣熬粥喝为佳。

（4）红薯：红薯又叫番薯或甘薯。性平，味甘，无毒。为旋花科植物。其苗、叶、块茎均可入药。块根（茎）含有淀粉、黏液汁、维生素A原、维生素C、纤维素及钙、铁等。有健脾胃、补虚祛乏及预防动脉硬化的功效。研究表明，红薯可以为人体提供大量的胶原和黏多糖类，能防止疲劳，促进胃肠蠕动及胆固醇的排泄，防止脂肪在血管壁上沉积，能预防或减缓动脉硬化的发生。红薯的常见食用方法有：红薯和大米在一块熬粥，或将红薯切成块，蒸熟后食用。

（5）大豆：大豆又叫黄豆，味甘，性平，无毒。大豆中含有丰富的豆油酸（不饱和脂肪酸）、油脂、磷脂酰胆碱、蛋白质皂苷，还含有钙、磷、钾、铁及烟酸、维生素E、维生素B_1、维生素B_2、维生素A、维生素D等20余种微量元素和维生素。

豆油酸能与胆固醇结合成酯而降低血液中胆固醇的含量，故大豆有防治动脉硬化的作用。蛋白质皂苷能促进脂肪分解，抑制体内多余的脂肪吸收和合成，防止体内过氧化脂质的生成，而过氧化脂质是动脉硬化的致病因子。维生素E能赋予血管弹性，对防治脑出血和预防脑血栓形成有重要的作用。大豆中的碱性凝固蛋白,能溶解部分酸性毒素,有一定的解毒作用。因此,多吃大豆能预防和治疗动脉硬化,减轻肥胖。大豆的食用方法有煮大豆、炒大豆食用,也可制成豆腐、豆浆、面条等食用。

180. 哪些水果有防治动脉硬化的作用

(1)苹果:苹果性平、微温,味酸、甘,无毒。苹果中含有丰富的抗氧化物质——类黄酮,对防治冠心病很有益。苹果中还含有苹果酸、枸橼酸、鞣酸、糖类、脂肪、果胶、叶酸、维生素 A、维生素 B_1、维生素 B_2、维生素 C 及钾、铁、磷等。

现代科学研究证明,常吃苹果可延缓动脉硬化发生,对冠心病、高血压患者有益。其科学根据为:①苹果含有较多的可溶性纤维——果胶。果胶在肠道内能与胆酸结合,减少胆固醇在肠道内的吸收,降低血液中胆固醇浓度,并可降低低密度脂蛋白水平,防止动脉硬化。②苹果中含有比较丰富的类黄酮、维生素 A、维生素 C 及多种微量元素,具有比较强的抗氧化作用,能消除氧自由基对细胞的毒害,防止血液中的脂质向动脉壁浸润。③苹果中含有较多的苹果酸和柠檬酸,可避免血液中出现高脂血症,并且能增强动脉血管壁弹性,防止动脉硬化的发生。④苹果中含有的叶酸可降低血液中的致动脉硬化物质——同型半胱氨酸含量,有助于防止动脉硬化的发生。常吃苹果能降低血液中的胆固醇含量,对防止动脉硬化发生及辅助治疗冠心病、高血压十分有益。

(2)桃:桃属于蔷薇科植物,桃的核称为桃仁。桃仁有破血祛瘀、滑肠通便的作用。桃是一种美味可口的水果,几乎人人爱吃。桃性微温,味酸、甘。桃果肉中含有蛋白质、脂肪、葡萄糖、果糖、蔗糖、木糖、苹果酸、柠檬酸、钙、磷、铁、胡萝卜素、维生素 B_1、维生素 B_2、维生素 B_3 及挥发油等。桃有生津润肠及活血调经的功效。现代医学研究证明,桃中含有的苹果酸和柠檬酸可以帮助脂肪消化并促进脂肪转化为糖和蛋白质,从而避免血液中出现高脂血症,增强动脉壁弹性,防止动脉硬化的发生。另外,桃中含有的胡萝卜素有防止发生动脉硬化和减少心脏病发作的作用。所以,常吃桃,对防治人类心脑血管疾病很有价值。

(3)桑椹:桑椹为桑科植物桑树的果穗。性寒,味甘。含有芸香苷、花青素苷、葡萄糖、蔗糖、琥珀酸、酒石酸、胡萝卜素、维生素 B_1、维生素 B_2、维生素 C、维生素 B_3 及亚油酸等成分。有滋阴补血、平肝息风及利尿降压等功效。常用于辅助治疗高血压和糖尿病等。桑椹油的主要成分亚油酸为不饱和脂肪酸,有降低胆固醇吸收、防止动脉硬化的作用。

(4)橄榄:橄榄性平,味甘、涩、酸。果实中含有蛋白质、糖类、脂肪、维生素 C、钙、磷、铁及二羟苯乙醇等,有生津、解毒、清肺及利咽等功效。近年来科学研究发现,橄榄中所含有的二羟苯乙醇,能阻止血液中有害物质的生成,有预防动脉血管硬化的作用。

(5)核桃仁:核桃仁又叫胡桃仁,为胡桃科植物胡桃的种仁。性温,味甘。主要成分有脂肪油,占 $40\% \sim 50\%$(主要为亚油酸、甘油酯,还有少量亚麻油及油酸甘油酯);蛋白质占 15.4%;糖类占 10%;还含有丰富的镁、钙、磷、铁、维生素 B_1、维生素 B_2、维生素 C、维生素 B_3 及胡萝卜素等。核桃仁有降血脂和降胆固醇的作用,可用于治疗动脉硬化。核桃仁中富含的精氨酸在人体内一氧化氮合成酶的作用下可产生一氧化氮。一氧化氮是一种强有力的内源性血管舒张物质,可以抑制血小板黏附、聚集和血管平滑肌细胞增殖,对防治动脉硬化十分有利。

(6)松子仁:松子仁为松子的果仁。松子为松科植物红松的种子,又名海松子。性温,味甘。每 100 克松子仁含蛋白质 16.7 克、脂肪 63.5 克,还含有钙、磷、铁等成分。松子仁有润肺、滑肠及养阴等功效。松子仁中所含有的脂肪多为油酸、亚麻酸等不饱和脂肪酸,具有防治动脉硬化的作用。

(7)杏仁:杏仁为蔷薇科植物杏的干燥种子。性平,味甘。含 50% 的脂肪油,还含有蛋白质和多种游离氨基酸、多种维生素及极少量的苦杏仁苷。

杏仁中含有丰富的精氨酸。精氨酸在相关酶的作用下能生成一氧化氮。一氧化氮可以抑制血小板的黏附、聚集,也能抑制血管平滑肌细胞的增殖,具有抗动脉硬化形成的作用。

181. 脑动脉硬化患者的饮食原则有哪些

营养不平衡引起的脂代谢紊乱,长期食用高热能、高脂肪(主要指饱和脂肪酸)食物,以及缺乏必需营养素,是发生脑动脉硬化的原因之一。因此,脑动脉硬化患者应注意以下膳食防治原则。

(1)尽量少吃或不吃动物脂肪或含胆固醇较高的食物,特别是肥肉和动物的内脏,如肝脏、肾脏、心及脑等。每日胆固醇摄入量应限制在 300 毫克以下。

(2)膳食中应有适量的动物蛋白质,如瘦肉、鱼肉、鸡肉、去脂牛奶,以及豆类蛋白质,如黄豆、黑豆、绿豆、赤小豆、豆芽、豆腐及豆腐皮等。每日蛋白质提供的热能应占食物总热能的 12%～15%。

(3)多吃新鲜绿叶蔬菜和水果。生活中应该多吃各种绿叶蔬菜,如油菜、菠菜及胡萝卜等含纤维素多的蔬菜;多食富含维生素 C 的水果,都有助于降低血胆固醇。多吃含碘的食物,如海带、紫菜、蘑菇及虾米等,都有利于降低血脂。

(4)应该注意补充钾、镁和微量元素铬、硒、锰、碘,以及维生素 E、维生素 B_6 及维生素 B_3(也叫维生素 PP 烟酸)。

(5)提倡适量食用植物油,并注意摄入一定量的单不饱和脂肪酸。橄榄油中的单不饱和脂肪酸有预防动脉硬化的作用。因此,近年来有专家主张,提倡在日常生活中食用一部分橄榄油、红花油等含单不饱和脂肪酸多的植物油。

(6)如果脑动脉硬化患者超重、体形肥胖,应该设法减轻体重,并且限制食盐摄入。每日食盐摄入量以 2～3 克为宜。不要暴饮暴食及过度饱餐。要实行少量多餐。一日三餐的热能分配最好为:早餐 25%～30%,午餐 35%～40%,晚餐 25%～30%,并且以清淡饮食为主。

182. 经常饮茶有利于防治动脉硬化吗

经常饮茶对防治动脉硬化的疗效是肯定的。现代医学研究发现,茶叶有抗动脉硬化作用。其作用机制可能通过以下 3 条途径实现:①降低血液黏滞度,抑制血栓形成;②抑制细胞对血清脂质的摄取,加速清除或分解已进入主动脉壁的胆固醇;③抑制动脉平滑肌细胞增生和降低其通透性。

饮茶可增强微血管壁的弹性,防止维生素C的氧化,有利于维生素C在机体内的积累和利用,能抑制动脉硬化,减少高血压和冠心病的发病率。另外,茶叶中含有的维生素PP有改善心血管生理功能的作用;茶叶中所含的儿茶素类多酚物质能改善微血管壁的渗透性能,可有效地增强血管的抵抗能力,起到生物抗氧化剂的作用,防止血管壁内皮细胞的损伤,阻止血管硬化;还可以降低血液中的中性脂肪和胆固醇,促使体内纤维蛋白溶解作用增强,有效地防止血栓形成,预防冠状动脉硬化。

茶叶中含有大量人体必需的生物活性物质,并已证明在抗衰老、活血化瘀、降血脂、抗动脉硬化、增强人体免疫功能、减肥利尿、抗辐射损伤、兴奋中枢神经系统及醒脑提神等方面均对人体有良好作用。因此,经常饮茶对人体健康有益,对防治动脉硬化有利。

近年来,科技人员从茶叶中提取出一类多酚类化合物,冠名为茶多酚。动物实验已经证明,茶多酚有抗凝、降血脂和抗动脉硬化作用。茶多酚可以通过广泛途径来干扰和阻止动脉硬化的发生和发展。目前研究比较明确的作用包括改善血液高凝和高黏状态、改善脂质代谢紊乱、减轻有害因子对动脉内皮细胞的损伤,以及抑制血管平滑肌细胞的移行增殖。茶多酚对脂质代谢有很大影响,不仅降血脂作用显著,而且能够清除氧自由基,减少脂质过氧化物含量,从而对防治动脉硬化起到积极作用,因此茶多酚可望成为一种天然新型的抗动脉硬化药物。

183. 防治动脉硬化的药粥有哪些

(1)豆浆粥

【原料】 豆浆 500 毫升,粳米 50 克,白砂糖 10 克。

【功效】 补虚润燥。

【适应证】 动脉硬化症及高脂血症的辅助食疗。

【制作】 将粳米洗净,与豆浆一起放入砂锅内煮粥,至粥熟,表面出现粥油为度,加糖调味即成。

【服法】 每日 2 次,早、晚餐温热食用。

(2)淡菜粥

【原料】 淡菜 50 克,粳米 100 克。

【功效】 滋补肝肾。

【适应证】 用于老年动脉硬化及老年高血压的辅助食疗。

【制作】 将 50 克淡菜用温水浸泡半天,洗净后另换清水,置火上烧开后去心。将 100 克粳米淘洗干净,去除杂质,置不锈钢锅内加水约 800 毫升,加入淡菜。一起用小火煮成粥状即成。

【服法】 每日 2 次,早、晚餐温热服用。

(3)山楂粥

【原料】 生山楂 30～50 克,粳米 100 克,白砂糖 10 克。

【功效】 健脾胃,降血脂,散瘀血,通血脉。

【适应证】 用于动脉硬化症、冠心病及高脂血症的辅助食疗。

【制作】 将生山楂 30～50 克洗净,用刀拍碎,然后放入不锈钢锅内加水约1 500毫升,大火煮沸后,改用小火煎煮约60分钟,去渣取汁。将100克粳米加入山楂汁中,再加清水300～500毫升一起放入不锈钢锅内煮粥。粥将熟时加入白砂糖,再煮1～2分钟即可食用。

【服法】 每日2次,早、晚餐温热服用。

(4)荷叶粥

【原料】 鲜荷叶一大张,粳米100克,冰糖适量。

【功效】 降脂解暑,利尿消肿。

【适应证】 用于动脉硬化及高脂血症的辅助治疗。

【制作】 将鲜荷叶一大张洗净,切成小片,加水约500毫升,大火煮沸后改为小火煎30分钟,去荷叶渣,取药汁约180毫升。将粳米100克、冰糖适量加入上药汁中,再加水约500毫升,置不锈钢锅内如常法煮粥,至粥熟即可食用。

【服法】 每日2次,早、晚餐温热食用。

(5)当归粥

【原料】 当归30克,粳米100克,大枣10枚,白砂糖10克。

【功效】 活血止痛,润肠通便。

【适应证】 用于脑动脉硬化及冠心病,证属气虚血瘀者的辅助食疗。

【制作】 将当归洗净后装入砂锅内,用凉水500毫升浸泡半小时,在火上煎熬2次,每次煮沸后再煎30分钟,收集2次过滤药液约200毫升。再将粳米、大枣及白砂糖加入药液中,加水约500毫升,置于不锈钢锅内煮至米烂汤稠即可食用。

【服法】 每日2次,早、晚餐温热食用。

（6）木耳粥

【原料】 黑木耳 30 克，粳米 100 克，大枣 5 枚，白砂糖适量。

【功效】 益气滋阴。

【适应证】 用于动脉硬化症及冠心病的饮食治疗。

【制作】 将黑木耳置于约 300 毫升温水中浸泡半天，然后洗净备用。②将大枣、粳米加水约 800 毫升，置于不锈钢锅内加热煮沸。煮沸后加入泡洗干净的黑木耳，煮成稠粥，加入白砂糖调匀，即可食用。

【服法】 每日 2 次，分早、晚餐温服。

（7）冬瓜玉米面粥

【原料】 玉米面 120 克，新鲜连皮冬瓜 250 克。

【功效】 清热利尿，祛瘀降脂。

【适应证】 适用于动脉硬化症合并高脂血症的患者食用。

【制作】 将新鲜连皮冬瓜洗净，切块，放入砂锅内，加入适量清水，撒入玉米面，以小火煮粥，煮至瓜烂粥熟即成。

【服法】 每日 2 次，早、晚分别食用。

（8）豆粉玉米粥

【原料】 黄豆粉 150 克，玉米面 150 克，白糖适量。

【功效】 益气，清热，祛脂。

【适应证】 适用于动脉硬化患者。

【制作】 先将玉米面用温水调匀，在将黄豆粉用温水泡透，搅成稀糊状。然后再将两种糊合在一起，倒入沸水锅内，边倒边搅动，开锅后，用文火熬至黏稠，出锅加入白糖调味即成。

【服法】 每日早、晚分别食用。

(9)冬瓜薏苡仁粥

【原料】 冬瓜(连皮)600克,薏苡仁150克,精盐适量。

【功效】 清热解毒,健脾祛瘀。

【适应证】 适用于动脉硬化症患者。

【制作】 将薏苡仁用清水浸泡25分钟,冬瓜洗净,连皮切成块状,一起放入砂锅内,加入适量清水,煮至薏苡仁熟烂,加入精盐,搅匀即成。

【服法】 上、下午分别食用。

(10)薏苡仁黑豆粥

【原料】 黑豆20克,薏苡仁80克。

【功效】 补肾强筋,利水消肿。

【适应证】 适用于动脉硬化患者。

【制作】 先将黑豆、薏苡仁分别淘洗干净,一起放入锅内,加入适量清水,先用旺火煮沸,再改用文火煮1个小时左右,以黑豆熟烂为度,调味食用。

【服法】 早、晚餐分别食用。

(11)麦麸南瓜粥

【原料】 青嫩南瓜350克,麦麸、粟米各80克。

【功效】 滋阴补肾,健脾止渴。

【适应证】 适用于动脉硬化患者。

【制作】 先将南瓜洗净,切成小方块,入锅,加水煮至六成熟时,调入洗净的粟米,煮沸后,加麦麸,充分拌和均匀,煮至粟米熟烂即成。

【服法】 每日早、晚餐分别食用。

（12）麦麸陈皮粥

【原料】 麦麸 60 克,陈皮 15 克,粟米 120 克。

【功效】 健脾理气,和血降脂。

【适应证】 适用于动脉硬化合并高脂血症的患者。

【制作】 先将麦麸、陈皮去杂,晒干或烘干,研成细末,待用。再将粟米淘洗干净,放入砂锅中,加水适量,旺火煮沸后改用文火煮半小时,调入麦麸末、陈皮细末,拌和均匀,继续用文火煮至粟米酥烂,粥稠即成。

【服法】 每日早、晚餐分别食用。

（13）麦麸花粉粥

【原料】 麦麸 150 克,天花粉 30 克,大枣 25 枚,粟米 120 克。

【功效】 补虚健脾,降糖降脂。

【适应证】 适用于动脉硬化合并糖尿病或高脂血症的患者。

【制作】 先将天花粉和大枣去杂,洗净,大枣去核,天花粉切片,晒干或烘干,共研成细末,与麦麸充分拌和均匀,备用。再将粟米淘洗干净,放入砂锅,加水适量,用大火煮沸后,再改用文火煮成稀粥,粥将成时,调入麦麸、天花粉末、大枣,拌和均匀,继续用文火煮 25 分钟即成。

【服法】 每日早、晚餐分别食用。

（14）大麦糯米粥

【原料】 大麦仁 300 克,糯米 50 克,红糖 30 克。

【功效】 益气健脾,和胃宽肠。

【适应证】 适用于动脉硬化合并高脂血症的患者。

【制作】 先将大麦仁淘洗干净,用水泡 2 个小时备用。

再将锅置火上,加入水,下入大麦仁,用旺火熬煮,待大麦仁开花,放入糯米,锅开一会儿,转文火熬煮至米烂粥稠。分盛于碗内,撒上红糖即可使用。

【服法】 每日早晨、晚餐分别食用。

(15)燕麦赤小豆粥

【原料】 燕麦片 150 克,赤小豆 80 克。

【功效】 健脾利水,降糖降压。

【适应证】 适用于动脉硬化合并高血压或糖尿病的患者。

【制作】 先将赤小豆去杂,洗净,放入锅内,加水适量,煮至赤小豆熟烂开花,下入燕麦片搅匀即成。

【服法】 每日早、晚分别食用。

(16)南瓜燕麦粥

【原料】 南瓜 350 克,燕麦片 120 克。

【功效】 健脾补虚,降脂降糖。

【适应证】 适用于动脉硬化合并高脂血症或糖尿病的患者。

【制作】 先将南瓜洗净,剖开去籽,切成 1 厘米见方的小丁块,入锅,加水煮至半熟,撒入燕麦片,搅拌均匀,以文火再煮至沸,继续煨煮 15 分钟即成。

【服法】 每日早、晚分别服用。

(17)燕麦糯米粥

【原料】 燕麦片 150 克,糯米 80 克。

【功效】 益肝和脾,宽肠利湿。

【适应证】 适用于动脉硬化合并高脂血症或脂肪肝的患者。

【制作】　先将糯米去杂,洗净,放入锅内,加水适量,煮至糯米熟烂,加入燕麦片,搅匀即成。

【服法】　每日早、晚分别食用。

(18)芹菜豆腐粟米粥

【原料】　豆腐 120 克,芹菜 80 克,粟米 120 克,精盐适量。

【功效】　清热解毒,降糖降脂。

【适应证】　适用于动脉硬化合并高脂血症或糖尿病的患者。

【制作】　先将芹菜洗净,切碎。淘洗干净的粟米放入砂锅中,加入清水适量,用旺火烧沸,再用文火煮成粥,调入切成小丁的豆腐和芹菜末,继续煨煮 5 分钟,加精盐调味即成。

【服法】　每日早、晚分别食用。

(19)黄豆山楂粥

【原料】　黄豆 85 克,山楂 100 克,大米 120 克,红糖25 克。

【功效】　益气健脾,散瘀降脂。

【适应证】　适用于动脉硬化合并高脂血症或者胃酸缺乏症的患者。

【制作】　先将黄豆用清水浸泡12 个小时。再将山楂洗净,去核备用。再将大米洗净,再与泡好的黄豆、山楂一起放入锅内,加入适量清水,用旺火烧沸,在转为文火熬煮至米黏、豆烂,加入红糖,搅匀即成。

【服法】　每日早、晚分别食用。

(20)腐竹豌豆粥

【原料】 豌豆 80 克,水发腐竹 350 克,大枣 25 枚,大米 80 克。

【功效】 补气增乳,和胃降压。

【适应证】 适用于动脉硬化合并高血压的患者。

【制作】 先将水发腐竹切成 1 厘米长的小段,放入碗中备用。再将大枣拣净,用清水冲洗后,再与淘净的豌豆同入砂锅中,加水煨煮至豌豆熟烂,加入淘净的大米,搅匀,继续煨煮成稠粥,加腐竹小段,用文火煮沸即成。

【服法】 每日早、晚分别食用。

(21)绿豆草莓粥

【原料】 绿豆 120 克,草莓 100 克,大米 100 克,白糖适量。

【功效】 清热消暑,健脾补血。

【适应证】 适用于动脉硬化合并冠心病或高血压的患者。

【制作】 先将绿豆放入清水中浸泡 4 小时。再把草莓择洗干净,切成碎块。再将大米洗净,再与泡好的绿豆一起放入锅内,置大火上煮至沸,再转为文火熬成黏稠粥,拌入草莓、白糖即成。

【服法】 每日早、晚餐分别食用。

(22)绿豆西瓜粥

【原料】 大米 100 克,绿豆 120 克,西瓜瓤 180 克。

【功效】 清热利尿,祛瘀降压。

【适应证】 适用于动脉硬化合并高脂血症或高血压的患者。

【制作】 先将绿豆洗净,用清水浸泡4小时。西瓜瓤切成小丁。再将大米淘洗干净,与泡好的绿豆一起放入锅内,加入适量清水,大火烧沸后再转用文火熬至粥烂黏稠,拌入西瓜瓤,再煮至沸即成。

【服法】 每日早、晚餐分别食用。

(23)绿豆葛根粥

【原料】 绿豆180克,葛根粉80克,大米100克。

【功效】 清热除烦,透疹止泻。

【适应证】 适用于动脉硬化合并高血压或冠心病的患者。

【制作】 先将淘洗干净的大米、绿豆一起入锅,加水适量,用旺火烧沸后再转文火熬煮,待粥熟烂时,将葛根粉用冷水调成糊状,加入粥中,再稍煮即成。

【服法】 每日早、晚分别食用。

(24)红枣花生粟米粥

【原料】 大枣25枚,花生仁80克,粟米120克,红糖15克。

【功效】 补虚降脂,润肺解毒。

【适应证】 适用于动脉硬化症合并高脂血症、慢性支气管炎的患者。

【制作】 先将花生仁洗净,晒干或烘干,入锅,文火翻炒至熟,出香,研成细末,备用。将大枣洗净,放入清水中浸泡片刻,与淘洗干净的粟米一起放入砂锅中,加水适量,大火煮沸,再改用文火煨煮至粟米酥烂,粥将成时调入花生细末及红糖,拌和均匀即成。

【服法】 每日早、晚餐分别食用。

（25）芝麻桑椹粥

【原料】 黑芝麻 30 克，桑椹（干品）30 克，大米 120 克。

【功效】 滋补肝肾，降压降脂。

【适应证】 适用于动脉硬化合并高脂血症或者高血压的患者。

【制作】 先将黑芝麻、干桑椹洗净后晒干或烘干，研成粉备用。再将大米淘净，放入砂锅内加水适量，中火煮至粥将成时调入芝麻粉、桑椹粉，拌匀后改为文火，煨煮 15 分钟即成。

【服法】 每日早、晚餐分别食用。

（26）葵籽二仁粥

【原料】 葵花籽 80 克，核桃仁 50 克，花生仁 60 克，粟米（小米）100 克。

【功效】 活血祛瘀，健脾补虚。

【适应证】 适用于动脉硬化合并高脂血症或高血压的患者。

【制作】 先将向日葵子剥去外壳，再与核桃仁、花生仁分别洗净，晒干后共研为粗末，备用。将粟米淘洗干净，放入砂锅中，加水适量，大火煮沸后，再改用文火煮 1 个小时，待粟米熟烂，呈开花状，调入葵花籽仁、核桃仁、花生仁粗末，搅拌均匀，继续用文火煨煮至沸即成。

【服法】 每日早、晚分别食用。

（27）芹菜粥

【原料】 新鲜芹菜 100 克，粳米 100 克。

【功效】 祛风降压，清利肠胃。

【适应证】 适用于动脉硬化合并高血压的患者。

【制作】 先将芹菜洗净,切碎,再与淘洗干净的粳米一起入锅。加入适量清水,用旺火烧沸后,再转用文火熬煮成稀粥。

【服法】 每日早、晚分别食用。

(28)卷心菜粥

【原料】 卷心菜 250 克,猪肉末 80 克,小虾米 35 克,糯米 120 克,精盐、味精、精制植物油各适量。

【功效】 降脂通便,益肾填髓。

【适应证】 适用于动脉硬化合并便秘或性欲减退的患者。

【制作】 先将糯米淘洗干净,用清水浸泡,再将卷心菜清洗干净,切成细丝。炒锅内加精制植物油、猪肉末、小虾米、卷心菜丝煸炒片刻,加入精盐、味精,炒至入味,盛入碗中。再将糯米下锅加水煮成粥,倒入上述碗内菜料,稍煮即成。

【服法】 每日早、晚餐分别食用。

(29)山药小米粥

【原料】 新鲜山药 150 克,小米 150 克。

【功效】 健脾止泄,消食减肥。

【适应证】 适用于动脉硬化合并肥胖症或慢性肠炎腹泻的患者。

【制作】 先将新鲜山药洗净,去皮,切片,再与淘洗干净的小米一起入锅,加水大约 1500 克,先用旺火烧沸,再改为文火煮成稀粥即成。

【服法】 每日早、晚餐分别食用。

（30）茄子粥

【原料】 紫色茄子 250 克,肉末 80 克,粳米 100 克。

【功效】 清热活血,利尿降压。

【适应证】 适用于动脉硬化合并高血压或冠心病的患者。

【制作】 先将茄子洗净,切成丝,用沸水焯一下,沥去水备用。炒锅置火上,加植物油,烧至七成热时,加葱花、姜末,煸炒出香,加肉末、料酒,熘炒至肉将熟时,加入茄丝翻炒片刻,离火待用。将粳米淘净,放入砂锅,加水适量,煨煮成稠粥,粥将成时,拌入茄丝、肉末,加精盐、味精,再煮至沸即成。

【服法】 每日早、晚餐分别食用。

（31）蘑菇粥

【原料】 新鲜蘑菇 250 克,粟米 150 克,葱花、姜末、精盐、味精、五香粉各适量。

【功效】 补虚降脂,健脾开胃。

【适应证】 适用于动脉硬化合并高脂血症或高血压的患者。

【制作】 先将水发蘑菇去杂,漂洗干净,撕碎或切碎,放入沸水锅中略烫一下,捞出备用。再将粟米淘洗干净,放入砂锅中,加水适量,大火煮沸后,再改用文火煨煮至粟米酥烂,加入碎蘑菇,拌和均匀,继续用文火煨煮至沸,再调入葱花、姜末、精盐、味精、五香粉,拌和均匀即成。

【服法】 每日早、晚分别食用。

（32）香菇粥

【原料】 新鲜香菇 60 克,粟米 120 克,红糖 15 克。

【功效】 益气补虚,散瘀降脂。

【适应证】 适用于动脉硬化合并高脂血或冠心病的患者。

【制作】 先将新鲜香菇择洗干净,切成条状或者切碎。盛入碗中,备用。再将粟米淘洗干净,放入砂锅中,加水适量,先用旺火煮沸,再改用文火煨煮半小时,调入香菇,拌匀,继续用文火煨煮至粟米酥烂,粥黏稠时,加红糖,拌和均匀即成。

【服法】 每日早、晚分别食用。

(33)鲤鱼白菜粥

【原料】 鲤鱼 1 条(大约重 650 克),白菜 350 克,大米 120 克,精盐、味精、黄酒、葱花、生姜末各适量。

【功效】 利水消肿,止渴通乳。

【适应证】 适用于动脉硬化症合并慢性肾炎或高血压的患者。

【制作】 先将鲤鱼去鳞、鳃及内脏,洗净。白菜择洗干净,切丝。锅置火上,加水烧沸,再放入鲤鱼,加葱花、生姜末、黄酒、精盐,煮至鱼肉极烂后。用汤筛过滤去刺,倒入淘洗干净的大米和白菜丝,再加适量清水,转为文火煮至大米开花,调入味精拌匀即成。

【服法】 每日早、晚分别食用。

(34)丹参红枣粥

【原料】 丹参 50 克,糯米 120 克,大枣 15 枚,红糖适量。

【功效】 祛瘀生新,养心除烦。

【适应证】 适用于动脉硬化合并冠心病或神经衰弱的

患者。

【制作】 先将丹参水煎,取浓汁,去渣,加入糯米、大枣、红糖及水适量,煮成稠粥。

【服法】 每日早、晚分别食用。

184. 防治动脉硬化的菜肴有哪些

(1)清蒸莲子鳗鲡鱼

【原料】 莲子 50 克,鳗鲡鱼 1 条(约重 500 克),精制豆油 10 克,葱、姜、精盐、味精、料酒各适量。

【功效】 滋补肝肾调脂,养心安神健脑。

【适应证】 高脂血症、脑动脉硬化症及冠心病,证属肝肾阴虚者。症见体倦乏力、胸闷心悸、头晕失眠及腰膝酸软等。

【制作】 将鳗鲡鱼剖腹,去除内脏,洗净,切成小段,并按鳗鲡鱼原形盘曲于盆中。将莲子去心,去皮,洗净,放入鳗鲡鱼腹中。在鳗鲡鱼盆中加入高汤 200 毫升,葱片 10 克,姜片 8 克,精盐 2 克,料酒 10 克,味精 0.6 克,精制豆油 10 克,置锅中隔水蒸 60 分钟,即可食用。

【服法】 佐餐,早、中、晚各吃 1 次。

【备注】 鳗鲡鱼肉质细嫩,为上等食用养殖鱼类之一。鳗鲡鱼中所含脂肪为不饱和脂肪酸,主要是二十二碳六烯酸和二十碳五烯酸,有调血脂和抗动脉硬化的作用。可降低血浆胆固醇、二酰甘油、三酰甘油及低密度脂蛋白水平;升高血浆高密度脂蛋白水平,并具有抗血小板聚集作用。长期食用鳗鲡鱼能降低冠心病的发病率和病死率。

（2）兔肉炒陈皮

【原料】　兔肉 300 克，陈皮 12 克，鸡汤 100 毫升，红干辣椒 5 克，姜、葱、料酒、精盐、味精、酱油、白糖、花椒、芝麻油各适量。

【功效】　宽胸理气，降脂化痰。

【适应证】　高脂血症、动脉硬化症及冠心病，证属气滞痰阻及心脉失畅者。症见气短、胸闷、痰多及舌苔厚腻。

【制作】　将新鲜优质兔肉洗净，切成肉丁，放入大碗中，加上姜片、葱段、料酒、菜油及精盐适量。将红干辣椒去籽，切成段。将陈皮用温水浸泡约 15 分钟，并切成小方块。加味精、酱油、白糖各适量及鸡汤约 100 毫升，放入大碗内兑成汁备用。将铁锅置火上，锅烧热后倒入菜籽油，烧至 8 成热，放干辣椒，炸成棕黄色时，放入兔肉丁炒至色发白。再在铁锅内放入陈皮、花椒、姜片、葱段，继续炒至兔肉干酥，烹汁，加醋少量，待汁收汁，呈棕红色，起锅入盘内，淋上适量芝麻油即可食用。

【服法】　每日 3 次，早、中、晚佐餐适量食用。

（3）白萝卜炒海带丝

【原料】　白萝卜 800 克，海带 400 克，赤小豆 100 克，生山楂 80 克，甜味菊苷粉 1.5 克。

【功效】　调脂减肥，化痰利尿。

【适应证】　动脉硬化症及高脂血症，证属痰湿内阻者。症见胸闷憋气及形体肥胖等。

【制作】　将海带用冷水浸泡 24 小时，中间换水 3 次，然后洗净，切成细丝备用。将生山楂、赤小豆、白萝卜洗净，切成小方块，一起放入砂锅内，加水适量（以浸没萝卜为佳），然后将砂锅置火上烧开并煮 30 分钟,过滤去除山楂、萝卜块、赤小豆,取汁备用。在铁锅中放入海带丝、药汁及甜味菊苷粉,并加水浸没海带,烧开后,用小火焖至汁尽、海带酥烂,即可起锅食用。

【服法】 每日早晚各 1 次,佐餐食用。

(4)炝芹菜

【原料】 嫩芹菜 600 克,生姜丝、芝麻油、香醋各 12 克,花椒、精制植物油、精盐、白糖、味精、生姜丝各适量。

【功效】 降脂降压,清热醒脑。

【适应证】 适用于动脉硬化合并神经衰弱或高血压的患者。

【制作】 先将嫩芹菜洗净,切成 3 厘米长的段,放入沸水中焯一下,捞出后用凉水过凉,控水后放入碗中,加精盐适量,挤去水分,再撒上生姜丝,淋上麻油。炒锅上火,放入适量植物油烧热,下花椒稍炸,待出味,捞出花椒,然后迅速将油淋在芹菜、生姜丝上,拌匀,加盖焖 15 分钟,至芹菜入味后开盖,加入精盐、味精、醋、调拌均匀后装盘即成。

【服法】 佐餐食用,量随意。

(5)百合炒芹菜

【原料】 芹菜 800 克,新鲜百合 350 克,干红辣椒 2 个,精盐、味精、白糖、黄酒、精制植物油、葱花、生姜末各适量。

【功效】 滋阴润肺,降压降脂。

【适应证】 适用于动脉硬化症合并高脂血症或者高血压的患者。

【制作】 先将芹菜摘取根和老叶,洗净,放入沸水锅中烫透捞出,沥净水。大棵根部(连同部分茎)竖刀切成 2～3

瓣,再横刀切成大约 2 厘米长的段。百合去杂质后洗净,剥成片状。干红辣椒去蒂、籽,洗净,切成细丝备用。炒锅上火,放油烧热,下葱花、生姜末、干红辣椒丝炝锅,随即倒入百合瓣、芹菜段继续煸炒透,烹入黄酒,加入白糖、精盐、味精和清水少许,翻炒几下,出锅装盘即成。

【服法】 佐餐食用,早晚各 1 次。

(6)韭菜炒三丝

【原料】 韭菜 350 克,豆腐片 300 克,猪肉丝 150 克,芝麻油、花椒油、酱油、黄酒、精盐、味精、葱花、生姜末各适量。

【功效】 散瘀解毒,健胃提神。

【适应证】 适用于动脉硬化合并神经衰弱的患者。

【制作】 先将豆腐片切成丝。韭菜洗净,切成 2 厘米长的段。再将芝麻油放入锅内,加入肉丝煸炒,再加入葱花、生姜末、酱油、精盐,黄酒,搅拌均匀,投入豆腐丝、韭菜同炒几下,再撒入花椒油、味精,稍拌即成。

【服法】 佐餐食用,每日 2 次。

(7)香辣五丝

【原料】 卷心菜 350 克,青辣椒、红辣椒各 3 个,水发香菇、冬笋各 35 克,精盐、味精、辣椒粉、芝麻油各适量。

【功效】 开胃消食,降脂抗癌。

【适应证】 适用于动脉硬化合并高脂血症的患者。

【制作】 先将卷心菜洗净,切成细丝。青、红椒去籽,蒂,洗净,切成细丝。再将水发香菇、冬笋切成丝。然后将以上五丝用沸水烫一下待用。炒锅上火,放入适量芝麻油烧热,投入辣椒粉,用微火将油炸出辣椒味待用。再将五丝放入大碗内,加入精盐、味精拌匀,再加入辣椒油拌和均匀即成。

【服法】 佐餐食用,每日早、晚2次食用。

(8)卷心菜炒黑木耳

【原料】 卷心菜350克,水发黑木耳125克,精制植物油、芝麻油、精盐、酱油、白糖、米醋、湿淀粉各适量。

【功效】 开胃健脾,活血散瘀。

【适应证】 适用于动脉硬化合并高脂血症或冠心病的患者。

【制作】 先将卷心菜去老叶,洗净,撕成大片,沥干水分。再将黑木耳洗净,控净水。炒锅上火,放油烧热,下入黑木耳、卷心菜煸炒,再加入酱油、精盐、糖调味,入味后用湿淀粉勾芡,加入米醋,淋上芝麻油即成。

【服法】 佐餐食用,每日2次,早、晚食用。

(9)蒜苗炒豆腐

【原料】 大蒜苗250克,豆腐800克,精制植物油、精盐、花椒水、生姜末各适量。

【功效】 益气和中,解毒行滞。

【适应证】 适用于动脉硬化合并高脂血症或高血压的患者。

(10)蒜苗烧河蚌肉

【原料】 蒜苗350克,河蚌肉300克,大蒜蓉、精盐、黄酒、味精、白糖、生姜末、精制植物油各适量。

【功效】 清热解毒,益气滋阴,防癌抗癌。

【适应证】 适用于动脉硬化合并高脂血症或高血压的患者。

【制作】 先将大蒜苗洗净,切成2厘米长的段。再将河蚌肉洗净,放入沸水锅中焯一下,捞出切成片,加上黄酒、精盐备用。炒锅上火,放油烧热,放入大蒜蓉,生姜末爆香,下蒜苗段煸炒至半熟,加入河蚌肉片,烧沸 15 分钟,再加白糖、味精调味即成。

【服法】 佐餐食用,量随意。每日 2 次服用。

(11)茭白炒毛豆

【原料】 茭白 350 克,毛豆粒 250 克,白糖、红辣椒、酱油、葱花、生姜末、精盐、精制植物油各适量。

【功效】 理气宽胸,通络祛脂。

【适应证】 适用于动脉硬化合并高血压或高脂血症的患者。

【制作】 先将毛豆粒放入锅内煮大约 15 分钟,捞出。茭白削去皮,下入沸水锅里烫 1 分钟,捞出后直剖成两半,再切成斜长片。红辣椒洗净,去蒂、籽,切成长片。炒锅上火,放油烧热,下葱花、生姜末炒几下,加入茭白、毛豆粒、红辣椒、精盐、白糖和酱油,炒熟即成。

【服法】 佐餐食用,量随意,每日中午、晚上 2 次食用。

(12)莴苣木耳肉片

【原料】 莴苣 450 克,猪瘦肉片 150 克,水发黑木耳 45克,精盐、味精、黄酒、湿淀粉、鲜汤、精制植物油、葱花、生姜末各适量。

【功效】 清热通脉,减肥养颜。

【适应证】 适用于动脉硬化合并高脂血症,冠心病或肥胖症的患者。

【制作】 先将莴苣去皮,洗净,须长剖成两半,切成象眼片,用沸水烫一下,过凉水,控干水分。黑木耳泡发,择洗

253

干净,撕成小片。肉片放入盆内,加入湿淀粉、精盐,上浆,放入热锅,用温油滑开,捞出待用。将油放入锅内,葱花、生姜末炝锅,投入莴苣、肉片、黑木耳,翻炒几下,加入鲜汤、精盐、黄酒,待烧沸时加入味精,用湿淀粉勾芡即成。

【服法】 佐餐食用,量随意。

(13)鸡蛋炒洋葱

【原料】 洋葱 500 克,鸡蛋 3 个,葵花籽油、味精、精盐各适量。

【功效】 降压降脂,祛瘀化痰。

【适应证】 适用于动脉硬化症合并高脂血症或高血压的患者。

【制作】 先将洋葱洗净,切丝。鸡蛋打入碗中调匀。再将葵花籽油倒入铁锅烧热,下入鸡蛋炒成结块状,盛出备用。再加少许葵花籽油将洋葱炒熟,然后放入炒好的鸡蛋及精盐,加入少许清水盖锅烧 5 分钟,放入味精,烧沸后盛盘中。

【服法】 佐餐食用,量随意。

(14)青蒜炒豆腐

【原料】 青蒜 150 克,豆腐 800 克,精制植物油、清汤、葱丝、姜丝、精盐、味精、料酒、湿淀粉、芝麻油各适量。

【功效】 行滞消瘀,补钙降压。

【适应证】 适用于动脉硬化症合并高脂血症或高血压的患者。

【制作】 先将青蒜择洗干净,用清水冲洗后切成 2 厘米长的小段,备用。再将每块豆腐横竖各切 2 刀,共 36 小块。锅置火上,加植物油烧至七成热,下入豆腐块,炸至呈金黄色时捞出。锅留底油,用葱姜丝炝锅,烹料酒、酱油少许,加清汤、精盐、味精,放入豆腐块,用中火煨透,撒入青蒜段,用湿淀粉勾芡,淋入芝麻油即成。

【服法】 佐餐食用,量随意,每日 3 次食用。

(15)竹笋烧海参

【原料】 水发海参 350 克,鲜竹笋 250 克,猪瘦肉、精盐、酱油、糖、料酒、湿淀粉各适量。

【功效】 补肾益精,养血通便。

【适应证】 适用于动脉硬化合并便秘或阳痿的患者。

【制作】 先将海参切成长条形,再与鲜竹笋(或者水发竹笋,切片)一起放入锅中,加入适量猪瘦肉,一起煨烂,加精盐、酱油、糖、料酒各适量,拌匀,用湿淀粉勾芡即成。

【服法】 佐餐食用,每日 2 次,量随意。

(16)青椒茄子

【原料】 茄子 1200 克,青柿椒 200 克,竹笋 45 克,精制植物油、芝麻油、生姜末、黄酒、酱油、香菜、精盐、蒜片各适量。

【功效】 祛风通络,清热消肿。

【适应证】 适用于动脉硬化合并心绞痛或脑卒中的患者。

【制作】 先将茄子切成 1.5 厘米见方的丁,笋切成薄片,青椒切丝。炒锅烧热,先用温油将青椒丝炸一下,随即捞出,然后用旺火将茄子炸成金黄色,捞出。锅留底油,用生姜末、蒜片炝锅,烹黄酒、酱油,加水,下茄子、青椒丝、笋片、精盐,用大火焖烧,待茄子涨起,加味精,淋上芝麻油出锅。最后在茄子上面放香菜即成。

【服法】 佐餐食用,量随意。

(17)茄子炖乌蛇

【原料】 茄子250克,乌梢蛇1条,黄酒60克,精盐、味精,湿淀粉各适量。

【功效】 凉血驱风,消肿止痛。

【适应证】 适用于动脉硬化合并冠心病或高血压的患者。

【制作】 先将蛇宰杀,去皮和头,用清水洗净,放入砂锅内,加清水,用文火炖25分钟后将蛇捞出,从头至尾轻轻剥下蛇肉,撕成丝,再放回砂锅内,继续用文火炖1小时,离火待用。再将茄子洗净,切成丝,与蛇肉丝一起放入锅中,兑入煮蛇的原汤,放入黄酒,用文火炖30分钟,加入精盐、味精调味,用湿淀粉勾芡即成。

【服法】 佐餐食用,量随意。

(18)清炒苦瓜

【原料】 新鲜苦瓜600克,花生油、姜丝、葱末、精盐、味精各适量。

【功效】 清热明目,促进食欲。

【适应证】 适用于动脉硬化合并慢性胃炎或高血压的患者。

【制作】 先将新鲜苦瓜洗净,去籽瓤,切成细丝,再将适量的花生油烧热,加入适量的姜丝、葱末,略炸一下,随即投入苦瓜丝爆炒片刻,加精盐、味精略炒即成。

【服法】 佐餐食用,量随意,每日2次食用。

(19)酸甜苦瓜

【原料】 苦瓜450克,精盐、辣椒、蒜蓉、葱花、白糖、醋、精制植物油各适量。

【功效】 清暑解毒,降脂降压。

【适应证】 适用于动脉硬化合并高血压或高脂血症的患者。

【制作】 先将苦瓜对切两半,去籽、瓤,洗净后切成薄片,用少许精盐揉一下,使多余的水分去掉。再将锅烧热,倒入苦瓜,不加任何调料,用大火清炒 3 分钟,盛入盘中。炒锅上火,放油烧热,再将大蒜蓉、葱花、辣椒爆香,倒入炒过的苦瓜,加少许精盐、白糖及醋,用旺火猛炒 1～2 分钟即成。

【服法】 佐餐食用,量随意,每日 2 次食用。

(20)苦瓜炖文蛤

【原料】 苦瓜 450 克,文蛤 600 克,精盐、黄酒、大蒜泥、生姜汁、芝麻油各适量。

【功效】 清心明目,健脑益智。

【适应证】 适用于动脉硬化合并眩晕症或高血压的患者。

【制作】 先将苦瓜洗净,去瓤,放入沸水锅中焯透,捞出浸入凉水,待浸出苦味后切片。再将文蛤洗净,放入锅中煮至文蛤张口,捞出去壳,去内脏,下油锅炸,加生姜汁、黄酒、精盐拌匀。再将苦瓜片铺在锅底,将蛤肉放在上面,加入生姜汁、黄酒、精盐、大蒜泥及适量清水,炖至蛤肉熟透入味,淋上芝麻油,出锅即成。

【服法】 佐餐食用,量随意,每日 2 次食用。

(21)三鲜丝瓜

【原料】 鲜嫩丝瓜 350 克,番茄 250 克,嫩毛豆粒 80克,精制植物油、葱花、姜末、精盐、味精、湿淀粉、芝麻油各适量。

【功效】 清心除烦,凉血解毒。

【适应证】 适用于动脉硬化合并高脂血症或高血压的患者。

【制作】 先将新鲜嫩丝瓜去外皮,洗净,切成 3 厘米长的条。番茄用清水反复洗净后连皮切成薄片。嫩毛豆粒用清水漂洗,保留毛豆衣,洗净后盛入碗中,备用。炒锅置火上,加植物油,中火烧至六成热时,放入丝瓜,翻炒片刻,加清汤适量,投入嫩毛豆粒、番茄片,加葱花、姜末,大火烧沸,焖 15 分钟,加精盐、味精,用湿淀粉勾芡,淋入芝麻油即成。

【服法】 佐餐食用,量随意。

(22)蘑菇炖豆腐

【原料】 新鲜蘑菇、豆腐各 250 克,精盐、味精、精制植物油各适量。

【功效】 延年益寿,祛脂宁心。

【适应证】 适用于动脉硬化合并高脂血症或冠心病的患者。

【制作】 先将新鲜蘑菇洗净,切成片状,用精制植物油煸炒,再加入切成小块的豆腐和适量清水,同煮至沸,再用精盐、味精调味即成。

【服法】 佐餐食用,量随意,每日 2 次食用。

(23)蘑菇烩腐竹

【原料】 新鲜蘑菇 350 克,水发腐竹 250 克,黄瓜 80 克,精制植物油、葱花、姜末、精盐、味精、五香粉、芝麻油各适量。

【功效】 散瘀降脂,补益脾胃。

【适应证】 适用于动脉硬化合并高脂血症或高血压的患者。

【制作】 先将水发腐竹洗净,切成大约 2.5 厘米长的小段,备用。再将新鲜蘑菇去杂,洗净,切成片,备用。最后将黄瓜洗净外表皮,去蒂头,剖开,洗净瓤腔,切成片。炒锅置火上,加植物油,烧至七成热,加葱花、姜末煸炒出香味,顺序加入水发腐竹段及蘑菇片、黄瓜片,不断翻炒数分钟,加精盐、味精、五香粉熘匀,淋入芝麻油即成。

【服法】 每日佐餐食用,量随意。

(24)素炒豆芽菜

【原料】 豆芽菜 850 克,酱油、精制植物油、醋、精盐各适量。

【功效】 清热利湿,消肿除痹。

【适应证】 适用于动脉硬化合并冠心病或高血压、肥胖症的患者。

【制作】 先将豆芽菜拣去豆壳和烂的须根后洗净,将锅中油烧热,放入豆芽菜,用大火快炒,将熟时加入酱油、醋、精盐,再急炒几下即成。

【服法】 佐餐食用,量随意。

(25)菜心炒腐竹

【原料】 腐竹 250 克,青菜心 120 克,笋片 80 克,水发黑木耳 30 克,黄酒、味精、酱油、白糖、湿淀粉、鲜汤、精制植物油各适量。

【功效】 清肺化痰,润肠止血。

【适应证】 适用于动脉硬化合并高血压或痔疮出血的患者。

【制作】 先将青菜心洗净,切成段,下沸水锅中焯透,捞出沥水。再将水发黑木耳去杂,洗净。腐竹泡发好,洗净,切成菱形。炒锅上火,放油烧热,倒入腐竹、青菜心、笋片、木耳煸炒,烹入黄酒,加入酱油、白糖、味精调味,兑入一勺鲜汤,烧沸用湿淀粉勾芡,起锅装盘即成。

【服法】 佐餐食用,量随意。

(26)芹菜末煮豆腐

【原料】 芹菜 600 克,豆腐 500 克,精制植物油、味精、精盐各适量。

【功效】 清热平肝,祛风解毒。

【适应证】 适用于动脉硬化合并高血压或脑卒中后遗症的患者。

【制作】 先将芹菜洗净,切成碎末。再将豆腐切块,放油锅里微煎,再放入芹菜末,加水适量,用大火煮沸 5 分钟,加入味精、精盐,再煮几沸即成。

【服法】 佐餐食用,量随意。

(27)鱼片煨豆腐

【原料】 豆腐 600 克,鱼肉 350 克,鸡蛋 1 个,鲜汤、精制植物油、葱花、精盐、生姜末、味精、花椒水、黄酒、淀粉各适量。

【功效】 益气健脾,活血化瘀。

【适应证】 适用于动脉硬化合并高脂血症或脂肪肝的患者。

【制作】 先将豆腐切成小薄片,用沸水烫一下,捞出沥水。将鱼去皮、骨,切成小薄片,用鸡蛋清拌匀,再用热油滑一下,捞出。炒锅上火,放油烧热,再用葱花、生姜末炝锅,加入鲜汤,将花椒水、黄酒、精盐放入锅里,烫煮后,将豆腐片和鱼片一起下锅,用文火煨 3～5 分钟,放味精,用湿淀粉勾芡即成。

【服法】 佐餐食用,量随意。

(28)鲜贝蒸豆腐

【原料】 鲜贝 250 克,豆腐 800 克,豆豉、大蒜末、精制植物油、黄酒、干淀粉、湿淀粉、精盐、味精、白糖各适量。

【功效】 祛瘀降脂,清热滋阴。

【适应证】 适用于动脉硬化合并高血压、高脂血症的患者。

【制作】 先将豆腐切成 3 厘米长、2 厘米宽的长方形小块,用沸水烫一下,浸入盐水中入味。鲜贝洗净,沥干水分,用精盐、黄酒、味精、干淀粉拌合上浆。豆豉蒸熟后用刀剁碎。在炒锅中加适量油和大蒜末,一起煸香待用。将豆腐块逐一排放在盆中,放上鲜贝,再撒上豆豉,入蒸笼内蒸 5 分钟即可取出。炒锅洗净,加入鲜汤煮沸,加入味精、白糖,用湿淀粉勾成薄芡,浇在豆腐鲜贝上即成。

【服法】 佐餐食用,量随意。

(29)绿豆芽炒山楂

【原料】 鲜山楂 150 克,绿豆芽 450 克,花椒 10 粒,葱、生姜、精盐、黄酒、味精、植物油各适量。

【功效】 消食开胃,降脂减肥。

【适应证】 适用于动脉硬化合并高脂血症或胃窦炎的患者。

【制作】 先将绿豆芽漂洗干净,沥干。鲜山楂去核,切成丝。葱、生姜切丝。炒锅上火,放植物油烧至四成热,放入花椒炸出香味时捞出弃去,再放入葱、生姜丝煸香,加入绿豆芽翻炒,加黄酒、精盐、山楂炒几下,加入味精颠翻几下即成。

【服法】 佐餐食用,量随意。

(30)韭菜虾皮炒绿豆芽

【原料】 韭菜100克,虾皮60克,绿豆芽600克,精制植物油、醋、精盐、味精各适量。

【功效】 清热解毒,补钙活血,益肾助阳。

【适应证】 适用于动脉硬化合并高血压或阳痿、早泄的患者。

【制作】 先将韭菜洗净,切成3厘米长的段。绿豆芽择洗干净。虾皮洗净备用。炒锅上火,倒入油烧热,下入虾皮爆香,加入韭菜、绿豆芽,翻炒几下,烹入醋,放精盐和味精,快炒至熟即成。

【服法】 佐餐食用,量随意。

(31)豌豆烧豆腐

【原料】 嫩豌豆350克,豆腐600克,熟瘦火腿60克,熟植物油、鲜汤、精盐、味精、湿淀粉、芝麻油各适量。

【功效】 益气健脾,活血化瘀。

【适应证】 适用于动脉硬化合并高脂血症或脂肪肝的患者。

【制作】 先将嫩豌豆洗净,沥干。熟瘦火腿切小方丁。豆腐切成大约2厘米见方的丁,放沸水锅内烫去黄浆水,用漏勺捞出沥去水。炒锅上火,放熟油烧热,放入鲜汤,倒入豌豆,豆腐丁及火腿丁,烧沸15分钟,加精盐、味精,用湿淀粉勾芡,淋上芝麻油,起锅装在汤碗内即成。

【服法】 佐餐食用,量随意。

(32)猪肉炒洋葱

【原料】 猪瘦肉 100 克,洋葱 250 克,酱油、花生油及精盐各适量。

【功效】 降血脂,通血脉。

【适应证】 适用于动脉硬化及冠心病。

【制作】 将猪瘦肉洗净,切成丝备用;将洋葱洗净,切成片备用。将花生油倒入铁锅内烧至八成热时,放入猪肉丝翻炒,再将洋葱与肉同炒片刻,倒入各种调料翻炒即成。

【服法】 每日 2 次,中、晚佐餐食用。

(33)清蒸紫茄

【原料】 紫茄 450 克,精制植物油、葱花、姜末、精盐、白糖、大蒜泥、味精、芝麻油各适量。

【功效】 清热消肿,散血降压,解毒,利尿。

【适应证】 适用于动脉硬化合并冠心病或高血压患者。

【制作】 先将紫茄洗净,去茄蒂后用刀纵裂四份,放入碗内,加植物油、葱花、姜末,隔水蒸熟后,加少许精盐、白糖、蒜泥、味精,淋入芝麻油,拌匀即成。

【服法】 佐餐食用,量随意。

(34)香炸茄卷

【原料】 紫茄 600 克,虾仁 30 克,猪肉 60 克,料酒、葱、姜、味精、鸡蛋、面粉、面包渣各适量。

【功效】 活血消肿,降低血压。

【适应证】 适用于动脉硬化合并慢性胃炎或高血压的患者。

【制作】 先将茄子洗净,去蒂后切成 5 厘米长、3 厘米宽、0.4厘米厚的长方片,用开水略烫,控净水分,拍上干淀粉。再取虾仁,猪肉适量,分别剁成糜蓉,加料酒、葱、姜汁、味精、鸡蛋清搅匀,放在茄片上卷成卷,接口处用鸡蛋黄、面粉、清水调制成的蛋黄糊粘合。将茄卷放入糊中拖一下,蘸上面包渣或麦片,放入五成热的油锅中炸至金黄色即成。

【服法】 佐餐食用,量随意,每日3次。

(35)茄子裹海米猪肉

【原料】 圆茄子800克,五花肉250克,海米60克,精制植物油、精盐、酱油、白糖、湿淀粉、味精、黄酒、葱花、生姜末、蒜蓉各适量。

【功效】 清热消肿,活血止痛。

【适应证】 适用于动脉硬化合并冠心病或高血压的患者。

【制作】 用小刀子将茄子的柄部割开2厘米长的口,揭开后将里面的茄瓤挖出另用。再将猪肉剁成馅。海米切成碎块与肉馅拌匀,加精盐、味精、酱油、黄酒、葱花、生姜末,调匀后填入挖空的茄子内,将茄子口用茄柄盖上。再将茄子(茄口朝上)放入大汤碗内,加水少许,上笼蒸熟,取出滗出汤汁,将茄口开口朝下扣在盘中。炒锅上火,倒入滗出的汤汁,加白糖、酱油、味精、调好味,用湿淀粉勾芡,浇在茄子上,撒上蒜蓉即成。

【服法】 佐餐食用,量随意,每日2次食用。

(36)糖醋花生仁

【原料】 花生仁、香醋各600克,红糖60克。

【功效】 散瘀降脂,益气补虚,解毒化痰。

【适应证】 适用于动脉硬化合并高脂血症、肥胖症或慢性胃炎的患者。

【制作】 将花生仁去杂,除去有芽头及已有黄霉斑的坏花生仁,洗净,晒干或烘干,备用。再将香醋倒入有盖大玻璃广口瓶中,加入红糖,搅拌均匀,放入干花生仁,加盖,每日振摇 1 次,浸泡 7 日后即可食用。

【服法】 每次 30 粒,嚼入口中,缓嚼咽下,每日 2 次。

(37)煨煮花生

【原料】 新鲜花生(连壳)300 克。

【功效】 益气降脂,解毒化痰,润燥降火。

【适应证】 适用于动脉硬化合并冠心病、高血压、高脂血症的患者。

【制作】 先将新鲜花生放入清水中,浸泡片刻后,将外表泥沙等杂质洗净,放入砂锅,加水适量,大火煮沸后,再改用文火煨煮半小时即成。

【服法】 上、下午分别食用 50 克花生仁。

185. 防治动脉硬化的汤羹有哪些

(1)黄瓜肉片汤

【原料】 黄瓜 250 克,猪瘦肉 200 克,黑木耳 25 克,鸡汤 50 毫升,料酒、酱油、精盐、味精、芝麻油各适量。

【功效】 清热利湿。

【适应证】 高脂血症、动脉硬化症及肥胖症,证属湿浊内蕴者。症见胸闷气短及肥胖痰多。

【制作】 将猪瘦肉洗净切成薄片。将黄瓜洗净,去皮,切成小片。将黑木耳洗净,用温水浸泡 24 小时,备用。把肉片、黄瓜片、黑木耳一起放入铁锅内加水适量烧开，再将鸡汤、料酒、酱油、精盐、味精及芝麻油适量放入铁锅内，一起煮熬至肉烂为度。

【服法】 每日2次，佐餐食用。

（2）大蒜河蚌豆腐羹

【原料】 大蒜100克，河蚌（去壳）350克，豆腐400克，花生油80克，精盐2.5克，姜片10克，鸡汤800毫升，大蒜、葱、淀粉、味精各适量。

【功效】 降脂祛湿，化痰利尿。

【适应证】 高脂血症、动脉硬化症及冠心病，证属痰湿内蕴者。症见心悸胸闷、头昏脑胀及痰多尿少。

【制作】 将河蚌洗净，切成块；大蒜洗净，拍碎备用；将豆腐切成小方块备用。将铁锅烧热，放入浓香花生油，将豆腐块煎成黄色捞出。在锅内留油约30克，油热后放入河蚌翻炒片刻，加入煎黄的豆腐块及鸡汤、精盐、姜片，烧沸后改为小火焖煮。焖至河蚌肉烂，投入拍碎的大蒜，加少许味精调味，最后放入适量湿淀粉，勾成极薄的芡，撒上葱花即成。

【服法】 每日2次，佐餐食用。

（3）明目杞蚶羹

【原料】 肥蚶16只，枸杞子25克，菊花20克，银耳20克，料酒10克，姜片6克，鸡清汤600毫升，精盐适量。

【功效】 养肝明目，清热利尿。

【适应证】 动脉硬化症及高血压，证属阴虚阳亢者。症见失眠多梦及胸闷不适等。

【制作】 取肥蚶16只洗净，切碎备用；将银耳温水泡发，去杂质洗净备用。将枸杞子置碗中，加水适量，隔水蒸

30分钟备用。将菊花置搪瓷锅内加水400毫升,煮沸30分钟,除去药渣,取出滤液,用小火浓缩至100毫升备用。将蚶肉、银耳放入锅中,加鸡清汤、料酒、姜片及菊花药液,大火煮沸后改为小火炖至稠羹时,放精盐少许调味,再放入蒸熟的枸杞子及汁,搅匀即可起锅食用。

【服法】 每日2次,佐餐食用。

(4)苦瓜豆腐汤

【原料】 苦瓜250克,豆腐450克,猪瘦肉80克,料酒、酱油、芝麻油、精盐、味精、湿淀粉各适量。

【功效】 降浊解毒,清心明目。

【适应证】 动脉硬化、高脂血症及冠心病,证属痰热痹阻者。症见心悸胸闷及痰多尿赤。

【制作】 将新鲜猪瘦肉剁成肉末,加入料酒、酱油、芝麻油、湿淀粉及水适量,搅匀腌约15分钟。将豆腐洗净,切成小豆腐块备用;将苦瓜洗净,切成片备用。将铁锅加热,放入花生油加热至七成热时,放入备好的猪肉末及苦瓜片翻炒数下,倒入沸水,放入豆腐块,煮沸后加精盐和味精适量调味,淋上芝麻油即可起锅食用。

【服法】 每日2次,早、晚餐喝汤吃菜食之。

(5)黑白木耳汤

【原料】 黑木耳25克,白木耳25克,冰糖10克,甜味菊苷1克。

【功效】 滋阴润肺,补肾健脑。

【适应证】 动脉硬化症及高血压,证属肾阴亏虚者。症见遗精乏力、腰膝酸软及眩晕等。

【制作】 将黑木耳及白木耳各除去杂质,用清水洗净,再用温水浸泡 24 小时后,捞出置碗内,加入冰糖及水适量。将碗置锅内,隔水蒸 1 小时,待木耳熟透时出锅,加入甜味菊苷调味即可食用。

【服法】 吃木耳,喝汤,每日早、晚 2 次食用。

【备注】 黑木耳有防治动脉硬化作用,白木耳又叫银耳,有滋阴润肺作用。二者皆为滋补良药。

(6)兔肉紫菜豆腐汤

【原料】 兔肉 50 克,紫菜 35 克,豆腐 80 克,精盐、黄酒、葱花及淀粉各适量。

【功效】 降脂化痰,软坚散结。

【适应证】 动脉硬化、高脂血症及高血压,证属痰湿内阻者。症见肥胖超重及痰多胸闷。

【制作】 将紫菜撕成小片,洗净后放入碗中;将豆腐切成小块;兔肉洗净,切成薄片,加黄酒、淀粉及精盐适量拌匀备用。向锅中倒入清水约 500 毫升,入豆腐块、精盐,用中火烧开后倒入肉片,煮 5 分钟,放入葱花,倒入紫菜,搅匀即可起锅食用。

【服法】 每日 2 次,早、晚佐餐食用。

(7)东坡羹

【原料】 新鲜荠菜 250 克,米粉 80 克,豆粉 60 克,蜂蜜 30 克。

【功效】 滋补肝肾,健脾开胃。

【适应证】 适用于动脉硬化合并高血压的患者。

【制作】 先将新鲜荠菜除去根须、杂物后洗净,入沸水锅中余 1～3 分钟,取出沥水,切碎成细末,拌入少许植物油及姜末,调和均匀,置碗中备用。锅置火上,加水适量,用旺火煮沸,缓缓调入米粉和豆粉,煨煮至黏稠时,加入荠菜细末,边搅动边拌合,羹将成时兑入蜂蜜,拌匀即成。煨羹中也可以加酸梅 10 枚。

【服法】 每日早、晚餐分别食用。

(8)番茄豆腐鱼丸汤

【原料】 番茄 350 克,豆腐 350 克,鱼肉 350 克,发菜 35 克,葱、姜、精盐、味精、芝麻油各适量。

【功效】 健脾消食,祛脂降压。

【适应证】 适用于动脉硬化合并高脂血症或高血压的患者。

【制作】 先将番茄洗净,切块。将豆腐切块。发菜洗净,沥干水,切成碎小段。葱洗净,切成葱花。鱼肉洗净,沥干水分,剁烂调味,加入发菜及适量清水,搅至起胶,放入葱花搅匀,做成鱼丸子。再将豆腐块放入锅中,加入适量清水,大火煮沸后再放入番茄,再煮至沸,放入鱼丸子煮熟,加姜末、精盐、味精,淋入芝麻油适量调味即可。

【服法】 佐餐食用,量随意,每日中午、晚上 2 次食用。

(9)胡萝卜红枣汤

【原料】 胡萝卜 350 克,大枣 15 枚,冰糖适量。

【功效】 益气健脾,润肺止咳。

【适应证】 适用于动脉硬化合并慢性胃炎或慢性气管炎的患者食用。

【制作】 先将胡萝卜洗净,切片,再与大枣一起放入砂锅中,加入适量清水,再用文火熬煮至水剩 1/3 时,加入冰糖再略焖即可。

【服法】 每日早、晚 2 次食用。

（10）双耳羹

【原料】 白木耳（银耳）15 克,黑木耳 15 克,冰糖 6 克。

【功效】 益气滋阴,凉血宁络。

【适应证】 适用于动脉硬化合并脑卒中先兆症的患者。

【制作】 先将白、黑木耳用温水泡发,放入碗中,加水、冰糖适量,放入蒸锅中蒸 1 小时,待木耳酥烂后取出。

【服法】 当点心食用,量随意。

（11）薏苡仁山楂糕汤

【原料】 薏苡仁 150 克,山楂糕 75 克,冰糖 160 克,糖桂花、精盐各适量。

【功效】 清热除烦,行气散瘀。

【原料】 干豆腐皮（北京人称其为豆腐皮,南京称百页或千张,东北叫干豆腐）250 克,水发香菇、冬笋各 80 克,精盐、味精、葱花、生姜末、鲜汤、芝麻油、精制植物油各适量。

【功效】 清热化痰,降糖降脂。

【适应证】 适用于动脉硬化合并高脂血症、高血压的患者。

【制作】 先将干豆腐皮上笼蒸软,切成菱形片。香菇洗净,切成丝。冬笋切成片。锅内放少许油,烧热放入葱、生姜煸香,随即添入鲜汤,加入味精、精盐、香菇丝、冬笋片、干豆腐皮,烧沸后撇去浮沫,淋上芝麻油即成。

【服法】 佐餐食用,量适量。

（12）干豆腐皮冬笋汤

【原料】 干豆腐皮 150 克,香菇、冬笋各 80 克,味精、精盐、芝麻油、精制植物油、鲜汤各适量。

【功效】 清热利尿,补虚降脂。

【适应证】 适用于动脉硬化合并高脂血症、高血压的患者。

【制作】 先将干豆腐皮上笼蒸软,切成菱形片。香菇用温水泡发,除去杂质,洗净,切成丝。冬笋切片待用。锅上火,放油烧热,随即加入鲜汤、味精、精盐、香菇丝、冬笋片、干豆腐皮,烧开,去浮沫,起锅淋入芝麻油即成。

【服法】 佐餐食用,量随意。

(13)黑豆狗肉汤

【原料】 黑豆80克,大枣20枚,狗肉(经检疫合格)350克,生姜丝、葱丝、精盐、花椒各适量。

【功效】 祛风助阳,滋阴补肾。

【适应证】 适用于动脉硬化合并高血压或糖尿病的患者。

【制作】 先将狗肉洗净,切成小块。黑豆淘洗干净。上两料同洗净的大枣一起放入锅中,加水煮沸,撇去浮沫,放入生姜、葱、精盐和花椒,用文火煨2小时至肉烂、豆熟,离火即成。

【服法】 佐餐食用,量随意。

(14)绿豆牛奶羹

【原料】 绿豆粉150克,牛奶250毫升,蒲黄10克。

【功效】 散瘀降脂,补虚通脉。

【适应证】 适用于动脉硬化合并高脂血症或冠心病的患者。

【制作】 先将绿豆粉用清水调成稀糊状,放入锅中,中火煨煮,边煮边调。使成绿豆羹糊状,兑入牛奶并加蒲黄,改用小火煨煮成稀糊状,用湿淀粉勾兑成羹即成。

【服法】 每日早、晚分别食用。

(15)绿豆甘枣汤

【原料】 绿豆 150 克,生甘草 10 克,大枣 20 枚。

【功效】 滋阴补虚,利水降压。

【适应证】 适用于动脉硬化合并高血压或冠心病或慢性肾炎的患者。

【制作】 先将甘草、大枣洗净,放入温开水中浸泡片刻,甘草切碎,大枣去核,备用。再将绿豆淘净,放入砂锅,加水适量,煨煮至熟烂,加入甘草、大枣,继续以文火煨煮 30 分钟即成。

【服法】 每日早、晚餐 2 次食用。

(16)绿豆冬瓜汤

【原料】 绿豆 350 克,冬瓜 1500 克,鲜汤 600 毫升,生姜、葱结、精盐各适量。

【功效】 降脂降压,祛瘀解毒。

【适应证】 适用于动脉硬化合并高脂血症或脂肪肝、高血压的患者。

【制作】 先将锅洗净上火,倒入鲜汤烧沸,撇去泡沫。生姜洗净,拍破,放入锅内,葱去根须,洗净,打成结入锅。绿豆淘洗干净后放入汤锅,中火煨煮 1 小时。冬瓜去皮、瓤,洗净,切块,投入绿豆汤锅内,煮至软而不烂,调入适量精盐即成。

【服法】 佐餐食用,量随意。

(17)蚕豆羹

【原料】 蚕豆 80 克,薏苡仁 60 克,红糖 30 克。

【功效】 清热利湿,补益脾胃。

【适应证】 适用于动脉硬化合并高脂血症或高血压的患者。

【制作】 先将蚕豆、薏苡仁分别淘洗干净,晒干或烘干,开研成细粉,与红糖拌和均匀,一分为二,分装在 2 个绵纸袋里,瓶装,防潮,备用。

【服法】 每日 2 次,每次 1 包,用刚煮沸的沸水冲泡,调拌成羹糊食用。

(18)冬瓜皮蚕豆汤

【原料】 蚕豆 300 克,冬瓜皮 150 克。

【功效】 清热祛风,健脾消肿。

【适应证】 适用于动脉硬化合并高血压或冠心病、肥胖症的患者。

【制作】 先将蚕豆、冬瓜皮洗净后一起放入锅中,加水煮熟即成。

【服法】 每日早、晚 2 次食用。

(19)扁豆葛根饮

【原料】 白扁豆粒(炒)60 克,葛根粉 60 克,豆浆 300 毫升。

【功效】 清暑化湿,生津润燥,止渴降糖。

【适应证】 适用于动脉硬化合并冠心病、高血压或糖尿病的患者。

【制作】 先将白扁豆、葛根粉一起放入砂锅里,加水煎煮 2 次,每次半小时,过滤去渣,合并 2 次滤汁与豆浆充分混合均匀,再回入砂锅,文火煨煮 15 分钟即成。

【服法】 每日早、晚 2 次食用。

(20)黑芝麻豆浆饮

【原料】 黑芝麻40克,黄豆50克。

【功效】 益气补肾,滋养肝血。

【适应证】 适用于动脉硬化合并高血压、高血脂或糖尿病的患者。

【制作】 先将黑芝麻炒熟,研成细粉。黄豆淘洗干净,用清水泡12小时,于家用粉碎机中研磨成浆,去渣取浆,入锅烧沸,改文火继续煮3～5分钟,加入黑芝麻粉,搅拌均匀即成。

【服法】 每日早、晚2次饮用。

(21)黑芝麻薏苡仁羹

【原料】 黑芝麻60克,薏苡仁60克,枸杞子30克。

【功效】 补虚润燥,生津明目,降糖降脂。

【适应证】 适用于动脉硬化合并高脂血症或糖尿病、慢性肠炎的患者。

【制作】 先将黑芝麻去杂,淘洗干净,晒干,放入铁锅,用文火或微火炒熟出香,趁热研成细末,备用。再将薏苡仁,枸杞子分别洗干净,一起放入砂锅,加水适量,大火煮沸后改用文火煨1小时,待薏苡仁酥烂呈黏稠状时,调入黑芝麻细末,搅拌均匀即成。

【服法】 每日早、晚2次食用。

(22)黑芝麻核桃糊羹

【原料】 黑芝麻、核桃仁、桑椹各450克,蜂蜜适量。

【功效】 补益肝肾,养血健脑。

【适应证】 适用于动脉硬化合并高血压的患者。

【制作】 先将黑芝麻洗净,炒香,加核桃仁、桑椹共研成细末,备用。

【服法】 每次食用 30～60 克,加蜂蜜少许,用沸水冲调成糊,当点心食用,量随意。

186. 防治动脉硬化的主食有哪些

(1)益寿杂粮面

【原料】 黄豆面 60 克,绿豆面 40 克,豇豆面 40 克,小麦面粉 60 克,炸酱、麻酱各适量。

【功效】 滋补强身,延年益寿。

【适应证】 动脉硬化及冠心病的辅助治疗。

【制作】 将上述 4 种面粉混匀和好,揉匀,用擀面杖擀成薄片,切成均匀细面条,放入锅内用开水煮熟。食时配以炸酱、麻酱均可。

【服法】 喝汤吃面,每日 2 次。

(2)什锦软饭

【原料】 大米 350 克,牛奶 350 毫升,白糖 120 克,苹果丁 120 克,菠萝丁 60 克,蜜枣丁、葡萄干、青梅丁、碎核桃仁各 35 克,番茄沙司、玉米淀粉各 30 克。

【功效】 益气健脾,养血补虚。

【适应证】 适用于动脉硬化合并高血压或食欲不振的患者。

【制作】 先将大米淘洗干净,放入锅内,加入牛奶和适量清水,焖煮成软饭,再加入适量白糖拌匀。再将番茄沙司、苹果丁、菠萝丁、蜜枣丁、葡萄干、青梅丁、碎核桃仁放入锅内,加入清水,白糖烧沸,再用玉米淀粉勾芡,制成什锦沙司。再将米饭盛入小碗,然后扣入盘中,浇上什锦沙司即成。

【服法】 佐餐食用,每日早、晚 2 次食用。

（3）豆渣糕

【原料】 糯米粉 1 500 克,豆沙馅 800 克,白芸豆 500 克,红糖 120 克。

【功效】 健脾养血,祛瘀降脂。

【适应证】 适用于动脉硬化合并高脂血症的患者。

【制作】 先将白芸豆洗净,放入冷水锅中用旺火煮沸,再改用文火煮熟后捞出,用凉水浸泡 30 分钟,然后搓掉豆皮,用清水漂洗干净,剁成豆渣备用。再将糯米粉放在盆中,加水拌和均匀,上屉用旺火蒸 25 分钟后取出,分成两块,备用。将湿屉布放在案板上,取一块糯米熟粉团铺上,用于蘸水拍平,厚约 1.5 厘米,再将豆沙馅均匀地铺在上边;将另一块糯米熟粉团也拍成同样大小的片,盖在上面,然后撒上云豆渣,拍实大约 3.5 厘米厚,切成小块放在盘中。锅内加入红糖,再加入适量水,熬成糖汁,浇在豆渣糕上即成。

【服法】 当点心食用,量随意。

（4）玉米面饼

【原料】 玉米面 200 克,粟米粉、糯米粉各 120 克,何首乌粉、葛根粉各 60 克,红糖 40 克,葱花、姜末、精盐、味精、精制植物油各适量。

【功效】 补虚降脂,滋阴养血。

【适应证】 适用于动脉硬化合并高脂血症的患者。

【制作】 先将上述 5 种面粉混合均匀,并且调入红糖,加适量温开水,揉后分成 8 个粉团,擀成 8 个粉饼,揉擀过程中,加适量植物油及葱花、姜末、精盐、味精等。将平底煎锅置火上,加入适量植物油,刷匀平底锅面,再将粉饼逐个放入。用小火边煎边烘烤,待粉饼煎烤至酥香松软时即成。

【服法】 作主食食用,量随意。

（5）玉米面窝头

【原料】 细玉米面850克,黄豆粉250克,小苏打适量。

【功效】 益气健脾,清热解毒。

【适应证】 适用于动脉硬化合并高脂血症、脂肪肝的患者。

【制作】 先将细玉米面、黄豆粉放入盆内,混合均匀,逐次加入温水及苏打水,边加水边揉和,揉匀后用手蘸凉水,再将面团搓条,分成若干小剂,并把每个小剂捏成小窝头,使其内外光滑,似宝塔形。再将做好的窝头摆在笼屉上,放进沸水锅内,盖严锅盖,用旺火蒸15分钟即熟。

【服法】 作主食,量随意。

（6）粟米发糕

【原料】 粟米粉800克,玉米粉200克,白糖60克,发酵粉、食用碱各适量。

【功效】 健脾补虚,通便利尿。

【适应证】 适用于治疗动脉硬化合并高脂血症的患者。

【制作】 先将粟米粉、玉米粉、发酵粉放入盆内,混合均匀后倒入适量温水,拌匀成面团,盖上毛巾让其发酵后加入白糖及少许食碱,用力揉匀,制成糕状。再将粟米糕放入蒸笼内,用大火蒸熟,取出切成小块即成。

【服法】 佐餐食用,量随意。

（7）葵籽花生仁糊

【原料】 葵花籽600克,花生仁300克。

【功效】 祛瘀养血,润肠驱虫。

【适应证】 适用于动脉硬化合并高脂血症、高血压的患者。

【制作】 将葵花籽剥去外壳,洗净,晒干后,与洗净、烘干的花生仁共研为细粉粒,按每份 60 克量分装入洁净的绵纸袋中,折口,瓶装,防潮,备用。

【服法】 每日 2 次,每次 1 袋,用温开水调饮。

(8)蚕豆糕

【原料】 蚕豆 500 克,红糖 300 克。

【功效】 祛瘀降脂,利湿消肿。

【适应证】 适用于动脉硬化合并高脂血症、脂肪肝、高血压的患者。

【制作】 先将蚕豆用清水泡发,剥去皮后放入锅中,加水适量,煮烂后加入红糖,搅拌均匀,绞压成泥,待冷,以干净的塑料瓶盖或啤酒瓶盖为模,将糕料填压成饼状,摆在盘内即成。

【服法】 当点心食用,量随意。

(9)花生山楂核桃糊

【原料】 花生仁 80 克,山楂、核桃仁、黑芝麻各 60 克,红糖 30 克。

【功效】 活血化瘀,利湿降脂,滋补肝肾。

【适应证】 适用于动脉硬化合并高脂血症、高血压或神经衰弱的患者。

【制作】 先将花生仁洗净,晒干,入锅,小火翻炒至熟,出香,备用。将黑芝麻洗净,入铁锅,微火炒香,待用。再将核桃仁洗净,晒干或烘干。最后将山楂洗净,切片,去核后晒干或烘干,再与炒花生仁、炒黑芝麻、核桃仁等拌和均匀,共研为细末,拌入红糖即成。

【服法】 每日早、晚2次食用。食用时将其放入搪瓷碗中,用温开水调匀,隔水蒸至糊状,即可食用。

(10)什锦炒面

【原料】 面条600克,冬笋、水发香菇、水发黑木耳、鲜蘑菇各60克,胡萝卜50克,香菜、精盐、味精、葱花、生姜末各4克,芝麻油、精制植物油各适量。

【功效】 健脾祛湿,降脂降压。

【适应证】 适用于动脉硬化、高脂血症的患者。

【制作】 先将炒锅上火,放入清水烧沸,下入面条煮熟,捞出,入凉水中投凉,放入干屉布上晾干,备用。冬笋、香菇、鲜蘑菇、胡萝卜均切丝,香菜切段。炒锅上火。放油烧热,下入葱花、生姜末煸出香味,放入冬笋丝、胡萝卜丝煸炒几下,再下入黑木耳、鲜蘑菇、香菇丝、面条翻炒,加精盐炒匀,再放入香菜段和味精,淋入芝麻油即成。

【服法】 作主食,量随意。

(11)芹菜肉馅饺子

【原料】 面粉600克,芹菜600克,猪肉200克,葱花60克,生姜末、味精、面酱、猪油、芝麻油、猪骨汤、大蒜蓉、精盐、味精各适量。

【功效】 平肝降压,清热祛瘀。

【适应证】 适用于动脉硬化合并高脂血症、脂肪肝的患者。

【制作】 先将芹菜择洗干净,用沸水烫一下,放入凉水变凉,捞出切成末,挤去水分。猪肉洗净,剁成肉末。炒锅上火,放入猪油烧热下入猪肉末,煸炒至七八成熟,再放入面酱、生姜末、精盐、猪骨汤调匀,加味精,出锅装入容器中,冷却后加入芹菜末、葱花、芝麻油,拌匀成馅料。再将面粉加清水,拌匀,和成面团,揉匀揉透,盖湿布饧面10分钟,在案板上再稍揉几下,切成一个个小面剂,擀成中间稍厚的圆形面皮,包上馅料,捏成饺子生坯。净锅置于大火上,加清水烧沸,下入饺子生坯,并用漏勺沿着锅底轻轻推动至饺坯上浮水面。水沸时点2次凉水,在煮沸即熟。

【服法】 作主食,食用,量随意。

(12)素炒饼

【原料】 烙饼350克,净白菜150克,精制植物油、酱油、葱花、精盐各适量。

【功效】 清热健脾,养心安神。

【适应证】 适用于动脉硬化合并冠心病或神经衰弱的患者。

【制作】 先将烙饼切成4厘米长细丝。白菜洗净,切细丝。炒锅上火,放油烧热,放入饼丝,过油后盛入盘内。原锅放油,下葱花炝锅,再放入白菜丝煸炒,加酱油,精盐炒几下,再放入饼丝,加少许水,盖上盖,用文火焖一会儿,见饼焖透,搅匀,出锅即成。

【服法】 作主食,量随意。

(13)绿豆芽饼

【原料】 面粉600克,绿豆芽600克,水粉条、净竹笋、菠菜各120克,面肥60克,芝麻油、味精、精盐、食用碱各适量。

【功效】 清热消暑,利尿解毒。

【适应证】 适用于动脉硬化合并高脂血症的患者。

【制作】 先将绿豆芽去根须和豆皮,用开水烫一下,放在凉水中过凉,捞出切2~3刀,挤去水分。水粉条剁碎。菠菜择洗干净,用开水焯过,剁碎。净竹笋切碎,备用。把绿豆芽、水粉条、菠菜和竹笋放入盆内,加入精盐、味精和芝麻油拌匀成馅。将面粉加面粉及水和成面团,发酵,将余下的面粉加碱水和成面团,然后将两种面团揉在一起,稍饧。将面团揉匀后,搓成条,揪成60个剂子,一一擀成薄片,每两片中间包上陷,周围捏上花边,逐个做好后,上屉蒸15分钟即成。

【服法】 作主食,量随意。

(14)煎藕肉饼

【原料】 猪肉250克,鲜藕500克,鸡蛋1个,面粉200克,香葱花25克,生姜末、黄酒、精盐、味精、精制植物油、辣酱油各适量。

【功效】 健脾止血,清热消瘀。

【适应证】 适用于动脉硬化、高脂血症等病症。

【制作】 先将猪肉洗净,切成小块,用绞肉机绞成肉末。鲜藕去根、节,洗净,切成厚片。鸡蛋打散,调入面粉、精盐及少许清水,搅成面糊。再将猪肉末、香葱花、生姜末、精盐、味精、黄酒放入碗内,拌匀成肉馅,再把肉馅嵌入藕片孔内(不宜嵌肉过多,以免难熟),蘸上面糊。将铁锅加热至中温。预热后倒入植物油,待油温五成热时,放入藕肉饼,煎至两面呈金黄香熟,即取出盛盆。

【服法】 佐餐食用,量随意。配上辣酱油,趁热食用。

（15）大麦黄豆煎饼

【原料】 大麦仁 500 克，黄豆 250 克。

【功效】 宽中化积，活血化瘀。

【适应证】 适用于动脉硬化合并高脂血症、脂肪肝的患者。

【制作】 先将大麦仁、黄豆分别去杂，洗净，磨成稀糊后混匀。煎锅烧热，用勺盛稀糊入锅，摊成一张张很薄的煎饼即成。

【服法】 当点心食用，量随意。

（16）荞麦韭菜饼

【原料】 荞麦面粉 600 克，韭菜 380 克，精盐、味精、胡椒粉、精制植物油各适量。

【功效】 行气消积，活血散瘀。

【适应证】 适用于动脉硬化、高脂血症、脂肪肝的患者。

【制作】 先将韭菜洗净，切成细末。荞麦面粉加入适量清水搅匀成糊状，加入韭菜末、精盐、味精、胡椒粉拌匀。锅上火，烧热，用植物油擦锅后，倒入荞麦韭菜糊摊平，翻动，至两面焦黄，香熟，盛盘即成。

【服法】 当点心食用，量随意。

（17）芝麻荞麦饼

【原料】 荞麦面粉 600 克，面肥 60 克，芝麻 80 克，3 个鸡蛋的蛋清，碱 6 克（用水化开）。

【功效】 滋补肝肾，软化血管，降脂降压。

【适应证】 适用于动脉硬化合并高脂血症、高血压的患者。

【制作】 取 450 克荞麦面粉倒入盆内，加面粉和温水，拌和均匀,和成面团,加盖拧干的湿洁布,静置发酵。芝麻拣去杂质,淘洗干净。蛋清放入碗内搅匀。发酵面团放在案板上,扒开,放入碱液,揉匀揉透,去掉酸味,在扒开,分次加入余下的荞麦面粉,边加边揉(要用力搓揉或用木杠压轧),成为光润面团,擀成大厚圆饼坯(直径 20 厘米左右,厚 3.5 厘米左右),用刀在饼的表面按压出浅花纹。平底锅上火烧热(以滴水有响声为准),将饼坯两面刷上蛋清液,粘匀一层芝麻,放入平底锅内,加盖用下火烙,烙大约 40 分钟(每隔 10 分钟转饼一下)。至饼底面硬挺,呈金黄色,翻身再烙 40 分钟左右,至两面均呈金黄色,外皮硬挺,里面软熟,香味溢出时,即可出锅。

【服法】 作主食,量随意。切块食用。

(18)燕麦面条

【原料】 燕麦面 600 克,香菜末 60 克,白萝卜丝、黄瓜丝各 120 克,大蒜蓉 20 克,酱油、精盐、醋、芝麻油各适量。

【功效】 补虚健脾,祛瘀降脂,降糖降压。

【适应证】 适用于动脉硬化合并高脂血症或高血压或糖尿病的患者。

【制作】 先将燕麦面倒入盆中,用开水烫面,用筷子向一个方向搅动,和成面团,揪成小一点的剂子,搓成细条,轻轻叠放屉中,蒸熟。再把大蒜蓉、酱油、精盐、醋、芝麻油倒入小碗中,调匀成卤汁。将面条取出,抖散,放入碗中,加黄瓜丝、香菜末、白萝卜丝,浇上卤汁,拌匀即成。

【服法】 作主食,量随意。

(19)燕麦五香饼

【原料】 燕麦粒 800 克,精制植物油,精盐、味精、五香粉各适量。

【功效】 补益肝脾,降糖降脂。

【适应证】 适用于动脉硬化合并高脂血症、脂肪肝、糖尿病的患者。

【制作】 先将燕麦粒放入铁锅炒至香熟,磨成细粉,放入盆内,加入精盐、味精、五香粉混合均匀,倒入沸水,和成面团,切成小块,制成圆饼,备用。再将平底锅烧热后刷上一些植物油,再放入燕麦圆饼,烙至两面呈金黄色即成。

【服法】 当点心食用,量随意。

(20)枣泥山药糕

【原料】 山药 600 克,枣泥 350 克,白糖 40 克,炒米粉 600 克,熟猪油、青梅、松子仁各适量。

【功效】 补血降脂,健脾益胃。

【适应证】 适用于动脉硬化症合并高脂血症或慢性胃炎的患者。

【制作】 先将山药洗净,蒸熟,剥去皮,压成泥。将炒米粉掺清水拌匀,调成厚浆待用。猪油和糖在锅中融化,即成糖汁,再将山药泥放入炒,然后将厚浆浇入,边浇边炒,干后起锅,再将青梅、松子仁剁碎,放入抹油的碗内,先放入一部分山药泥,中间放进枣泥,再放进山药泥。上笼蒸半小时,出笼后覆入盆中。浇上糖汁即成。

【服法】 佐餐食用,量随意,每日 2 次。

187. 防治动脉硬化的凉菜有哪些

（1）芹菜叶拌香干

【原料】 芹菜叶 350 克，五香豆腐干 150 克，味精、精盐、白糖、酱油、芝麻油各适量。

【功效】 清热祛风，降压降脂。

【适应证】 适用于动脉硬化合并高脂血症或高血压的患者。

【制作】 先将芹菜叶洗净，放入沸水中焯一下，捞出放入凉水中投凉，沥干水分，装盘。豆腐干切成丝，放在芹菜叶上，再将精盐、白糖、味精、酱油、芝麻油调匀，浇入盘中，拌匀即成。

【服法】 早、晚餐，佐餐食用，量随意。

（2）芹菜拌干丝

【原料】 芹菜 450 克，豆腐干 150 克，芝麻油、精盐、味精、白糖、生姜丝各适量。

【功效】 平肝清热，降脂降压。

【适应证】 适用于动脉硬化合并高血压或高脂血症的患者。

【制作】 先将芹菜择洗干净，并将较粗的用刀顺长劈开，再切成 2 厘米长的段。豆腐干切成丝。炒锅上火，加水烧沸，放入芹菜和豆腐干丝，至芹菜断生时捞出，放凉水中过凉，控水后放入碗中，加入精盐、味精、白糖、生姜丝、麻油、调拌均匀后装盘即成。

【服法】 佐餐食用，每日 2 次，量随意。

（3）开胃酸甜泡菜

【原料】　卷心菜1200克,精制植物油,白糖、白醋、精盐、红曲粉、干红辣椒、生姜丝各适量。

【功效】　软化血管,健脾开胃。

【适应证】　适用于动脉硬化症合并慢性胃炎的患者。

【制作】　先将卷心菜去老叶,掰成大块,洗净控干水分,放入盆内,用沸水烫一下,再将水分控净,倒入盆内。再将干红辣椒洗净,切成细丝。炒锅上火,放油烧热,下入生姜丝、辣椒丝稍炸,浇在卷心菜上。将白糖放入盆内,加入沸水化开,放入精盐、白醋、红曲粉搅匀,浇在卷心菜上,腌6小时即成。

【服法】　佐餐食用,每日2次。

（4）凉拌卷心菜

【原料】　卷心菜600克,芝麻油、精盐、酱油、白糖各适量。

【功效】　软化血管,通便利胆。

【适应证】　适用于动脉硬化合并便秘或胆结石的患者。

【制作】　先将卷心菜洗净,切成2厘米长、1厘米宽的块,用沸水烫一下,再用凉开水过凉,控净水分,放在碗中,加入酱油、精盐、白糖、芝麻油,拌匀即成。

【服法】　佐餐食用,每日2次。

（5）三鲜菜卷

【原料】　卷心菜600克,胡萝卜80克,香菇50克,冬笋80克,精盐、味精、芝麻油、生姜末各适量。

【功效】　软化血管,防癌抗癌。

【适应证】　适用于动脉硬化合并高脂血症、脂肪肝或癌症的患者。

【制作】 先将卷心菜洗净,用沸水焯透过凉,再用精盐、味精、芝麻油、生姜汁稍腌待用。将胡萝卜、香菇、冬笋用沸水焯透过凉,切成细丝。再用精盐、味精、芝麻油、生姜汁腌一下待用。腌制的三丝用腌制的菜叶卷成直径3厘米的卷,然后再将菜卷斜刀切成段,码盘即成。

【服法】 佐餐食用,量随意,每日3次。

(6)竹笋拌莴苣

【原料】 竹笋、莴苣各350克,芝麻油30克,白糖、精盐、味精、生姜末各适量。

【功效】 降脂降压,减肥美容。

【适应证】 适用于动脉硬化合并高脂血症或高血压或肥胖症的患者。

【制作】 先将莴苣洗净,去皮,切成滚刀块。竹笋也切成滚刀块,一同在沸水锅内煮熟,捞出沥干水,装碗内。再将精盐、白糖、生姜末、味精、芝麻油一起调匀,浇在笋块上,拌匀装盘即成。

【服法】 佐餐食用,量随意,每日2次。

(7)芝麻拌苦瓜

【原料】 鲜嫩苦瓜450克,芝麻60克,精盐、醋、芝麻油各适量。

【功效】 清热解毒,祛瘀降脂。

【适应证】 适用于动脉硬化合并肥胖症或高脂血症的患者。

【制作】 先将芝麻放入锅内用文火炒香,取出晾凉,放在案板上碾碎,加精盐调匀备用。苦瓜洗净,用刀一剖为二,去瓤及籽,切成薄片,加精盐和适量清水浸泡,捞出后轻轻挤去水分,放入盘内,加入醋拌匀,撒上芝麻末、精盐、淋上芝麻油即成。

【服法】 佐餐食用,量随意,每日 2 次。

(8)莴苣拌豆腐

【原料】 豆腐 600 克,莴苣 300 克,熟火腿、葱、精盐、白糖、酱油、醋、芝麻油、味精各适量。

【功效】 益气健脾,利尿解毒。

【适应证】 适用于动脉硬化合并高血压或尿路感染的患者。

【制作】 先将莴苣去皮,同豆腐、火腿一起均切成 1 厘米左右见方的丁。豆腐切好后入沸水锅中烫一下捞出。葱切末备用。莴苣丁用精盐腌一会儿,然后去掉水分。再将豆腐丁、莴苣丁、火腿丁放在一起,葱花撒在上面,再放盐、白糖、味精、酱油、醋、芝麻油、拌匀即成。

【服法】 佐餐食用,量随意。

(9)虾皮拌豆腐

【原料】 豆腐 800 克,虾皮 80 克,芝麻油 15 克,葱花、生姜丝各 35 克,精盐、味精各适量。

【功效】 补虚益肾,清热解毒。

【适应证】 适用于动脉硬化合并高血压、骨质疏松症或高脂血症的患者。

【制作】 先将豆腐用开水煮一下。熟虾皮洗净备用。将豆腐切成丁,放入盘内,加入虾皮、葱花、生姜丝、精盐、味精、芝麻油拌匀即成。

【服法】 佐餐食用,量随意。

（10）香椿拌豆腐

【原料】 鲜嫩香椿 100 克,嫩豆腐 1000 克,精盐、味精、芝麻油、葱花、姜末各适量。

【功效】 清热生津,平肝明目,降压降糖。

【适应证】 适用于动脉硬化合并高血压或糖尿病的患者。

【制作】 先将嫩豆腐用清水漂洗干净,切成大块放入沸水锅中煮片刻,捞出,沥干水,晾凉,再切成黄豆大小的小丁,装盘,备用。将鲜嫩香椿择洗干净,入沸水锅中焯一下,捞出,切成细末,放入碗内,加精盐、味精、芝麻油、葱花、姜末等调料,拌和均匀,铺放在豆腐丁上即成。

【服法】 佐餐食用,量随意,食用前拌均匀。

（11）凉拌四丝

【原料】 香干 350 克,芹菜 350 克,水发海带丝、莴苣各 120 克,精盐、味精、芝麻油各适量。

【功效】 清热利水,降脂降压。

【适应证】 适用于动脉硬化合并高血压或脂肪肝或高脂血症的患者。

【制作】 先将芹菜去叶,洗净,切成细丝。海带丝放入碗内并加适量温水浸泡。莴苣削去外皮,洗净后切成细丝。豆腐干切成薄片,再切成细丝。将芹菜丝放入沸水锅中焯一下,捞出用冷水冲凉,控干水分。海带丝、豆腐干丝分别放入沸水锅中焯透。捞出控去水分。莴苣丝放入碗内,加适量精盐搅匀,腌 10 分钟左右,挤去水分备用。再将豆腐干丝、芹菜丝、海带丝、莴苣丝分别放入盘中,再将精盐、味精、芝麻油浇在盘中各丝上,食用时将各丝与调料拌匀即成。

【服法】 佐餐食用,量随意。

(13)芹菜拌腐竹

【原料】 芹菜 500 克,水发腐竹 350 克,芝麻油、酱油、精盐、味精、米醋各适量。

【功效】 益气健脾,祛瘀降脂。

【适应证】 适用于动脉硬化合并高脂血症或脂肪肝的患者。

【制作】 先将芹菜择洗干净,去老叶,放入沸水锅中焯一下,再用凉水冲凉,切丝,装盘。水发腐竹切成丝,码在芹菜丝上。味精先用凉开水化开,同酱油、精盐、米醋一起兑成汁,浇在腐竹芹菜上,再加芝麻油拌匀即成。

【服法】 佐餐食用,量随意。

(14)水芹菜拌黄豆芽

【原料】 水芹菜 600 克,黄豆芽 350 克,精盐、味精、芝麻油各适量。

【功效】 滋阴润燥,降脂降压。

【适应证】 适用于动脉硬化合并高血压或高脂血症的患者。

【制作】 先将水芹菜剔除烂根、老叶,洗净后入沸水中焯熟,沥水,切成 3 厘米长的段备用。黄豆芽去根须,洗净,入沸水中煮熟,沥水,与熟芹菜拌和装碗,加适量精盐,味精,淋上芝麻油即成。

【服法】 佐餐食用,量随意。

(15)黄瓜丝拌绿豆芽

【原料】 黄瓜 350 克,绿豆芽 450 克,精盐、葱花、生姜丝、米醋、芝麻油各适量。

【功效】 清暑祛脂,健脾减肥。

【适应证】 适用于动脉硬化合并高脂血症或脂肪肝的患者。

【制作】 先将绿豆芽拣去杂质,拣去须根,洗净,入沸水锅里焯熟(注意不要焯软),捞出控去水分。黄瓜刷洗干净,直刀切成片,再切成细丝。然后将绿豆芽、黄瓜丝盛入盘中,撒上精盐,加入葱花、生姜丝拌匀,最后浇上米醋、芝麻油,拌匀即成。

【服法】 佐餐食用,量随意。

188. 防治动脉硬化的茶饮有哪些

(1)芹菜银杏叶茶

【原料】 新鲜芹菜350克,银杏叶(干品)15克。

【功效】 散瘀降脂,平肝清热。

【适应证】 适用于动脉硬化合并高脂血症或冠心病的患者。

【制作】 先将银杏叶洗净,晒干或烘干,研成粗末,一分为二,装入绵纸袋中,封口挂线,备用。再将新鲜芹菜择洗干净,保留叶、茎及连叶柄的根部,切碎,放入捣汁机中,快速绞榨取汁,备用。

【服法】 每日2次,每次取银杏叶袋放入杯中,加入适量芹菜汁,用沸水冲泡,加盖闷15分钟,代茶频饮,一般每袋可以连续冲泡3～5次。当日饮完。

(2)荠菜山楂茶

【原料】 新鲜荠菜250克,生山楂60克。

【功效】 行气散瘀,降脂降压,化痰清热。

【适应证】 适用于动脉硬化合并高脂血症或高血压的患者。

【制作】 先将山楂去杂,洗净,切成片。盛入碗中,备用。再将荠菜去杂,连根、茎及花、果、叶洗净,切碎,放入砂锅中,加水足量,大火煮沸,加山楂片,再改用文火煨煮25分钟即成。

【服法】 每日早、晚2次服用。

(3)荠菜花茶

【原料】 荠菜花1克,绿茶4克。

【功效】 清头目,疏肝解郁,降压。

【适应证】 适用于动脉硬化合并高血压或眩晕症的患者。

【制作】 先在荠菜花开花的季节采收带花的荠菜茎,切碎后晒干,收贮备用。每次按量取荠菜花,再与绿茶一起放入杯中,用沸水冲泡,加盖闷15分钟即可饮用。

【服法】 代茶频饮,一般可连续冲泡3～4次。

(4)双耳茶

【原料】 黑木耳、银耳、冰糖、蜂蜜各15克。

【功效】 滋阴润燥,活血降压。

【适应证】 适用于动脉硬化合并高血压、冠心病的患者。

【制作】 先将黑木耳、银耳分别用凉水泡发,去蒂后洗净,撕开,放入大炖碗中,加入适量冰糖及清水,拌匀,上笼或隔水蒸半小时,取出后稍凉,调入蜂蜜即成。

【服法】 每日早、晚2次饮用。

（5）二叶茶

【原料】 花生叶、银杏叶各 20 克。

【功效】 降脂解毒，滋阴益肾，润肺和胃。

【适应证】 适用于动脉硬化合并高脂血症、高血压或冠心病的患者。

【制作】 先将花生叶、银杏叶去杂，晒干或烘干，共研成粗末，一分为四，分装在绵纸袋中，封口挂线，备用。

【服法】 每次取 1 袋，放入杯中，用沸水冲泡，加盖闷15 分钟即可当茶频饮，一般每袋可以连续冲泡 3～5 次。

（6）黑芝麻茶

【原料】 黑芝麻 90 克，绿茶 18 克。

【功效】 滋补肝肾，养血降压。

【适应证】 适用于动脉硬化合并高脂血症、高血压的患者。

【制作】 将黑芝麻用微火炒熟，研碎，与茶叶混合均匀，分成 6 包。

【服法】 每次 1 包，用沸水冲泡，加盖焖10 分钟即可代茶频饮，饮用时须搅拌均匀。

（7）芝麻豆浆

【原料】 黄豆 80 克，黑芝麻屑 30 克，白糖 30 克。

【功效】 补肾填精，健脾益智。

【适应证】 适用于动脉硬化合并眩晕症或阿尔茨海默病的患者。

【制作】 先将黄豆淘洗干净，用 1 000 毫升清水浸泡一夜，然后研磨成浆。再用双层清净纱布过滤，去豆渣，把豆浆烧至沸腾后，改用文火再煮 3～5 分钟，加入白糖、芝麻屑，搅匀后即可饮服。

【服法】 每日早、晚2次饮服。

(8)胚芽花粉豆浆

【原料】 豆浆250毫升,天花粉10克,枸杞子30克,小麦胚芽80克。

【功效】 清热解毒,补益心脾,止渴降糖。

【适应证】 适用于动脉硬化合并冠心病、糖尿病、慢性胃炎的患者。

【制作】 先将天花粉洗净,晒干或烘干,研成细末,备用。再将枸杞子洗净后,放入砂锅,加水煎2次,每次30分钟,合并2次煎汁,浓缩至150毫升,待用。将豆浆放入锅中,煮沸3～5分钟,加小麦胚芽,搅拌均匀,再加枸杞子浓缩汁及花粉末,大火煮沸后改用文火煨煮10分钟即成。

【服法】 每日早、晚餐2次饮服。

(9)芹菜苹果饮

【原料】 新鲜芹菜(连根)600克,苹果400克。

【功效】 平肝降压,软化血管。

【适应证】 适用于动脉硬化合并高血压的患者。

【制作】 先将芹菜洗净,切段;苹果洗净外皮,切成小块,同入捣汁机内,加凉开水300毫升,快速绞榨,过滤取汁。

【服法】 当饮料,上、下午分别饮用。

(10)绿豆海带红糖饮

【原料】 海带60克,绿豆150克,红糖适量。

【功效】 软坚清瘀,降脂降压。

【适应证】 适用于动脉硬化合并高脂血症的患者。

【制作】 先将海带放入清水浸泡12个小时后清洗,切成丝。绿豆洗净,放入高压锅内,加少许清水煮沸,再加清水煮沸,如此反复 3 次,煮至绿豆开花,放入海带丝,再加适量清水,盖上锅盖,用高压锅煮 30 分钟,待自然冷却后,加入红糖,搅拌均匀即成。

【服法】 每日早、晚 2 次饮用。

(11)黄豆丹参汁

【原料】 黄豆 2 000 克,丹参 500 克,蜂蜜 300 克,冰糖60 克,黄酒 10 毫升。

【功效】 补血健脾,益气通络。

【适应证】 动脉硬化。

【制作】 将黄豆洗净,去除杂质,用凉水浸泡 60 分钟,捞出,倒锅内,加水约 2 500 毫升,用大火烧开,加黄酒 10 毫升,再用小火煮 120 分钟,至黄豆熟烂,剩下浓汁约 800 毫升时撤火,将豆汁滤出备用。将丹参洗净,用凉水浸泡 60 分钟后,将丹参捞出置入陶瓷罐内,加水约 600 毫升,用大火烧开后,改用小火煎 30 分钟,滤出药液为头煎;再往药渣中加水约 500 毫升,煎 30 分钟,滤出药液为二煎。将头煎、二煎药液混合后备用。将黄豆汁、丹参汁混合一起倒入不锈钢盆内,加蜂蜜、冰糖,加盖,置锅内,隔水蒸 2 小时,离火、冷却。装瓶备用。

【服法】 每次取汁约 20 毫升,每日 2 次,餐后 1 小时饮。

(12)番茄汁

【原料】 新鲜番茄 600 克,白糖 20 克。

【功效】 平肝凉血,软化血管,生津止渴。

【适应证】 适用于动脉硬化症合并高血压或眼底出血

症的患者。

【制作】 先将新鲜、成熟的番茄洗净,用沸水烫软去皮,然后切碎,用清洁的双层纱布包好,再将番茄汁挤入碗内,加白糖调味,然后用温开水冲调即可饮用。

【服法】 上午、下午分别饮用 1 次。

(13)洋葱酒牛奶

【原料】 洋葱酒 40 毫升,苹果 150 克,鲜牛奶 250 毫升。

【功效】 清热化痰,祛瘀降压。

【适应证】 适用于动脉硬化合并高血压或高脂血症的患者。

【制作】 洋葱酒制法:先将新鲜洋葱 400 克去杂,清洗后晾干,切成细丝,浸入 500 毫升曲酒中,加盖密封,每日振摇 1 次。7 日后即可应用。再将苹果洗净,去外皮及核,切成小块,与鲜牛奶一起放入家用果汁机中,快速搅成浆汁,倒入杯中,调入洋葱酒,拌匀即成。

【服法】 每日早、晚 2 次饮用。

(14)洋葱生地牛奶饮

【原料】 洋葱 300 克,生地黄 80 克,新鲜牛奶 350 毫升。

【功效】 清热生津,滋阴止渴。

【适应证】 适用于动脉硬化症合并高血压或高脂血症的患者。

【制作】 先将洋葱洗净,除去根、皮,切碎,捣烂,备用。再将生地黄洗净,切碎,捣烂,再与捣烂的洋葱一起放入家用捣汁机中,快速绞榨取汁,盛入大碗中。锅置火上,加入新鲜牛奶,文火煮至将沸时,兑入洋葱、生地黄汁液,充分混匀,再煮至沸即成。

【服法】 每日早、晚 2 次饮用。

(15)香菇银杏叶蜜饮

【原料】 香菇(干品)15 克,银杏叶(干品)20 克,蜂蜜30 毫升。

【功效】 散瘀降脂,益气滋阴。

【适应证】 适用于动脉硬化合并高脂血症或冠心病、高血压的患者。

【制作】 先将香菇、银杏叶去杂、洗净,切碎后一起放入砂锅中,加水浓煎 2 次,每次 30 分钟,过滤,去渣,留汁,合并 2 次滤汁,回入砂锅,用文火浓缩至 400 毫升,趁温热调入蜂蜜即成。

【服法】 每日 1 剂,分 3 次口服。

七、动脉硬化的预防与护理

189. 动脉硬化的三级预防措施有哪些

防治动脉硬化要坚持预防为主的原则,采用三级预防措施:

一级预防:得病之前的预防,即积极预防动脉硬化的发生,控制和减少各种致病的危险因素,包括治疗高脂血症、高血压病、糖尿病、戒烟等危险因素的去除。防止动脉硬化的重点就是控制饮食,改正不良生活习惯,增加体力活动,积极参加与体力相适应的锻炼,积极治疗原疾病。

二级预防:如果得了动脉硬化,应积极治疗,防止病变发展并争取其逆转。比如说你已经患了冠状动脉硬化,就得防止它发展为心绞痛,如患了心绞痛,就得防止它发展为心肌梗死,就得配合医生使心肌梗死的面积和时间缩短为最小,尽力使血管再通,建立新的侧支循环,扩大心脏的代偿能力,恢复正常生活和工作能力。

三级预防:积极预防和治疗并发症,防止继续恶化,减少并发症,降低病死率,延长患者寿命。

患者要配合治疗,得了动脉硬化后,要发挥患者的主观能动性配合治疗。已有客观根据证明:经防治本病后,其病情可以控制,病变可能有一部分消退,患者可维持一定的生活和工作能力。此外,长期采取防治措施,可以促使动脉侧支循环的形成,使病情得到改善。因此,说服患者耐心接受长期的防治措施至关重要。

190. 动脉硬化为什么要早防早治

动脉硬化病变几乎是人人都会发生的,只是发生有早晚,程度有轻重,部位有差异,发展有快慢。10岁儿童约有10%已有早期动脉粥样病变(呈现脂纹),中年以后多数人已有中期和晚期动脉粥样病变(斑块形成和轻度、中度动脉狭窄),在狭窄不超过管腔50%时一般无临床症状。病变既可继续发展,也可因及时有效的预防和治疗而消退。老年人没有动脉硬化病变的是极少数,并且病变多属晚期;动脉高度狭窄时,斑块可能形成溃疡,还可并发血栓,造成血流阻断,有关器官发生缺血性坏死(如脑梗死)。动脉也可发生退化性病变,导致破裂出血(如脑出血)。晚期动脉硬化病变已不可能吸收消退。

动脉硬化与高血压互为因果。高血压是动脉硬化的重要发病因素,晚期广泛动脉硬化又导致老年性高血压。高血压和动脉硬化是脑血管病的两大病理基础,必须坚持早期预防和早期治疗。

动脉硬化的预防应注意保持正常的血压、血脂和体重,还要戒烟,注意膳食平衡、劳逸结合和保持愉悦的精神和心态。从青少年开始,终身坚持,可以延缓和减轻动脉硬化,减少脑血管病的发生。

191. 如何预防动脉硬化

(1)增强患者抗病的信心:发挥患者的主观能动性,积极配合治疗,已有客观证据表明:本病经防治病情可以控制,病变可能部分消退,患者可维持一定的生活和工作能力,病变本身又可以促使动脉侧支循环的形成,使病情得到改善。

(2)平衡合理的膳食:①膳食总热能勿过高,以维持正常体重为度,40岁以上者尤应预防发胖,正常体重的简单计算法为:体重(千克)/身高(米)的平方高,得数控制在 18.5～23.9。②超过正常标准体重者,应减少每日进食的总热能,食用低脂(脂肪摄入量不超过总热能的 30％,其中动物性脂肪不超过 10％),低胆固醇(每日不超过 300 毫克)膳食,并限制蔗糖和含糖食物的摄入。③年过 40 岁者即使血脂不增高,也应避免经常食用过多的动物性脂肪和含饱和脂肪酸的植物油,如肥肉、猪油、骨髓、奶油及其制品、椰子油、可可油等。避免多食含胆固醇较高的食物,如肝、脑、肾、肺等内脏、鱿鱼、牡蛎、墨鱼、鱼子、虾子、蟹黄、蛋黄等。若血脂持续增高,应食用低胆固醇、低动物性脂肪食物,如各种瘦肉、鸡肉、鸭肉、鱼肉、蛋白、豆制品等。④已确诊有冠状动脉硬化者,严禁暴饮暴食,以免诱发心绞痛或心肌梗死,合并有高血压或心力衰竭者,应同时限制食盐和含钠食物。⑤提倡饮食清淡,多食富含维生素 C(如新鲜蔬菜、瓜果)和植物蛋白(如豆类及其制品)的食物,在可能条件下,尽量以豆油、菜油、芝麻油、玉米油、茶油、米糠油等为食用油。

（3）适当的体力劳动和体育活动：参加一定的体力劳动和体育活动，对预防肥胖，锻炼循环系统的功能和调整血脂代谢均有裨益，是预防本病的一项积极措施。体力活动应根据原来身体情况、原来体力活动习惯和心脏功能状态来规定，以不过多增加心脏负担和不引起不适感觉为原则。体育活动可循序渐进，不宜勉强做剧烈活动，对老年人提倡散步（每日 1 小时分次进行）如做保健体操，打太极拳等。

（4）合理安排工作和生活，生活要有规律，保持乐观、愉快的情绪，避免过度劳累和情绪激动，注意劳逸结合，保证充分睡眠。

（5）提倡不吸烟、不饮烈性酒或大量饮酒（少量饮低浓度酒则有提高血中高密度脂蛋白的作用）。

（6）积极治疗与本病有关的疾病，如高血压病、脂肪肝、高脂血症、痛风、糖尿病、肝病、肾病综合征和有关的内分泌病等。

动脉硬化的预防措施应从儿童期开始，即儿童也不宜进食高胆固醇、高动物性脂肪的饮食，也宜避免饮食过量，防止肥胖。

192. 预防动脉硬化有何误区

（1）不能摄入胆固醇：胆固醇虽然是形成动脉脂肪斑块的主要成分，但它还有许多重要的生理功能，是大脑、神经组织等重要脏器成长发育必不可少的物质，更是破坏肿瘤细胞和其他有毒有害物质的"功臣"，因此不应过度限制。胆固醇大部分由体内合成，其合成量随摄入总热能的增加而增加。如胆固醇摄入量由每日 300 毫克增加到 3 000 毫克时,机体吸收率则由 30％降至 8％,体内合成也下降。因此非高血压、血脂异常、高胆固醇血症患者不必严格限制,关键在于科学调整饮食结构,多活动。豆固醇、谷固醇、食物纤维和姜可减少胆固醇的吸收,牛奶可抑制体内胆固醇的合成,大豆、洋葱、大蒜可增加胆固醇的排泄。

(2)吃素能防止动脉硬化:如果经常摄取超过机体热能需要的糖类(米面中的淀粉、水果中的果糖、甜食),它们照样能在体内合成饱和脂肪酸,并增加胆固醇的合成,照样会引起动脉硬化。长期素食,营养素摄入不平衡,易使免疫力降低,影响健康。

(3)吃水果可替代蔬菜补充维生素、纤维素:除有酸味儿的水果含维生素 C 较高外,一般的水果维生素 C 含量并不太多。成人每日需 70～100 毫克维生素 C,靠吃水果是远远不够的。

(4)多吃水果能防动脉硬化:每 100 克水果的含糖量为 6～20 克,且多为果糖。当机体摄入的总热能已超过需要量时,果糖会迅速转化成饱和脂肪酸,且果糖合成脂肪的速度、效率远远高于淀粉。

(5)不吃油可防动脉硬化:油由脂肪酸和甘油组成。脂肪酸又分饱和脂肪酸、单不饱和脂肪酸、多不饱和脂肪酸。前两者可由体内多余的糖类和蛋白质合成,后者必须从食物中摄取,所以又叫必需脂肪酸。必需脂肪酸是细胞的组成成分,它能促进生长发育,防止血管脆性增加,减少血小板黏附性,防止血栓形成,在胆固醇的代谢和运输方面起关键作用,可防止放射线引起的皮肤损害,促进乳汁分泌和精子发育等。缺乏时可引起生长停滞、生殖功能障碍、脂肪肝等。必需脂肪酸的推荐量为每日 10～16 克。天然植物油,如葵花子油、芝麻油、豆油、花生油、菜籽油、色拉油中必需脂肪酸的含量在 30%～70%,以前者为高,其饱和脂肪酸含量在 5%～17%;而动物脂肪中脂肪酸含量与天然植物油相反;鱼类中饱和脂肪酸与多不饱和脂肪酸含量均在 20%～30%。

193. 如何预防脑动脉硬化

(1)患有高血压病、心脏病、糖尿病、短暂性脑缺血、动脉硬化等疾病的人群应引起高度重视,并在医生的指导下进行正规的、长期的治疗和观察。

(2)在医生指导下服用抗血小板聚集药物。

(3)改变不良生活方式,调整饮食结构。这包括戒烟、戒酒、劳逸结合、加强户外锻炼、提倡低盐低脂饮食等,还应多吃鱼类、蔬菜、水果。

(4)梳头不仅活跃脑神经组织,而且促进脑血管血液运行,可以预防脑血管疾病的发生。梳头的方法也极其简单,由前向后,由轻到重,由慢到快,直到头部有稍痛感、清醒感、舒适感,就可收到效果。由于梳头是双手交替进行,双臂、双肩、双手腕、颈椎都在不断运动,这种锻炼的受益又是多方面的,真是一举多得。

(5)注意精神、心理卫生,避免情绪剧烈波动,多参加有益的社会活动,减少紧张、焦虑、抑郁情绪。

(6)一旦发生言语不清,一侧肢体麻木、无力,突发视力减退、失明,突发头痛、眩晕等情况应及早就医,争取早诊断、早治疗,一部分缺血性脑血管病患者发病后 3 小时内可进行有效的溶栓治疗。

194. 如何预防动脉硬化性脑梗死

(1)注意保暖,冷热要适宜,因为脑卒中患者的抵抗力一般都很弱,极易感染病邪引起并发症。

(2)宜侧卧位,以利痰液、唾液流出,保持呼吸道通畅。

(3)勤翻身,促进血液流通,防止压疮发生。

(4)多活动,恢复期患者要加强患侧肢体的按摩和功能锻炼。脑血栓患者的抢救治疗是否成功,家庭护理是极为重要的一环,决不可掉以轻心。

195. 如何预防颈椎动脉硬化

男性在 50 岁以后,女性在绝经期后应该到医院做详细检查,因为颈椎动脉硬化没有任何表现症状,通常人们都会掉以轻心,一旦出现了头晕目眩,则表示斑块已经形成,必须到医院进行控制,否则很容易引起脑卒中。

预防颈椎动脉硬化需做好三级预防:一级预防就是在日常活动中要控制饮食,远离高脂、高糖食物,即少吃动物肝脏、脑花、肥肉、油炸食品、糖和脂肪含量高的东西;二级预防就是发现轻微症状及时就医,让医生帮助控制血糖、血脂,用阿司匹林等药物稳定病情。同时患者在平时活动中,特别是转动颈部时动作要轻、缓,切不能幅度过大;三级预防是脑卒中后的预防,那就必须依靠医生用药物进行治疗和康复了。

颈动脉硬化引起的后果很严重,而且此类病属于复发性疾病,很多人在出院后没有控制好,可引起二次脑卒中、三次脑卒中。因此,患者就要平时多注意防治,经常和医生接触,密切配合,把血压、血脂、血糖控制好,可以终身都不会发生脑卒中。

196. 如何预防冠心病

冠心病是冠状动脉发生严重粥样斑块增生或合并血栓形成造成管腔阻塞,引起冠状动脉供血不足,心肌缺血或梗死的一种心脏病。该病是中老年人的常见病。

日常生活中出现下列现象时,应高度警惕冠心病:劳累或紧张时突然出现胸骨后或左胸部疼痛,伴有出汗或放射到肩、手臂或颈部;体力活动时有心慌、气短、疲劳和呼吸困难感;饱餐、寒冷、看惊险影片时感心悸、胸痛;在公共场所或会场中,或上楼、爬山时,比自己以前,特别比别人容易感到胸闷、心悸、呼吸不畅;晚间睡眠枕头低时,感到憋气,需要高枕卧位,熟睡或噩梦过程中突然惊醒,感到心悸、胸闷、呼吸不畅,需要坐起后才好转;性生活时感到心悸、胸闷或胸痛不适等;长期发作的左肩痛,经一般治疗反复不愈;反复出现脉搏不齐,过速或过缓。

建立良好的饮食及运动习惯无论对冠心病患者还是健康人都是非常重要的。冠心病患者及高危人群在日常生活中应注意以下几个方面。

（1）饮食结构要合理:平时少吃胆固醇高和辛辣刺激性

食物,多吃含维生素C多的蔬菜、豆类、豆制品等食物;炒菜用植物油,少放些盐,口味不宜过重,清淡为好。对那些冠心病高危人群来说,应严格限制胆固醇摄入量,每天限制在300毫克以下。降低胆固醇更多是靠多吃蔬菜、水果,多吃有鳞的深海鱼,因为其中含有多种不饱和脂肪酸。要少喝酒,不吸烟,烟中的一氧化碳会大大降低血红蛋白的携氧能力,容易造成心肌缺氧;饮酒多可使血压升高,增加心脏负担。

(2)建立良好的运动习惯:参加一定的体力劳动和体育活动,对预防肥胖、锻炼循环系统的功能和调整血脂代谢均有裨益,是预防冠心病的一项积极措施。运动项目包括慢跑、步行、伸展运动、乒乓球、郊游、滑雪等。

(3)保持乐观:精神紧张、情绪波动可诱发心绞痛。应忌暴怒、惊恐、过度思虑及过喜。养成养花、养鱼等良好习惯以怡情养性,调节自己的情绪。

(4)起居有常:应早睡早起,避免熬夜工作,临睡前不宜看紧张、恐怖的小说和电视。已患有高血压病、糖尿病、高脂血症的要坚持服药加以控制。

(5)劳逸结合:应避免过重体力劳动,不要劳累过度。走路、上楼梯、骑车宜慢,否则会引起心率加快,血压增高,诱发心绞痛。饱餐后不宜运动。寒冷会使血管收缩,增加心脏负担,减少心肌供血而产生疼痛,应注意保暖。性生活时处于高度兴奋,血液循环加快,全身需血量增加,而冠状动脉供血则相对不足,极易发生心绞痛或心肌梗死,故宜节制。

197. 如何预防肾动脉硬化

(1)运动：生活要有规律,经常参加适当的体育锻炼,注意劳逸结合,每天坚持散步,以自我不感觉疲劳为度,也可进行气功锻炼、打太极拳、做健身操,以增强体质、提高机体抵抗力、预防感冒、防止因呼吸道感染等诱因使病情加重。

(2)保持小便通畅：小便通畅,说明肾的排泄功能正常,如果发生尿道阻塞,小便不通畅,就会增加肾盂和肾实质发炎的机会,加重肾的负担,甚至发生尿中毒。常见小便不畅的原因有尿路结石、前列腺肥大、肿瘤、结核等。

(3)注意饮食：注意进食清淡易消化的食物。让患者了解正确饮食的重要性和必要性,忌食生、硬、冷物,忌暴饮暴食,过食肥甘之品。保护肾脏,需要食用蛋白质和糖类,不宜吃含脂肪过高的饮食。膳食中脂肪过多容易发生肾动脉硬化,使肾萎缩变性,引起动脉硬化性肾病。碱性食物对肾有利,可以防止尿路结石。还可适当吃些冬瓜、白茅根、赤小豆、绿豆等,对利尿清热、保护肾都有益处。

(4)休闲娱乐和工作：尽量少参加社交活动。患者一旦确诊为肾病,在开始阶段应以休息为主,积极治疗,观察病情变化。如果病情好转,水肿消退,血压恢复正常或接近正常,肾功能稳定,则3个月后可开始从事轻工作,避免较强的体力劳动,预防呼吸道及尿路感染的发生。

(5)生育和性生活：对于肾病患者的性生活问题,中医历来主张节欲。一般要视具体情况而定,原则上不主张禁欲。适当的恢复性生活,有助于扭转患者神经系统不全和精神抑郁的情绪,尤其是肾病患者,因病程较长,适当的性生活有助于疾病的治疗。当然,肾病患者毕竟不同于正常人,在病情尚未恢复之前,一定要以不引起疾病加重为度,否则,因性生活消耗一定体力,得不偿失。

(6)心理疏导:对患者进行心理疏导,使之对治疗树立信心。同时教给患者一些控制情绪、调整心态的方法。给患者安排舒适的环境,保持病室安静,避免噪声及摇动床架,光线不宜过强。阴虚为主者,少食生姜、羊肉等食物,多食养阴之品;阳虚者注意保暖,少食寒凉之品。

198. 如何预防下肢动脉硬化性闭塞症

(1)合理的膳食。在所有的防治措施中,首先应该积极预防动脉硬化的发生。合理的膳食尤为重要。①膳食总热能不能过高,以维持正常体重为度,40岁以上者要预防发胖。②超过正常体重者,应减少每日进食的总热能,宜低脂、低胆固醇饮食,限制酒、蔗糖及含糖食物的摄入。③年过40岁者即使血脂无异常,也应避免经常食用过多的动物性脂肪和含胆固醇较高的食物,如肥肉、肝、脑、肾、肺等内脏,鱿鱼、墨鱼、鳗鱼、骨髓、猪油、蛋黄、蟹黄、鱼子、奶油及其制品,椰子油、可可油等。如血总胆固醇、三酰甘油等增高,应食用低胆固醇、低动物性脂肪食物,如鱼肉、鸡肉、各种瘦肉、蛋白、豆制品等。④已确诊有冠状动脉硬化者,严禁暴饮暴食,以免诱发心绞痛或心肌梗死。合并有高血压病或心力衰竭者,应同时限制食盐。⑤提倡饮食清淡,多食富含维生素C和植物蛋白的食物。在可能条件下,尽量以豆油、菜籽油、芝麻油、玉米油、茶油、米糠油、红花油等作为食用油。

（2）参加一定的体力劳动和体育活动。对预防肥胖，锻炼循环系统的功能和调整血脂代谢均有裨益。但要注意循序渐进，对老年人提倡散步（每日1小时，分次进行），做保健体操、打太极拳等。

（3）合理安排工作和生活。生活要有规律，保持乐观、愉快的情绪，避免过度劳累和情绪激动，注意劳逸结合，保证充分睡眠。

（4）提倡不吸烟，不饮烈性酒。虽然少量低浓度酒能提高血液中低密度胆固醇含量，红葡萄酒有抗氧化的作用，但长期饮用会引起其他问题，因此不宜提倡。

（5）从幼年开始。不少学者认为，动脉硬化的预防措施应从儿童期开始，即儿童也不宜进食高胆固醇、高动物性脂肪的饮食，也宜避免摄食过量引起发胖。

（6）善于调整自己的情绪，避免长期压抑紧张。

（7）定期到医院行正规全面的身体检查，能够早期发现高血压病、糖尿病等下肢动脉硬化闭塞的原发病。当发现自己患有这些疾病时，就有必要在医生的指导下服用降血压、降血糖的药物，避免下肢动脉硬化闭塞的易患因素。